SPSS를 활용한

간호·보건통계분석

최은주

法 文 社

머 리 말

간호학은 인간의 건강과 생명을 다루는 과학이자 예술이라고 언급되어왔습니다. 특히 근거중심 간호(Evidence-Based Nursing)의 중요성이 강조되는 오늘날, 과학적이고 체계적인 자료 분석 능력은 간호사의 핵심 역량 중 하나로 자리 잡고 있습니다. 이에 따라 간호와 보건의료 분야에 관련된 학생들은 통계분석을 통해 보다 명확한 근거를 확보하고, 실천 가능한 간호중재를 설계하며, 환자 중심의 의사결정을 도울 수 있는 역량을 길러야 합니다.

이 책은 간호·보건 분야의 표본집단에서 수집된 자료 및 실습자료를 대상으로 표본집단의 특성을 파악하고, 그 특성을 통해 모집단의 특성을 예측 및 파악하기 위해 기존의 수리통계학적 기법을 활용하였습니다.

최근 간호·보건 분야의 연구에서 SPSS 통계프로그램을 활용한 통계적 분석 및 해석의 필요성이 크게 강조되고 있습니다. 이 책 역시 간호·보건 분야의 특성을 반영한 실제적인 통계분석방법을 소개하고 있으며, SPSS 29.0 프로그램을 활용한 사례 중심의 실습자료를 통해 이론과 실제 적용을 유기적으로 연결할 수 있도록 구성하였습니다. 특히, 간호·보건 분야를 전공하는 학부생들이 통계학에 대한 심리적 부담을 줄이고, 실질적인 분석 능력을 키울 수 있도록 다양한 예시와 실습 중심의 내용으로 쉽게 설명하고자 노력하였습니다.

이 책이 간호·보건 분야의 학생들에게 통계분석의 기초를 탄탄히 다지는 데 실질적인 도움이 되기를 바라며, 나아가 연구와 실무의 접점을 모색하고, 간호나 보건 분야의 과학화를 이끌어 갈 인재들이 성장하는 데 작은 디딤돌이 되기를 진심으로 소망합니다.

이 책이 세상에 나올 수 있도록 흔쾌히 출판을 결정해주시고 아낌없는 지원을 보내주신 법문사 배효선 사장님께 깊이 감사드립니다. 아울러 원고의 정리와 편집, 출간까지의 모든 과정을 세심하게 챙겨주신 정해찬 선생님과 배은영 선생님께도 진심 어린 감사를 전합니다.

무엇보다도, 『SPSS를 활용한 간호 · 보건통계분석』이라는 책을 출판하기까지 모든 여정을 동행해주신 하나님께 가장 먼저 감사와 영광을 올려드립니다. 또한, 언제나 저를 믿고 응원해 주신 사랑하는 부모님께도 깊은 감사를 드립니다.

이 책이 간호 · 보건 분야의 많은 학생들에게 든든한 길잡이와 유익한 지침서로 활용되기를 진심으로 바랍니다.

2025년 8월
최은주 씀

차 례

제 1 편 설문조사 및 통계이론

제 2 편 SPSS의 사용법 및 통계분석

부 표 통계분포표

제1편

설문조사 및 통계이론

제1장

설문조사와 자료의 수집 및 정리

1. 설문조사

1.1 설문지 구성 및 고려사항

우선 우리가 설문지조사법을 이용할 때 설문지의 구성은 설문지표지－설문지 질문내용－인구통계학적 질문－감사의 말 등 4가지 부분으로 이루어지고 있다.

1) 설문지 표지 만들기

첫 번째 부분으로 설문지 표지는 설문조사의 배경을 설명하고 응답자의 협조를 바라는 조사자의 글이 표현되어야 한다. 설문지의 표지를 만드는 방법은 다음과 같이 3가지의 내용이 포함되어야 한다.

- 표지상단: 표지의 가장 상단에는 주제를 표시해야 한다.
- 표지중간: － 연구의 취지와 목적에 대한 간단한 소개
  － 응답자료에 대한 무기명과 비밀을 보장한다는 내용
  － 연구 참여의 감사인사 등이 포함되어야 한다.
- 표지하단: 연구기관이나 연구자를 밝혀 응답자에게 신뢰를 주도록 해야 한다.

[설문지표지 예시]

연구 설명문 및 설문지

연구제목: '병동 간호사의 근무형태와 직무만족도와의 관계'

안녕하십니까?

저는 ○○대학교 ○○과정에 재학중인 학생으로, 이 설문조사는 '간호사의 근무 형태와 직무만족도와의 관계'를 파악하는 연구를 수행하고자 합니다. 설문에 소요되는 시간은 약 20분입니다.

연구는 자발적으로 참여에 동의한 분을 대상으로 하며 설문조사 도중 언제든지 그만둘 수 있고 이에 따른 어떠한 위험이나 불이익은 없습니다. 설문 내용을 끝까지 읽으시고 귀하에게 해당되는 항목에 표시해주시기 바랍니다.

조사를 통해 수집된 자료는 오직 연구 목적으로만 이용되며 개인적인 사항은 비밀이 유지됩니다. 모든 자료는 무기명으로 처리되기 때문에 귀하에게 어떠한 불이익도 없을 것입니다.

설문지 작성에 동의하신다면 아래에 있는 모든 질문(설문항목)에 빠짐없이 응답해 주시기 바랍니다.

귀한 시간 내주셔서 감사합니다.

20 . .

연구책임자 ○○○ (전화번호, 이메일 주소)

2) 설문지의 질문내용

설문지의 질문내용은 조사자가 얻고 싶은 내용을 질문형식으로 구성한 본 조사항목들이 있어야 한다.

(1) 설문지 작성계획

연구자가 어떤 관심내용에 대해 다른 사람에게 묻지 않으면 알 수 없는 것을 알고 싶은 경우에 먼저 설문지에서 질문에 대한 내용을 작성·준비해야 하는데, 설문지(질문지)의 작성하는데 있어 계획은 다음과 같다.

- 조사목적: 설문조사의 목적뿐만 아니라 결과를 어떻게 활용할 것인지 역시 명확해야 한다.
- 조사항목: 설문조사를 통해 무엇을 조사하고, 무엇을 알고 싶은가?
- 조사대상: 설문조사 응답자(표본)가 전체(모집단)를 대표할 수 있는 대상인가?
- 조사규모: 설문조사 응답자(표본)가 전체(모집단)를 대표할 수 있는 숫자인가?
- 조사시기: 연도, 분기, 월, 일 등 언제 할 것인가?
- 조사일정: 어떤 기간에 실시할 것인가?
- 조사방법: 설문조사 방법들 중 어떠한 방법으로 실시할 것인가?
- 분석방법: 수집된 설문지는 어떠한 통계분석방법을 활용할 것인가?
- 예산: 미리 계획한 예상 응답자의 규모에 따른 예산은 얼마나 소요되는가?

(2) 설문지 질문내용의 고려사항

설문지는 다수의 사람들이 설문지의 설문문항을 읽고 답하는 형식이기 때문에 다음과 같은 사항을 고려해야 한다.

- 응답자들이 알지 못하는 전문용어나 줄임말 등의 어휘는 사용하지 말고, 쉽고 정확한 표현을 사용해야 한다.
- 설문조사의 질문은 어렵고 추상적인 단어와 표현보다 쉽고 명확하게 표현해야 한다.
- 불필요한 형용사와 부사를 사용하지 않아야 한다.
- 주관과 편향성을 최대한 배제하여 설문항목을 구성해야 한다.
- 애매모호한 문장이나 용어의 사용, 읽기 힘든 정도의 긴 질문, 편협한 질문 등은 지양하여 작성하는 것이 좋다.
- 너무 긴 질문은 피하고, 질문은 가급적 간결하고 짧아야 한다.
- 인구통계적 특성(성별, 연령, 출생지)에 관한 질문은 응답의욕의 저하로 응답률이 떨어질 수 있으므로 끝부분에 질문하는 것이 좋다.
- 응답자의 신상에 관한 질문을 하거나 연구자의 임의로 응답자들에게 대답을 유도하는 질문을 해서는 안 된다.
- 다지선다형 응답에 있어서는 가능한 응답을 모두 제시해 주는 것이 좋다.
- 하나의 항목에 두 가지 내용이 포함되거나 응답항목들 간의 내용이 중복되

어서는 안 된다.

- 설문지의 내용이 응답자가 이해할 수 있는 내용인지 정보를 제공할 수 있는 내용인지 등 다각적으로 고려해 객관적인 문항으로 구성하는 것이 좋다.

(3) 설문지 내용 만들기

설문지의 각 항목에는 ① 어떤 내용에 대한 질문인지 소제목을 써주어야 한다. ② 응답자가 응답을 표시할 수 있는 공간이 있어야 한다. 그리고 응답자의 답변은 설문지의 질문방법(자유응답형, 양자택일형, 다지선다형)에 따라 달라진다.

[설문지 내용 예시]

1. 귀하의 성별을 선택해주세요.
   ① 남성　　② 여성
2. 귀하의 나이는?
   만(　　)
3. 귀하가 자주 이용하는 의료기관은 어디입니까?
   ① 종합병원　　② 의원　　③ 보건소　　④ 기타
4. 귀하가 의료기관을 이용할 때 의료서비스 만족도를 얼마나 중요하게 생각하십니까?
   ① 매우중요　　② 중요　　③ 보통　　④ 중요하지 않음
   ⑤ 매우 중요하지 않음

3) 인구통계적 특징

인구통계적 특징은 응답자를 구분하는 외형적인 특징으로 응답자의 인적사항에 대한 질문이다. 인구통계적 특징으로는 일반적으로 성별, 연령, 학력, 직업, 결혼여부, 월평균소득 등이며, 인구통계적 특징을 조사하고 분석결과를 제시하는 이유는 연구대상자(응답자, 표본)의 특성을 제시함으로써 해당 대상자(응답자, 표본)가 전체(모집단)의 대표성을 갖고 있는가? 또는 조사되는 표본의 특성이 전체의 특성을 고루 갖추고 있는가를 파악하기 위해서이다.

인구통계적 특징을 파악하기 위해 일반적으로 사용되는 통계적 분석방법으로는 평균, 백분율, 빈도, 표준편차, 왜도와 첨도, 중앙값, 최대값, 최소값 등이 있다.

4) 감사의 말

끝으로 설문지 응답에 대한 감사의 말이 표현되어야 한다. 예를 들면, “저의 설문지에 응답을 부탁을 드렸는데, 바쁘신 중에도 기꺼이 응답해주신 분들께 감사드립니다.” 등이다.

1.2 설문조사의 실행과 추진방법

1) 설문조사의 실행 및 의미

설문조사란 조사자가 어떤 관심내용에 대해 설문지를 작성·준비하고 그 설문에 대한 회답방식을 통해 회답자(소수의 전문가 또는 일정한 지식을 갖고 있는 응답자)의 의견을 알고자하는 자료의 수집방법을 말한다. 일반적으로 회답자의 의견을 알고자하는 설문은 지면상의 문장으로 표시되기 때문에 설문지조사라고도 하는데, 설문의 결과는 통계자료를 얻기 위한 조사를 말한다. 원래 설문조사는 면접, 전화, 우편 등을 통해 어떤 관심내용과 관련된 질문을 응답자에게 하여 체계적으로 자료를 수집하고 분석하는 사회조사 방법이다.[1] 그러나 최근에는 인터넷과 e－mail 등을 이용한 설문조사로도 확대되고 있기 때문에 이 책에서는 설문조사라고 할 때 면접, 전화, 우편뿐만 아니라 인터넷과 e－mail 등을 이용한 설문조사까지 포함하는 의미로 사용한다.

2) 설문조사의 추진방법(자료수집방법)

설문지 작성이 완성되었다면, 그 다음 설문조사를 실행하는 몇 가지 추진방법, 즉 자료수집방법을 소개하면 다음과 같다.

(1) 대면조사법

연구원 또는 조사자가 조사대상자를 직접 방문하여 인터뷰 형식으로 질문에 내답을 받은 방법이다. 회답한 내용을 조사자가 대신 기입하는 경우와 회답자가 스스로 기입하는 경우가 있다. 이 방법은 질문의 의미를 그 자리에서 회답자에

---

1) 설문조사의 적용범위는 매우 넓은데, 사회과학 분야에서 사회조사, 여론조사, 경영학 분야에서는 시장조사, 고객만족도 조사, 종업원의 의식구조 조사, 의학 분야에서는 역학적(疫學的) 조사, 그리고 연구자가 제창한 이론·가설을 검증하는 조사, 연구 주제에 관한 현상을 파악하는 조사 등으로 자주 활용되고 있다.

게 설명할 수 있기 때문에 질문의 의미를 오해하고 회답해 버리는 오답을 막을 수 있다.

대면조사법(방문면접법)에 있어서 면접을 진행하는 연구자 혹은 조사원의 역량은 극히 중요하다. 즉, 이들은 응답자에게 기계적으로 주어진 질문만을 던지는 것이 아니라, 응답자가 면접에 성실하게 임하도록 동기를 부여하고, 응답자와의 관계를 이끌면서 답변내용을 보완, 정리, 요약해 주는 역할을 수행해야 하기 때문이다. 게다가 일반적으로 응답자는 면접 상황에서 어색함, 조심스러움, 약간의 불안 등을 경험할 수 있는데, 이를 극복할 수 있도록 자연스러운 분위기를 형성하는 것이 중요하다. 대면조사법의 단점으로는 조사원을 모집・훈련하는 시간, 조사원 인건비 및 훈련비용, 응답자에 대한 사례비・기념품 지급비용 등의 경제적 비용이 많이 소요된다. 그리고 조사원의 태도가 변인으로 작용하여, 조사원의 외모・옷차림・말투・목소리・성격 등이 영향을 줄 수 있다.

(2) 우편조사법

우편조사(Mail Survey)는 설문지를 조사 대상자에게 우송하고, 조사 대상자가 직접 설문지를 작성해 반송하게 하는 방법을 말한다. 우편조사법의 장점으로는 방문면접법으로 수행하기 어려운 광범위한 지역에 분포되어 있는 사람, 소매점, 사업소를 대상으로 저렴한 비용으로 간단한 내용을 조사할 경우 많이 이용된다. 우선 우편조사법은 조사자가 조사의 주제와 목적, 성격에 대해서 차분하게 준비해서 잘 정리할 여유가 있다. 게다가 우편 비용과 종이값, 잉크값 외에 많은 비용이 소요되지 않기 때문에 경제적이다. 응답자 입장에서도 익명성이 보장되는 것이 가능하며, 응답에 필요한 시간이 더 넉넉해서, 시간적 여유를 갖고 응답할 수 있게 된다. 그렇기 때문에 응답자들은 충분히 숙지된(informed) 상태로 응답에 임할 수 있고, 그 결과 질문 자체에 상당히 정확한 정보량을 담을 수 있다.

우편조사법의 단점으로는 회수율이 매우 낮고(통상적으로 10~15%), 바쁜 일 또는 출타 중 등의 개인적인 일로 인해 응답을 못 할 수 있다. 또한 다른 사람들이 응답자 대신 설문지를 작성하거나 주변 사람들의 압력이나 부추김에 의해 작성할 수 있다.

(3) 전화조사법

전화조사법은 면접원이 직접 전화(일반전화, 휴대전화)로 질문하는 경우와 자동응답기(ARS; auto-response system)를 활용함으로 자료를 수집하는 방법이다. 전화조사법의 장점은 방문면접법에 비하여 시간과 공간의 제약을 극복할 수 있다. 응답자를 직접 대면하지 않아도 빠르게 자료수집이 가능하며, 마음만 먹는다면 전국 팔도의 응답자들과도 만날 수 있는 것이다.

하지만 전화조사법(특히 ARS의 경우)의 가장 큰 문제점은 결국 쉽고 간단한 설문으로 활용범위가 제한된다는 데 있다. 질문 문장은 간결체여야 하며, 응답 질문 역시 짤막한 단어 한두 개 정도로 길이가 짧아져야 한다. 보기의 수 역시 너무 많으면 앞쪽의 보기를 기억하지 못하므로 5~6개 미만으로 줄여야 한다. 또한 충분히 기다려주지 않는다는 점 때문에 응답자가 시간에 쫓기는 압박을 받을 수 있으며, 질문에 대한 이해를 돕기 위한 시각자료를 쓸 수 없다. 또한 전화를 어느 시간대에 거는가에 따라 응답 결과가 바뀔 수 있다는 한계가 있다.

(4) 인터넷조사법

인터넷조사법은 전화조사법과 함께 우편조사법과 대면조사법이 혼용된 자료수집방법이며, 인터넷을 이용하여 자료를 수집하는 방법으로 크게 두 가지로 나누어지는데, 첫째는 E-mail을 활용하는 방법이고, 둘째는 연구자나 연구기관, 정부기관의 홈페이지를 이용하는 방법이 있다.

모든 자료수집방법이 그러하듯이 E-mail을 활용하는 인터넷조사법 역시 많은 단점을 내포하고 있다. 예를 들면, 한 사람이 여러 아이피(IP)를 가지고 다른 사람인 척하며 중복 응답할 수도 있고, 설문지는 읽지도 않고 마구잡이로 불성실하게 작성해서 제출할 위험도 있다. 또한, 인터넷을 사용하지 못하는 사람에게 실시할 수 없다.

또한 홈페이지를 이용할 인터넷조사법은 연구자 입장에서도 별도의 코딩작업 따위는 필요 없이 컴퓨터가 알아서 취합해서 데이터를 산출하고, 필요하다면 응답빈도 등의 통계까지 내 준다는 장점을 갖고 있다. 하지만 해당 홈페이지를 본 사람만이 회답하게 되어 회답결과에 치우침이 생길 가능성이 있다.

(5) 집단조사법

집단조사법은 대면조사법의 한 종류로, 일정한 장소에 응답자들을 모아 놓고 사전에 준비한 설문지를 배포하여 작성하도록 하는 방식이다. 집단조사법은 특정 집단이나 조직, 특정 동질적인 구성원들을 대상으로 자료를 얻는 것인데, 예를 들어 대학교에서 교수가 학기 마지막 즈음에 자신의 강의를 평가할 수 있도록 설문지를 나누어 주고 피드백을 받는 것을 들 수 있다. 여기서 연구의 주제가 되는 모집단은 그 집단의 전체 혹은 조직의 전체가 되며, 특정 장소에 모인 소수의 응답자들이 표본집단이 된다. 즉 이렇게 취합된 데이터는 그 집단 내부에서만 의미가 있으며 외부에까지 일반화하기는 어렵다.

집단조사법의 장점은 연구자가 응답자들이 일정한 장소에 설문지를 응답하게 한다는 점에서 시간과 비용을 절감할 수 있다. 또한 설문지의 내용 중 이해가 안 되는 것에 대해서는 연구자가 직접적으로 설명해 줄 수 있다. 무엇보다도 회수율이 대단히 높다는 점이다. 즉 설문지 작성을 완료한 사람만 제출 후 퇴실할 수 있도록 한다면 사실상 100% 회수율을 확보할 수 있다.

집단조사법의 단점은 조사를 진행하는 장소와 장소의 분위기에 따라 영향을 심하게 받을 수 있으며, 응답자들끼리 서로의 존재에 의해 영향을 받을 수 있다. 예를 들면, 정치적인 이슈에 대해서는 실제보다 더 중도주의적으로, 간호사들의 업무과중에 대해서 간호사들끼리 논의를 통해 실제보다 과중·과소하게 응답할 수 있다.

표 1-1 자료수집방법의 장·단점[2)]

구 분	대면조사법	우편조사법	전화조사법	인터넷조사법	집단조사법
응답률[1)]	높음	낮음	낮음	낮음	높음
조사비용[2)]	높음	낮음	높음	낮음	높음
조사현장[3)]	통제	비통제	통제	비통제	통제
대표성[4)]	낮음	높음	높음	낮음	높음
응답시간[5)]	충분	충분	부족	충분	부족

2) 자료 수집－나무위키(namu.wiki)의 수정·보완 내용임

① 응답률: 집단조사법은 응답해야만 퇴실이 가능하기 때문에 100%에 가까운 응답률이 나오고, 대면조사법의 경우 조사자가 원하는 자료가 수집될 때까지 설문할 수 있기 때문에 응답률이 높다. 하지만 우편조사법이 응답률 매우 낮으며, 전화조사법의 경우 스팸 전화가 많다는 방법론 외적인 이유로 응답률이 낮다.

② 조사비용: 조사비용은 조사원의 훈련비, 응답자 사례 및 기념품비 등이며, 이 비용을 최소화할 수 있는 가장 좋은 방법은 인터넷조사법이다. 반대로 대면조사법은 조사원 훈련비와 응답자 사례 모두 크게 소요된다.

③ 조사현장: 조사원이 없을 때 응답하는 방법으로 우편조사법, 인터넷조사법 등이 있다. 이들은 불성실 응답이나 대리응답을 우려할 수 있다. 반면 전화조사법은 조사원의 영향력이 크기 때문에 사소한 말투나 단어의 사용조차 응답 결과에 크게 영향을 줄 수 있다.

④ 대표성: 응답 결과를 일반화함에 있어서 대면조사법과 인터넷조사법은 설득력을 갖기 힘들다. 면접법은 극소수 면접 대상자의 주관이 반영되며, 인터넷조사법은 정보사회에서 경제적, 사회적 약자의 여론을 반영히지 못하는 단점노 갖고 있다.

⑤ 응답시간: 일반적으로 조사현장을 통제할 수 없는 방법들이 응답시간을 충분히 부여하는 경향이 있다. 대면조사법에서 조사자는 개개인이 응답할 수 있는 충분한 시간을 제공되며, 우편조사법은 역시 응답시간이 충분한 자료조사방법이다. 하지만, 전화조사법은 질문과 보기를 읽어주기에도 시간이 촉박하여 응답시간이 부족하다는 단점도 갖고 있다.

1.3 횡단면 자료와 시계열 자료

1) 횡단면 자료와 분석

여러 설문조사방법을 통해 수집된 자료는 횡단면 자료(cross−section data)라고 하는데, 횡단면 자료는 하나의 시점 혹은 기간에 관찰된 설문지의 여러 항목(변수)의 관측치를 의미한다. 횡단면 자료는 개인, 가정, 지역사회, 국가, 학교, 회사 등에 대한 연구자의 연구대상이 되는 설문항목(변수)들이 특정한 시점에 한 번 측정된 자료를 말한다. 특정 시점이라는 점이 가장 중요한 특징이다. 그러나 실제로 설문조사를 통해 횡단면 자료를 수집하거나, 수집된 횡단면 자료를 살펴보면, 모두 동일한 시점에 측정되는 것은 아니며, 동일한 시점에 측정되기 위해서는 많은 설문조사자가 필요함에 따라 많은 비용이 소요된다. 따라서 경제적인 측면에서 시간적인 차이는 있지만 동일한 설문지를 각각 다른 응답자에게 설문하게 된다. 한편 횡단면 자료를 통해 통계학적 특성을 파악하려는 분석을 횡단면 (자료) 분석(cross－section analysis)이라고 한다.

2) 시계열 자료와 분석

시계열 자료(time－series data)란 시간을 기준(시간별, 일별, 주별, 월별, 분기별, 연도별 등)으로 시간의 경과에 따라 관측될 수 있는 자료를 말한다.[3] 또한 시계열 (자료) 분석(time－series analysis)은 과거부터 현재까지의 자료의 수집·분석을 통해 자료의 특성(기본적으로 평균, 분산)을 파악하고, 그 특성을 기준으로 미래를 예측하는 분석을 말한다. 시계열 분석은 주로 경제학(계량경제학, 통화금융론, 거시경제학)에서 많이 사용되고 있다.

표 1－2 횡단면 자료와 시계열 자료의 실례

(소득수준: 단위: 100만원)

연도 \ 응답자	응답자 A	응답자 B	응답자 C	응답자 D	응답자 E
2021	3.0	4.0	5.0	2.2	3.2
2022	3.3				
2023	3.5				
2024	4.0				
2025	4.2				
2026	4.5				

3) 시계열 자료는 정상적인 자료와 비정상적인 자료로 분류된다. 정상적인 자료는 시간의 흐름에 따라 통계적 특성(평균, 분산)이 변화하지 않고 일정한 자료를 말한다. 비정상적인 자료는 시간의 흐름에 따라 통계적 특성(평균, 분산)이 변화하는 자료를 말한다. 시계열 자료에는 몇 가지 특성을 갖고 있다. 인구변동, 지각변동, 기술변화 등과 같은 추세변동(trend), 일정한 기간이 없이 2~10년의 주기로 반복적으로 되풀이 되는 순환변동(cycle), 계절적으로 반복되는 계절변동(seasonal variation), 어떤 규칙이 없이 예측 불가능하게 나타나는 불규칙변동(irregular fluctuation) 등으로 구성되어 있다.

위 표에서 응답자A의 연도별 소득수준을 나타내는 열 축의 수치 3.0, 3.3, 3.5, 4.0, 4.2, 4.5를 시계열 자료라 하고, 응답자별 소득수준을 나타내는 행 축의 수치 3.0, 4.0, 5.0, 2.2, 3.3을 횡단면 자료라고 말한다.

2. 자료의 수집 및 편집

2.1 척도와 코딩의 개념

수집된 설문지는 먼저 연구 분석에 활용할 수 있는가에 대한 검토단계가 필요하다. 설문지에 응답자가 성실하게 응답을 빠짐없이 하였는가? 설문지 일부만 응답하고 일부는 무응답 하였는가? 등의 불성실하게 응답된 설문지는 연구결과의 타당성을 낮출 수 있기 때문에 제외시키는 것이 좋다. 그 다음 유효한 설문지라고 하더라도 설문지에 응답한 단어와 의미는 SPSS와 같은 통계분석 프로그램이 인식하지 못하기 때문에 연구자가 PC에 입력하기 전에 먼저 컴퓨터로 읽어들일 수 있는 척도(scale)와 코딩(coding) 작업이 필요하다. 수집된 자료를 코딩하기 위해서는 자료입력의 지침이 되는 코딩북(coding book)을 먼저 작성한다. 코딩북을 만들면 시간이 경과한 이후에도 각 설문항목(변수)의 의미를 파악할 때도 용이하다. 또한 여러 사람들이 자료를 코딩하는 경우에 코딩할 때 발생할 수 있는 실수를 줄일 수 있다.

척도(scale)란 사람이나 사물의 특성(질적인 특성)을 양적인 특성으로 표현하기 위해 숫자를 부여하는 것을 말한다. 예를 들면, 성별의 경우는 남자－여자로 그 특성을 구분할 수 있고, 거주지의 경우는 서울－경기도－충청도－전라도－경상도－강원도 등으로 구분할 수 있다. 이렇게 '성별', '거주지'와 같은 대상이 가진 성질 중의 하나를 특성이라고 한다.

그렇다면, 성별의 특성을 남자－여자로 하고, 거주지의 특성을 서울－경기도－충청도－전라도－경상도－강원도 등으로 각각 구분하는 것에 그치지 않고 왜 굳이 숫자로 표현해야 하는가? 그 이유는 설문지에 응답한 단어와 의미는 SPSS와 같은 통계분석 프로그램이 인식하지 못하기 때문이다. 따라서 성별의 경우 남성은 '1', 여성은 '2'와 같이 숫자를 부여하고, 거주지인 경우는 서울은 '1', 경기도는 '2', 충청도는 '3', 전라도는 '4', 경상도는 '5', 강원도는 '6'이라고 부여한 자료이여야 SPSS와 같은 통계분석 프로그램에 자료입력과 통계적 분석이 가능하게 된다. 이렇게 설문항목에 숫자를 부여하는 과정을 코딩(coding) 또는 부호화라고 한다.

2.2 척도와 자료

1) 척도의 개념과 종류

척도(scale)란 사람이나 사물의 질적인 특성을 양적인 특성으로 표현하기 위해 숫자를 부여하는 것을 말한다. 척도의 종류로는 일반적으로 명목척도(nominal scale), 서열척도(ordinal scale), 간격척도(interval scale), 그리고 비율척도(ratio scale) 등이 있다.[4)]

(1) 명목척도(nominal scale)

명목척도는 단순히 분류를 위한 척로로서 항목 간 순서나 크기의 비교하는 것은 불가능하다. 예를 들면, 성별(남성, 여성), 혈액형(A, B, AB, O), 국가의 이름(한국, 미국, 영국, 프랑스) 등과 같이 숫자를 사용하여 구분의 목적으로만 사용하며 크기를 의미하지는 않는다.

성별의 경우에 남성=1, 여성=2와 같이 수치를 부여하는 것이다. 여기서 1과 2라는 수치는 단지 남성과 여성을 식별하기 위해 임의로 부여한 수치일 뿐이다. 여자가 남자보다 2배라거나 여자가 남자보다 어떤 특성이 높다는 것을 의미하는 것은 아니다. 역으로 남성=2, 여성=1과 같이 뒤바꿔서 수치를 부여해도 그렇게 약속만 하면 아무런 문제가 없다. 이와 같이 수치화는 SPSS와 같은 통계분석 프로그램에 입력 및 분석하기 위해 필요한 작업이다. 명목척도는 측정대상의 특징을 단순히 분류하거나 확인할 목적으로 숫자를 부여하는 척도로서 성별, 혈액형, 전화번호, 주소, 직업, 회사, 판매자지역 등을 예로 들 수 있다.

---

4) 미국의 심리학자 스탠리 스미스 스티븐스(Stanley Smith Stevens)는 통계학에서 사용할 수 있는 레벨(level)의 측정 수준 이론(Level of measurement 또는 scale of measure)에서 척도를 nominal scale(명목척도), ordinal scale(서열척도), interval scale(간격척도), 그리고 ratio scale (비율척도) 등으로 분류하고 제한한 바 있다.

[명목척도의 예시]

Q1: 귀하의 성별은 무엇입니까?
① 남성 ② 여성

Q2. 귀하의 혈액형은 무엇입니까?
① A형 ② B형 ③ AB형 ④ O형

(2) 서열척도(ordinal scale)

서열척도는 설문항목 간의 순서나 대소를 나타내지만 간격의 크기를 정확하게 측정할 수는 없는 척도이다. 측정대상 간에 크고 작음, 높고 낮음 등의 순서를 부여해 주는 척도를 말한다. 즉 순서나 크고 작음에 따라 수치를 부여하는 척도이다. 그러나 측정대상 간에 양적인 비교를 할 수 있는 정보를 제공해 주지 못한다. 즉, 얼마나 크고 작은지, 얼마나 높고 낮은지 등 그 정보의 차이를 숫자로 나타낼 수 없다. 따라서 수치의 크기 자체가 절대적인 의미를 갖는 것이 아니기 때문에 양적인 자료와 구별된다. 만족도 설문조사에서 매우 만족, 만족, 보통, 불만족, 매우 불만족과 같은 선택지가 있을 때 이러한 값들은 순서가 있지만, 만족과 보통 간의 간격이 보통과 불만족 간의 간격과 같다고 할 수 없다.

소비자들에 대한 제품 만족도 조사에서 만족=3점, 보통=2점, 불만=1점으로 수치를 부여한다고 할 때 3점은 2점보다, 2점은 1점보다 만족도가 더 높은 상태임을 의미한다. 그러나 주의할 점은 3, 2, 1이라는 수치는 만족도 크기에 대한 절대적인 의미를 갖는 것은 아니다. 즉 3과 2의 만족도 차이가 2와 1의 만족도 차이와 동일하다는 의미가 아니며, 3이 1에 비해 3배의 만족도를 갖는다는 것이 아니다. 이러한 서열척도는 주로 정확하게 정량화하기 어려운 순서, 높고 낮음, 크고 적음, 많고 적음 등의 측정에 이용되는 데, 경제적 수준, 학력, 성적순으로 등수를 매기는 경우, 대회순위(1등, 2등, 3등), 소비자의 태도, 선호도, 사회계층, 제품 및 직업의 만족도 등을 예로 들 수 있나.

[서열척도의 예시]

Q1: 귀하의 최종학력은?

① 중졸 이하 ② 고졸 ③ 대졸 ④ 대졸 이상

Q2: 귀하께서 인식하는 자신의 사회경제적 계층은 다음 중 어디에 해당한다고 생각하십니까?

① 상류층 ② 중류층 ③ 하류층

Q3: 현재 시청하고 있는 LG TV에 대한 만족도는 어느 정도입니까?

① 매우 만족 ② 만족 ③ 보통 ④ 불만족 ⑤ 매우 불만족

(3) 등간척도(interval scale)

등간척도는 구간척도라고도 하는데, 이는 측정대상의 속성에 대한 순위를 부여할 수 있고 순위 간의 간격이 동일한 척도이다. 등간척도에 의해 얻어진 수치는 측정대상 간에 높고 낮음을 알 수 있을 뿐만 아니라 얼마나 높고 낮음까지 양적인 정도의 차이도 나타낼 수 있다. 예를 들면, 어제의 온도가 20도였고, 오늘의 온도가 30도였다면, 오늘이 어제보다 온도가 높다는 것뿐만 아니라 10도가 더 높다는 정보까지 얻을 수 있다. 이와 같이 등간척도는 측정대상을 직접 숫자로 그 정도를 나타낼 수 있는 특성을 갖고 있다는 점에서 다음에 설명할 비율척도와 같다. 하지만 등간척도와 비율척도 간에는 차이점을 갖고 있는데, 바로 0의 의미이다. 0의 의미가 '정말 없다'를 의미하는 것인지, 아니면 사람들이 약속을 통해서 '임의로 정한 0'인지의 차이이다.

예를 들면, 온도가 0도라는 말은 '온도가 없다'는 의미가 아니고, 사람들이 '물이 얼음이 되는 온도를 0도'로 하자는 약속에 의해 임의적으로 정한 값이다. 따라서 0의 의미가 아무것도 없다는 의미가 아닌 경우가 등간척도에 해당하고, 0의 의미가 아무것도 없다는 의미를 갖는 경우가 비율척도에 해당한다.

Likert 척도는 응답자가 특정 진술에 대해 동의 정도를 표현하는 방식으로 구성되며, "전혀 그렇지 않다"부터 "매우 그렇다"까지의 응답 옵션이 일반적으로 5점 또는 7점 척도로 제공된다. Likert 척도가 서열척도(ordinal scale)인지 혹은 등간척도(interval scale)인지에 대해서는 학자들 간에 견해가 상이하다. 서열척도로 보는 입장은 각 응답 항목이 순서를 가지기는 하나, 항목 간 간격이 동일하다고 보장할 수 없기 때문이다. 예를 들어, "보통이다"와 "동의한다" 사이의 심

리적 간격과 "동의한다"와 "매우 동의한다" 사이의 간격은 응답자에 따라 다르게 인식될 수 있기 때문이다. 그럼에도 불구하고, 사회과학 분야에서는 일반적으로 Likert 척도를 등간척도로 간주하여 분석에 활용하는 경향이 있다. 이는 각 응답 간 간격이 대체로 동일하다는 가정 하에, 평균, 표준편차, 상관분석, 회귀분석 등 모수통계기법의 적용이 가능하기 때문이다. 등간척도는 온도가 대표적이며, 그 외에도 온도, 연도, IQ점수, 사회·경제지수(물가지수, 생산성지수), 시험성적 등을 예로 들 수 있다.

[등간척도의 예시]

Q1: 귀하가 가장 쾌적하게 느끼는 실내 온도는 몇 ℃입니까?
( )도

Q2: 귀하의 대학졸업 성적은 어느 정도 입니까?
( )점

Q3: 현재 시청하고 있는 삼성TV에 대한 만족도는 어느 정도입니까?
① 매우 만족 ② 만족 ③ 보통 ④ 불만족 ⑤ 매우 불만족

(4) 비율척도(ratio scale)

비율척도는 『0은 아무것도 존재하지 않는다』라는 절대적 0이 존재하며, 간격 크기와 비율 모두 비교가 가능한 양적인 자료를 측정하는 척도이다. 예를 들면, 귀하는 키가 몇 cm입니까?라는 설문지의 질문에 A라는 사람은 180cm이고, B는 160cm라고 응답했다면, A는 B보다 키가 크고, 또한 20cm 더 크다는 사실을 얻을 수 있다. 이러한 점에서 등간척도와 비율척도는 동일하다. 하지만 비율척도는 『0은 아무것도 존재하지 않는다』라는 절대적 0이 존재한다는 점에서 등간척도와 차이가 있다. 어제의 온도가 20도이고 오늘의 온도가 30도였다면, 오늘이 어제보다 온도가 높다는 것뿐만 아니라 10도가 높다는 것까지 알 수 있다. 그러나 오늘의 온도가 어제보다 1.5배 높았다고 말할 수 없다. 왜냐하면 온도란 사람들이 상호 약속한 수일뿐이기 때문이다. 반면, 몸무게는 80kg은 40kg에 비해 2배 많이 나간다고 말할 수 있다. 이 점이 등간척도와 비율척도의 차이점이다. 비율척도로는 무게, 길이, 연령, 소득, 가격, 체중, 신장 등을 예로 들 수 있다.

[비율척도의 예시]
Q1: 귀하의 연령은?
( )세
Q2: 귀하의 월 평균소득은?
( )원
Q3: 귀하의 체중은 얼마입니까?
( )kg

위에서 살펴본 척도들을 간략히 요약하면, 명목척도, 서열척도, 등간척도, 비율척도는 각각의 특성에 따라 자료를 분류하고 해석하는 데 중요한 역할을 한다. 예를 들면, 명목척도는 단순히 구분하는 용도로 사용되며, 서열척도는 순서나 순위를 나타내는 데 유용하다. 등간척도와 비율척도는 수치 간의 간격과 비율을 이 이해하는 데 중요한 역할을 한다. 이러한 척도에 대한 정확한 이해는 자료의 본질을 파악하고 적절한 분석방법을 적용하는 데 필수적이다. 명목척도, 서열척도, 등간척도, 그리고 비율척도들 간의 정의 및 특징을 비교하면 [표 1-3]과 같다.

표 1-3 척도들 간의 특징 비교

종류	정의	예시	특징	자료 구분	통계분석 방법
명목척도	범주형 자료로 측정대상을 단순히 분류할 목적으로 숫자를 부여하는 척도	성별, 혈액형, 전화번호, 직업, 주소, 만족여부 (예/아니오) 등	순서가 없음, 평균 및 산술적 계산이 불가능	질적 자료	빈도분석
서열척도	범주형 자료로 명목척도의 기능뿐만 아니라 각 범주 간의 대소, 순위(서열)에 대해 숫자를 부여하는 척도	대회순위, 서열, 학력, 건강상태, 선호도, 소득수준, 자격등급 등	순서가 있음, 간격 크기의 비교불가, 평균 및 산술적 계산이 불가능		
등간척도	연속형 자료로 절대적 영점이 없으며, 측정대상이 갖는 양적인 정도의 차이에 따라 숫자를 부여하는 척도	온도, 연도, 지능지수, 만족도, 시험성적, Likert 척도	순서가 있음, 간격 크기의 비교가 가능, 절대적 0이 없음	양적 자료	기술통계 분석
비율척도	연속형 자료로 절대적 영점이 존재하며, 비율계산이 기능한 숫자를 부여하는 척도	무게, 길이, 연령, 소득, 가격, 체중, 신장, 시간, 출산율, 이혼율, 길이, 부피 등	순서가 있음, 간격 및 비율 비교가 가능, 절대적 0이 있음		

2) 자료의 개념과 종류

앞서 언급한 명목척도와 서열척도에서 얻게 되는 자료를 범주형 자료(categorical data) 또는 질적자료(quantitative data)라고 하며, 간격척도와 비율척도에서 얻게 되는 자료를 연속형 자료(continuous data) 또는 양적자료(quantitative data)라고 한다.

질적자료는 주로 경험적이며 서술적인 자료를 의미하고, 양적자료는 수치로 나타낼 수 있는 자료를 의미한다. 이러한 자료의 구분은 단순히 형태에만 그치지 않고, 분석방법, 결과해석, 활용범위에도 큰 영향을 미치게 된다. 따라서 연구나 분석을 수행 할 때 각 자료의 특성을 정확히 이해하고 그에 맞는 분석방법을 선택하는 것이 매우 중요하다. 왜냐하면 통계분석에서 질적자료인가 양적자료인가에 따라서 적용되는 분석방법이 결정되며, 그 결과에 따른 의사결정 역시 달라지기 때문이다.

질적자료는 개인의 경험이나 감정과 같은 복잡한 현상을 설명하는 데 유용하지만 그 해석이 주관적일 수 있다. 반면 양적자료는 객관적이며 수치화된 자료를 기반으로 분석되기 때문에 과학적인 연구에서 주로 사용되고 있다.

표 1-4 자료의 종류와 특성

종류	자료구분	통계분석방법	의사결정
명목척도	질적자료	빈도분석	– 개인의 경험이나 감정과 같은 복잡한 현상들이 내재된 자료를 통한 분석 – 주관적인 해석
서열척도			
등간척도	양적자료	기술통계분석	– 수치화된 객관적인 자료를 통한 분석 – 객관적인 해석
비율척도			

2.3 수집된 자료의 코드화

1) 설문지 예

표 1-5 응답자 A의 설문지(질문지)

Q1: 귀하의 성별을 선택해 주십시요	1. 남성□ 2. 여성□
Q2: 귀하의 연령을 기입해 주십시요	(　　)세
Q3: 귀하는 어떤 근무부서에서 일하고 있습니까?	1. 내과□ 2. 외과□ 3. 신경과□ 4. 안과□ 5. 이비인후과□ 6. 비뇨기과□
Q4: 귀하의 종교를 기입해 주십시요	1. 불교□ 2. 기독교□ 3. 천주교□ 4. 기타(무교)□
Q5: 귀하의 간호업무 만족도를 선택해 주십시요	1. 만족□ 2. 약간 만족□ 3. 어느 정도 만족□ 4. 약간 불만□ 5. 불만□
Q6: 귀하의 간호급여 만족도를 선택해 주십시요	1. 만족□ 2. 약간 만족□ 3. 어느 정도 만족□ 4. 약간 불만□ 5. 불만□
Q7: 귀하는 다음의 근무부서는 어떠한 근무부서에서 근무하기를 희망합니까?	1. 내과□ 2. 외과□ 3. 신경과□ 4. 안과□ 5. 이비인후과□ 6. 비뇨기과□

2) 케이스 · 변수 · 값

표 1-6 응답자 1의 응답결과

Q1: 귀하의 성별을 선택해 주십시요	1. 남성□ 2. 여성■
Q2: 귀하의 연령을 기입해 주십시요	(29)세
Q3: 귀하는 어떤 근무부서에서 일하고 있습니까?	1. 내과■ 2. 외과□ 3. 신경과□ 4. 안과□ 5. 이비인후과□ 6. 비뇨기과□
Q4: 귀하의 종교를 기입해 주십시요	1. 불교□ 2. 기독교■ 3. 천주교□ 4. 기타(무교)□
Q5: 귀하의 간호업무 만족도를 선택해 주십시요	1. 만족□ 2. 약간 만족□ 3. 어느 정도 만족■ 4. 약간 불만□ 5. 불만□
Q6: 귀하의 간호급여 만족도를 선택해 주십시요	1. 만족□ 2. 약간 만족■ 3. 어느 정도 만족□ 4. 약간 불만□ 5. 불만□
Q7: 귀하는 다음의 근무부서는 어떠한 근무부서에서 근무하기를 희망합니까?	1. 내과□ 2. 외과□ 3. 신경과■ 4. 안과□ 5. 이비인후과□ 6. 비뇨기과□

표 1-7 응답자 2의 응답결과

Q1: 귀하의 성별을 선택해 주십시요	1. 남성■ 2. 여성□
Q2: 귀하의 연령을 기입해 주십시요	(28)세
Q3: 귀하는 어떤 근무부서에서 일하고 있습니까?	1. 내과■ 2. 외과□ 3. 신경과□ 4. 안과□ 5. 이비인후과□ 6. 비뇨기과□
Q4: 귀하의 종교를 기입해 주십시요	1. 불교□ 2. 기독교□ 3. 천주교■ 4. 기타(무교)□
Q5: 귀하의 간호업무 만족도를 선택해 주십시요	1. 만족□ 2. 약간 만족■ 3. 어느 정도 만족□ 4. 약간 불만□ 5. 불만□
Q6: 귀하의 간호급여 만족도를 선택해 주십시요	1. 만족□ 2. 약간 만족■ 3. 어느 정도 만족□ 4. 약간 불만□ 5. 불만□
Q7: 귀하는 다음의 근무부서는 어떠한 근무부서에서 근무하기를 희망합니까?	1. 내과□ 2. 외과□ 3. 신경과□ 4. 안과■ 5. 이비인후과□ 6. 비뇨기과□

응답자가 [표 1-5]와 같은 설문지에 대해 [표 1-6], [표 1-7]과 같은 응답결과를 얻었다고 할 때 케이스, 변수 그리고 상수(값)에 대한 의미를 살펴보자.

(1) 케이스

각각의 응답자 또는 각각의 조사대상(국가, 도시, 시군, 학교, 회사)을 나타낸다. 예를 들면, 응답자 A은 1, 응답자 B는 2, 응답자 C는 3 등으로 나타내는데, 일반적으로 1, 2, 3, 4, ……… n 등으로 표기된다. 마지막 케이스 n은 설문 회답지의 수라고 하는 의미를 갖고 있다.

(2) 변수

각 케이스(예를 들면, 각 응답자)에 따라 여러 개의 설문 항목들을 가리킨다. 응답자 1이 '귀하의 성별은?'에 대해 남성일 수도 있고, 여성을 수도 있기 때문에 응답자에 따라 변화할 수 있다. 또한 '귀하의 연령은?'에 대해 응답자에 따라 달라질 수 있다는 의미에서 변수라고 말한다. 이와 같이 위의 설문지에서 성별, 연령, 근무부서, 종교, 간호업무 만족도, 간호급여 만족도, 그리고 다음의 근무부서 등도 응답자의 반응에 따라 변할 수 있기 때문에 변수가 된다.

(3) 값

여러 개의 설문항목들이 질문을 통해 구체적으로 결정된 수치나 범주(category)를 말한다. 특히 하나의 숫자로 정해진 값을 상수라고 한다. 응답자 1이 [표 1−6]과 같이 응답을 했다면, 2, 29, 1, 2, 3, 2, 3으로 나타내는데, 이를 값 또는 상수라고 한다. 그리고 응답자 2가 [표 1−7]과 같이 응답했다면, 1, 28, 1, 3, 2, 2, 4는 값 또는 상수라고 한다.

3) 코드화와 코딩시트, 코딩북

(1) 코드화와 코딩시트

설문지의 각 설문항목들에 대해 응답자가 응답한 결과를 컴퓨터가 읽을 수 있도록 번호나 수치를 부여하는 데, 이를 코딩 또는 코드화(coding)라고 한다. 그리고 응답자1의 응답결과는 [표 1−8]의 1행에, 응답자 2의 응답결과는 [표 1−8]의 2행과 같이 코드화 된 한 장(sheet)을 코딩시트라고 한다. 설문지의 경우에 SPSS와 같은 통계분석 프로그램에 코드의 번호나 수치는 일반적으로 응답자가 설문지에 응답한 선택지 번호나 수치가 기재되고 있다.

표 1−8 설문지의 회답을 코드화한 경우

ID	Q1	Q2	Q3	Q4	Q5	Q6	Q7
1	2	29	1	2	3	2	3
2	1	28	1	3	2	2	4
3							
4							
5							
⋮	⋮	⋮	⋮	⋮	⋮	⋮	⋮
n							

(2) 코딩북(coding book)

설문지의 응답결과를 컴퓨터가 읽을 수 있는 기호(번호, 숫자)로 바꾸는 코딩 작업이 끝나면, 수집된 자료를 입력하기 위해서는 자료 입력의 지침이 되는 코딩북(coding book)을 해야 한다. 따라서 코딩북이란 코딩시트에 기록된 코딩데이터를 통계처리하기 위하여 통계처리하기 위해 컴퓨터에 입력하는 작업을 하는데 도움을 주는 입력지침서이다. 코드의 관리 및 정보 처리 시스템(컴퓨터를 이용하여 정보를 수집, 유용한 정보로 변환하고 저장하는 등 일련의 작업을 처리하는 시스템)의 효율성을 위하여 필요한 안내서의 일종으로, 코드의 사용이나 관리를 위한 대상이 되는 코드를 수록한 것이며 코드 체계는 인사 관계, 소속, 직원 번호, 성명, 각종 자재, 제품 등 매우 다양하다.

제1장 정리

01 다음의 용어들을 설명하시오.

• 설문조사	• 척도와 코딩
• 대면조사법	• 명목척도와 명목자료
• 우편조사법	• 서열척도와 서열자료
• 전화조사법	• 등간척도와 등간자료
• 인터넷조사법	• 비율척도와 비율자료
• 집단조사법	• 질적자료와 양적자료
• 횡단면 자료	• 케이스 · 변수 · 값
• 시계열 자료	• 코드화와 코딩시트
• 코딩북	• 빈도분석과 기술통계분석

02 명목척도, 서열척도, 등간척도, 그리고 비율척도를 예를 들어 비교 설명하시오.

03 질적 자료와 양적 자료의 차이를 설명하시오.

04 전수조사와 표본조사를 비교하시오.

05 설문지를 작성할 때 고려사항은 무엇인가?

06 설문지의 설문문항에서 고려되어야 할 사항은 무엇인가?

07 설문조사를 통해 자료를 수집하는 방법에 대한 장 · 단점을 간략하게 설명하시오.

08 횡단면 자료란 어떠한 자료를 말하는가?

09 시계열 자료란 어떠한 자료를 말하는가?

10 코딩북이란 무엇을 말하는가?

제2장

기술통계이론의 기본 개념과 의미

지금까지 본격적인 통계이론, 통계분석 및 분석결과의 의미와 해석을 진행하기 전에 꼭 알아야하는 설문조사의 방법과 코딩, 그리고 SPSS 데이터 편집기 창에 데이터의 코딩을 입력하는 방법을 살펴보았다.

연구자가 설문조사를 통해 연구의 결과를 얻기 위해서는 많은 통계량(통계적으로 결정된 값)이 필요한데, 그 통계량은 이론적이며 수학적 공식에 근거하여 산출된다. 이러한 이유 때문에 통계학은 어려운 학문이라고 인식하고 있을 수 있다. 하지만 사실 기본적인 통계량의 계산은 모두 SPSS 소프트웨어가 알아서 처리 및 계산해주기 때문에 연구자가 SPSS 소프트웨어를 운영하는 방법, 통계방법의 적용(어떤 통계적 명령어를 선택할 것인지)과 해석, 그리고 연구결과를 토대로 통계학적으로 판단하는 능력을 갖추고 있다면, 연구자는 모든 연구를 수행할 수 있게 된다.

여기에서는 본격적으로 SPSS 소프트웨어를 활용한 통계적 분석을 하기 앞서, 여러 가지의 통계량에 대한 이론적 근거가 되는 통계량의 산출 공식보다는 통계분석의 기본 개념과 의미를 간략하게 정리한다.

1. 통계와 통계학

1.1 통계의 개념

우리들은 일상생활을 살아가면서 어떤 목적을 달성하기 위해 필요한 자료(데이터)를 수집하고 수집된 자료로부터 얻은 정보를 기초로 의사결정을 하며,[1] 그

1) 자료(data, 資料, 데이터)는 어떠한 사람과 사물의 사실과 상태를 문자(글), 숫자, 음성(소리), 이

에 따라 구체적인 행동을 하게 된다. 그런데 의사결정의 기초가 되는 자료의 양이 너무 많아서 그 자체로서는 어떠한 의사결정을 내리는 데 사용하기가 힘든 경우가 있다. 또한 어떤 경우에는 자료가 불충분하거나 불확실하여, 이를 기초로 한 의사결정이 잘못될 가능성이 있고, 그에 따른 행동은 목적달성에 차질을 가져올 수 있다.

의사결정을 하기 위한 정보를 얻기 위해서는 기본적으로 자료를 수집하는 것부터 출발한다. 그런데 수집된 자료 그 자체로부터는 의미 있는 정보를 얻기 어렵기 때문에 자료를 분류·정리할 필요가 있다. 이와 같이 의사결정을 위한 정보의 기초가 되는 자료를 수집·정리하여 수량적(표, 그래프, 수량화된 값)으로 나타낸 것을 통계(statistic)라고 한다.

1.2 통계학의 개념과 종류

우리 주변에서 쉽게 접할 수 있는 경제현상(물가지수, 국제수지, 환율변동, 실업률)을 나타내는 지수, 각종 농산물의 생산·판매량, 학생들의 신체발달상황, 국민들의 정당지지도 등 무수히 많다. 또한 내년도 경제성장률, 총수출의 예상액, 일기예보(오늘, 내일, 일주일, 한 달)의 비와 눈이 올 확률 등과 같은 정보는 지금까지 수집된 자료를 기초로 앞으로 일어날 사실에 대한 사전에 예측한 수치로서, 이와 같은 정보를 얻기 위해서는 통계학의 도움이 필요하다. 따라서 통계학은 불확실한 상황 하에서 필요한 관련 정보를 수집·정리 및 분석하고 이를 기초로 하여 합리적인 의사결정을 내리는 방법을 연구하는 학문이라고 할 수 있다.

통계학과 다른 학문과의 관계를 살펴보면, 통계학은 사회과학(경제학, 경영학, 사회학, 경영학, 사회복지학 등)에 있어 사회통계 및 데이터를 분석하기 위해 이용된다. 즉 실험분석이나 자료해석이 필요한 보고서 및 논문을 쓰려면 통계 지식이 필요하다. 자연과학과 공학에서 품질, 복잡계,[2] 카오스 이론, 네트워크 이

미지(그림), 영상 등으로 표현되지만 개인이나 조직의 의사결정에 영향을 주지 못하는 형식정보를 말한다. 반면, 정보(information)은 많은 자료(형식정보)들 중에서 어떤 개인이나 조직의 의사결정에 영향을 주는 의미정보를 말한다. 원래의 자료 자체가 형식정보일 수도 있고, 의미정보일 수도 있다. 또한 원래의 자료(형식정보)부터 의사결정에 필요한 통계량을 산출하였다면, 그 통계량은 의미정보가 된다.

론, 머신러닝, 빅 데이터 등의 용어가 사용된다면 통계학과 연관된 분야다. 현대 자연과학은 동적이고 예측불가능한 상황이 전개되고 있는데, 이런 문제들을 해결하기 위해 쓰이는 도구가 바로 통계학이다. 그리고 의학과 약학의 연구 뿐만 아니라 그밖의 예방의학, 공중보건학에서 전염병을 조사할 때 통계학이 활용되고 있다. 특히 간호·보건학의 한 분야인 간호·보건연구를 위해 현실적으로 간호·보건현장에서 발생하는 자료를 합리적이고 체계적으로 수집·관리한 후 통계이론을 활용한 간호·보건현장에서의 의사결정을 하는 분야가 간호·보건통계분석이다.

통계학은 그 자체가 하나의 학문영역을 이루고 있을 뿐만 아니라 사회현상이나 자연현상을 과학적으로 분석하기 위한 도구로서 사용되기 때문에 거의 보는 학문영역에서 널리 이용되고 있다.

1) 기술통계학(descriptive statistics)

기술통계학은 집단(모집단, 표본)에 대한 수량적 자료를 수집·정리·요약하여, 표, 그래프, 수지 등으로 그 집단의 양적인 관계를 나타내는 통계적 방법이다. 기술통계학에서는 자료가 모집단의 자료인지 표본의 자료인지를 구분하는 것은 중요하지 않고, 자료를 정리·요약하여 집단의 특성을 잘 나타내는 데, 그 초점을 두고 있다.[3]

2) 추론통계학(inferential statistics)

추측통계학은 주어진 모집단으로부터 추출된 표본의 자료에서 얻은 정보를 통해 모집단의 특성을 추론하는 통계적 방법이다. 이 추론통계분석를 하는 이유는 모든 사람이나 사물을 대상으로 조사 하는 것은 비합리적이고 대규모 집단을 가지고 연구하는 것이 소수의 집단을 가지고 연구하는 것보다 훨씬 경제적

---

2) 복잡계(complex system, complexity system)는 완전한 질서나 완전한 무질서를 보이지 않고, 그 사이에 존재하는 계로써, 수많은 요소들로 구성되어 있으며 그들 사이의 상호작용에 의해 집단 성질이 떠오르는 다체 문제이다.

3) 기술통계분석은 평균, 분산 등의 기초적인 분석, 모집단에서 어떤 인자들을 뽑아내보는 인자분석, 특정표본이 어떤 모집단에 속하는지(원 모집단을 어떻게 여러 집단으로 나눠야 하는지) 판단하는 판별분석, 두 인자간의 상호관계를 분석하는 상관분석, 인자들의 숫자를 줄여 단순화하는 주성분분석, 군집분석 등 다양한 분석방법이 존재한다.

이고 효율적이기 때문이다. 다시 말하면 추측통계학은 표본통계량을 기초로 모집단의 특성을 나타내는 모수에 대한 추정, 검증, 예측 등을 통해 모집단의 특성을 규명하는 데 초점을 두고 있다. 따라서 추측통계학에서는 모집단의 자료와 표본의 자료를 구분하여 분석하게 된다.

2. 통계의 용어와 의미

2.1 모집단과 표본

1) 모집단(population)

모집단이란 정보를 얻고자 하는 대상이 되는 전체의 집단을 말하는데, 전체 집단에 속한 개별 요소를 개체(unit)라고 한다. 모집단의 특성을 나타내는 수치를 모수(parameter)라고 한다. 모집단의 개체는 사람, 가구수, 학교, 사업체, 동・식물 등 여러 가지의 대상이 가능하다. 이런 모집단의 전체를 대상으로 조사하는 것을 전수조사 또는 센서스(census)라고 한다. 흔히 모집단은 예를 들면 우리나라 인구 전체와 같이 너무 방대하여 전체를 모두 조사하려면, 시간과 비용이 너무 많이 들어 어렵거나, 모집단 전체를 모두 조사하는 것은 아예 불가능하다.

2) 표본(sample)

모집단 전체를 조사하려면, 시간과 비용이 많이 소요될 뿐만 아니라 아예 불가능하기 때문에 모집단 전체를 대표하는 일부인 표본을 뽑아[4] 그 표본의 통계적 특성을 관측함으로써 모집단 전체에 대한 추론을 하게 된다. 연구자의 관심 대상이 되는 집단의 특성을 알기 위해서는 모집단 전부를 대상으로 조사할 수도 있으며, 표본의 특성을 나타내는 수치를 구해 그것을 기초로 모집단의 특성을 추론하기도 한다. 표본의 특성을 나타낸 수치를 통계량(statistic)이라 한다.

---

4) 모집단에서 표본을 추출방법은 확률표본추출법과 비확률표본추출법이 있는데, 확률표본추출법은 연구자의 주관적인 판단이 내포되지 않은 표본추출방법으로 예를 들면, 모집단의 개체수 1,000명에서 100명의 표본을 추출하는 경우에 모집단 1,000명에 대해 순위를 정하고 100번째마다 한 명을 뽑는 방법이다. 비확률표본추출법은 표본추출과정에서 연구자의 주관적인 판단이 내포되어 있는 표본추출방법인데, 이는 확률표본추출법이 불가능하거나 비경제적인 경우에는 어쩔 수 없이 비확률표본추출법이 사용된다.

2.2 모평균과 표본평균

1) 모평균(population mean)

모평균(μ)은 모집단의 데이터(개체)를 모두 더한 후 모집단의 데이터(개체)수 N으로 나눈 것이다. 모평균는 확률변수의 기댓값과 같다.

2) 표본평균(sample mean)

표본평균($\bar{x}$)은 모집단에서 추출된 표본 내의 데이터를 모두 더한 후 표본의 데이터 개수 n으로 나눈 것이다. 이렇게 계산된 표본평균은 확률변수이다. 즉, 모집단으로부터 같은 규모의 표본을 많이 추출할 수 있고, 각 표본에 대한 표본평균의 값들이 다를 수 있기 때문에 변수이다. 그렇기 때문에 표본평균은 분포를 가지게 되고, 우리는 표본의 특성을 파악하기 위해 표본평균들의 평균 또는 표본평균들의 분산을 계산하게 된다.

2.3 중심회 경향(central tendency)을 나타내는 중앙치

통계학 및 수학에서 중심화 경향을 나타내는 중심치는 집단에 속한 전체 자료들을 대표할 수 있는 수치로 평균치 또는 대푯값이라고도 한다. 주요한 중심치로는 수치적 중심치로 산술평균, 기하평균, 조화평균, 그리고 위치적 중심치는 중앙값, 최빈값, 사분위수 등이 있다.

1) 산술평균(arithmetic mean)

산술평균은 집단 내의 모든 관측치(측정치, 자료)의 합을 관측치 개수로 나눈 값을 말하는데, 일반적으로 중앙치 중에서 가장 많이 사용된다. 산술평균은 계산하는 방법에 따라 단순산술평균(simple arithmetic mean)과 가중산술평균(Weighted Arithmetic Mean)으로 나눌 수 있다.

단순산술평균은 가중치를 고려하지 않고 단순히 집단 내의 관측들의 합을 관측치 개수로 나누어 구하는 평균이라면, 가중산술평균은 집단 내에서의 각 관측치가 차지하는 상대적인 크기, 순서, 중요도를 나타내는 가중치를 고려하여 산출하는 평균이다. 예를 들면, 간호학과 학생이 30명이고, 다음과 같은 성적표를 얻었다고 하자.

성적점수	명수
90	3
85	9
80	10
75	6
70	2
합계	30

$$단순산술평균 = \frac{90+85+80+75+70}{5} = 80$$

$$가중산술평균 = \frac{90\times3+85\times9+80\times10+75\times6+70\times2}{30} = 80.83$$

단순산술평균은 80점이고 가중산술평균은 80.83점이다. 평균 80점은 각각의 점수에 해당하는 학생수가 각각 한명인 5명으로 가중치가 일정한 경우에 대푯값을 나타내는 것이 적절하지만, 학생수가 30명에 가중치가 다른 경우는 대푯값으로는 적절하지 않다. 이러한 경우는 가중치를 고려한 80.83점이 대푯값으로 적절하다고 할 수 있다.[5)]

[산술평균]

- 모집단의 평균(μ)= $\dfrac{\sum_{i=1}^{N} X_i}{N}$
- 표본의 평균($\bar{x}$)= $\dfrac{\sum_{i=1}^{n} x_i}{n}$
- 모든 관측치들을 합계하여 관측치의 개수로 나눈값
- 일반적으로 평균을 구할 때 사용한다.

5) 가중치는 일반적으로 1부터 100 사이의 숫자로 표시되며 그 값이 클수록 관측치의 영향력이 크다는 것을 의미한다. 하지만 가중치를 설정할 때 주관적인 판단이 개입될 여지가 있기 때문에 항상 중립적인 시각을 유지하려고 노력해야 하며 반드시 검증 과정을 거쳐야 한다. 만약 잘못된 가중치 설정으로 인해 오류가 발생했다면 올바른 결과를 얻어야 한다.

2) 기하평균(geometric mean)

기하평균은 각 관측치의 곱을 제곱근한 값이며, 변동율(경제성장률, 부채증가률, 인구변동율, 물가상승율)을 계산할 때 주로 사용하는 대푯값이다. 예를 들면, 2년 전의 경제성장률이 3%였고, 이듬해에는 전년대비 두 배 증가한 6%, 올해는 전년대비 세 배 증가한 18%를 기록하였다면, 기하평균은 2×3=6의 제곱근인 약 2.45가 된다. 반면, 산술평균으로 구하면 (2+3)/2=3이 된다.

[기하평균]

- $G = \sqrt[n]{x_1 \times x_2 \times \cdots \times x_n}$
- 모든 관측치를 100을 기준으로 곱하여($x_1 \times x_2 \cdots \times x_n$) n 세곱근(√)을 한 값
- 변동율(경제성장률, 부채증가률, 인구변동율, 물가상승율)

3) 조화평균(harmonic mean)

조화평균은 집단 내의 관측치들의 역수를 산술평균한 것에 대한 역수를 말한다. 조화평균은 평균적인 변화율을 구할 때에 주로 사용된다. 예를 들어, 전체 거리의 절반을 40km/h의 속도로 달리고, 남은 절반을 60km/h로 달렸다면, 평균 속력은 40과 60의 조화평균인 48km/h가 된다. 즉, 100km를 시간당 평균 48km로 달린 셈이 된다. 그러나 산술평균은 50km/h은 시간당 평균 50km로 달린 셈이 된다.

[조화평균]

- $M_h = \dfrac{1}{\dfrac{1}{n}\sum_{i=1}^{n}\left(\dfrac{1}{x_i}\right)}$
- 역수의 총합$\left(\sum_{i=1}^{n}\dfrac{1}{x_i}\right)$을 1/관측치 수로 곱한 후 역수를 취한 값
- 시간별로 변화하는 속도, 시세 등의 평균을 산출할 때 사용한다.

4) 중앙값(median)

중앙값(중위수, 중위치)은 집단 내의 관측치들을 크기의 순서대로 정렬했을 때 가장 중앙에 위치하는 값을 의미한다. 중앙값은 관측치의 개수가 홀수일 때와 짝수일 때 산출하는 방식이 달라진다. 예를 들어 10, 20, 100과 같이 관측치가 홀수로 세 값이 있을 때, 20이 가장 중앙에 있기 때문에 20이 중앙값이다. 하지만 10, 20, 50, 100과 같이 관측치가 짝수일 때는 중앙값 20과 50의 평균인 35가 된다. 중앙값(median)은 중심경향치(center tendency)의 하나로 관측치들 중에 극단적인 값이 있다면 산술평균값보다 중앙값이 유용하다.

[중앙값]

- 관측치(n)가 홀수일 때 $Me = \frac{x_{(n+1)}}{2}$
- 관측치(n)가 짝수일 때 $Me = \frac{x_{\frac{n}{2}} + x_{\left(\frac{n}{2}+1\right)}}{2}$
- 관측치들을 크기 순서대로 나열 했을 때 가장 중간에 위치한 값
- 관측치들 중에서 하나의 관측치가 매우 크거나 적은 값이 같을 때 대푯값으로 사용한다.
- 중앙값은 양적자료에만 사용한다.

5) 최빈값(mode)

최빈값은 집단 내의 관측치들을 순서대로 나열 했을 때 가장 많은 빈도로 나타나는 값을 말하는 데, 나타나는 관측치의 빈도에 따라 최빈값이 달라진다. 예를 들면, 간호학과 A반 5명의 성적이 80, 85, 85, 90, 95일 때 최빈값은 85점이 된다. 하지만 B반 5명의 성적이 80, 85, 85, 90, 90인 경우에 최빈값은 85와 90인데, 유일한 값을 갖을 필요는 없다. 최빈값은 관측치가 숫자가 아닌 경우에도 산출이 가능하다. 열 명의 사람에게 좋아하는 색깔을 물어보았더니 다음과 같이 답했다고 하자. {흰색, 흰색, 흰색, 빨간색, 빨간색, 파란색, 파란색, 보라색, 검은색, 초록색} 여기서 가장 많은 사람이 답한 색은 흰색이다. 흰색이 최빈값이 된다.

[최빈값]

- 관측치들 중에서 가장 많이 나타나는(가장 출현빈도수가 높은) 값인데, 짝수의 경우 두 관측치를 평균한 값
- 최빈값은 일반적으로 질적자료 뿐만아니라 양적자료에도 사용이 가능하다.

6) 사분위수(quartile)

사분위수는 집단 내의 관측치(자료)들을 순서(순위)에 따라 4등분했을 때 각각에 해당하는 값을 말한다. 관측치들의 하위 25%를 1사분위수(Q_1), 50번째 백분위수를 2사분위수 또는 중앙치(Q_2), 75번째 백분위수를 3사분위수(Q_3)라고 한다. 특히 1사분위수와 3사분위수의 차이를 사분위수간 범위라고 하는데, 이는 관측치(자료)들 가운데 위치한 중간 50%가 흩어진 정도를 나타낸다. 예를 들어 관측치가 5, 9, 14, 20, 26, 27, 29, 33, 34, 34, 35, 36, 36, 37, 38, 40, 41, 41, 45, 47, 47, 47, 48, 51, 53, 54, 56, 62, 68, 92인 경우에 사분위수 및 범위를 산출해보자.

구분	설명	계산
제1사분위수 (Q_1)	관측치의 25%가 이 값보다 작거나 같음	$Q_1 = \frac{25}{100} \times 30 = 7.5$인데, 정수가 아니므로 여덟 번째 위치한 33이 된다.
제2사분위수 (Q_2)	관측치의 50%가 이 값보다 작거나 같음	$Q_2 = \frac{50}{100} \times 30 = 15$인데 정수이므로 15번째 위치한 38이 된다.
제3사분위수 (Q_3)	관측치의 75%가 이 값보다 작거나 같음	$Q_3 = \frac{75}{100} \times 30 = 22.5$인데, 정수가 아니므로 23번째 위치한 48이 된다.
사분위수간 범위	관측치들 중에서 중간에 50%가 흩어진 정도를 나타냄	3사분위수(Q_3) − 1사분위수(Q_1) = 48 − 33 = 15

2.4 중심화 경향(central tendency)을 나타내는 산포도

중심화 경향을 나타내는 중심치는 집단에 속한 전체 자료들을 대표할 수 있는 수치로서 그 중심이 어디에 있는가를 나타내 줄 뿐 집단 내의 자료들이 어떤 상태로 분포되어 있는가를 알려주지 못한다. 예를 들면, 간호학과 A반과 B반의 학생들이 각각 5명이 이고, A반 5명의 성적이 각각 80, 85, 90, 85, 85점이며, B반 5명의 성적이 각각 75, 95, 85, 80, 90점이라고 하자. 간호학과 A반과 B반 모두 평균성적은 85점으로 똑같으나 A반 학생들의 성적은 평균성적 85점의 근처에 비교적 밀집되어 있지만 B반 학생들의 경우는 그렇지 않다. 따라서 평균성적 85점은 A반 학생들의 성적을 대표한다고 할 수 있으나, 상대적으로 B반 학생들의 성적을 잘 대표한다고 말할 수 없다.

따라서 통계집단 내의 관측치(자료)가 중심치를 중심으로 어느 정도 밀집되어 있는가, 어느 정도 분포되어 있는가를 파악하기 위해 중심치 이외에 하나의 보조수단으로서 산포도(dispersion)에 대해서도 알아야 한다. 산포도를 나타내는 수치적 방법으로 범위, 표준편차, 분산 등이 있다.

1) 범위(range)

범위는 관측치(자료)들의 최대값과 최소값의 차이를 말한다. 이러한 범위는 계산하기 쉽고 이해하기 쉬운 장점이 있지만 관측치들 중에 극단적으로 크거나 작은 값이 있는 경우는 관측치들을 대표하기 어렵다는 단점을 갖고 있다. 다음의 관측치들에 대한 범위를 구해보자. 72, 76, 80, 70, 75인 경우에 범위는 80－70＝10이 된다.

[범위]

- 범위(R)＝최대값－최소값
- 관측치들 중에 가장 큰 값과 가장 작은 값 간의 차이로 계산
- 관측치들 중에서 하나의 관측치가 매우 큰 값을 갖는 경우에 범위의 값이 너무 커지기 때문에 산포도로서의 활용도가 떨어짐

2) 평균편차(mean deviation)[6]

평균편차는 평균을 중심으로 관측치들이 어느 정도 흩어져 있는가를 측정하는 산포도의 하나이다. 평균편차는 각 측정치에서 평균값을 뺀 값(편차)의 절대값의 총합을 관측치의 수로 나눈 값을 말한다. 즉 편차들의 절대값에 대한 산술평균을 말한다. 모집단의 편차는 $(X_i - \mu)$이고, 표본의 편차는 $(x_i - \bar{x})$이다. 이러한 평균편차는 집단 내의 관측치들 중에서 매우 크거나 작은 어느 하나의 관측치가 있는 경우에 평균값이 관측치들을 대표할 수 없는 문제점을 보완할 수 있는 방법으로 사용되고 있다.

[평균편차]

- 모집단의 평균편차(MD) $= \dfrac{\sum_{i=1}^{N} |X_i - \mu|}{N}$
- 표본의 평균편차(md) $= \dfrac{\sum_{i=1}^{n} |x_i - \bar{x}|}{n}$
- 각 관측치와 평균 간의 차에 대한 절대값의 총합을 관측치의 개수로 나눈 값
- 관측치들 중에서 매우 크거나 작은 하나의 관측치가 있는 경우에 평균값을 반영하지 못하여 활용도가 낮음

예를 들면, [표 2-1]은 모집단이라 하고, [표 2-2]는 [표 2-1]에서 무작위로 추출된 표본이라고 할 때 모집단의 평균편차와 표본의 평균편차를 구해보자. 아래의 자료를 통해서는 모집단의 평균편차는 2이고 표본의 평균편차는 2.08로 상이하게 계산되었다.

---

6) 통계학에서 평균절대편차(average absolute deviation 또는 mean absolute deviation, AAD, MAD) 또는 평균편차(mean deviation) 또는 절대편차(absolute deviation)는 같은 통계적 용어이다.

표 2-1 모집단

X	μ	$X_i-\mu$	$\lvert X_i-\mu \rvert$	$(X_i-\mu)^2$
2	6	-4	4	16
3	6	-3	3	9
4	6	-2	2	4
5	6	-1	1	1
6	6	0	0	0
7	6	1	1	1
7	6	1	1	1
8	6	2	2	4
9	6	3	3	9
9	6	3	3	9
합계			20	54

$$\text{모집단의 평균편차} = \frac{\Sigma|X_i-\mu|}{N} = \frac{20}{10} = 2$$

표 2-2 표본

x	x_i	$x_i-\bar{x}$	$\lvert x_i-\bar{x} \rvert$	$(x_i-\bar{x})^2$
2	5.6	-3.6	3.6	12.96
4	5.6	-1.6	1.6	2.56
6	5.6	0.4	0.4	0.16
7	5.6	1.4	1.4	1.96
9	5.6	3.4	3.4	11.56
합계			10.4	29.20

$$\text{표본의 평균편차} = \frac{\Sigma|x_i-\bar{x}|}{n} = \frac{10.4}{5} = 2.08$$

3) 분산(variance)과 표준편차(standard deviation)

모집단과 표본 모두 각 관측치와 평균의 차이인 편차를 모두 합계하면, 항상 0이 된다. 이는 아무런 정보를 제공 할 수 없다. 따라서 대푯값(평균값)을 중심으로 흩어진 정도를 파악하는 분산과 표준편차의 개념이 필요하다. 분산이란 관측치에서 평균을 뺀 값(편차)을 제곱하고, 그것을 모두 합계하여 관측치 수로 나눈 평균을 말한다. 분산은 다른 대푯값(평균, 다른 통계량)들과 비교할 때 편차를 제곱하여 산출하는 관계로 큰 값을 갖게 된다. 이러한 단점을 보완하기 위한 산포도가 표준편차인데, 표준편차란 분산의 제곱근으로 산출된다. 분산과 표준편차 모두 관측치들이 평균으로부터 얼마나 떨어져 있는가의 정도를 측정하는 산포도이다. 따라서 작은 값을 갖으면, 관측치들이 평균 주위에 집중되어 있음을 의미하고, 큰 값을 갖으면 관측치들이 평균을 중심으로 멀리 흩어져 있음을 의미한다. 표준편차는 평균이나 다른 통계량과 동일한 단위로 산출되기 때문에 쉽게 비교할 수 있어 산포도를 측정하는데 많이 이용된다.

한편 모집단을 대상으로 할 때는 모분산(population variance: σ^2)이라 하고, 표본을 대상으로 할 때는 표본분산(sample covariance: s^2)이라고 한다. 다음과 같이 표기하고 일반적인 공식은 다음과 같다.

구분	평균	표준편차	분산
모집단	μ	σ	σ^2
표본	x	s	s^2

[분산]

- 모집단의 분산(모분산 σ^2) $= \dfrac{\sum_{i=1}^{N}(X_i-\mu)^2}{N}$
- 표본의 분산(표본분산 s^2) $= \dfrac{\sum_{i=1}^{n}(x_i-\overline{x})^2}{n-1}$
- 모집단의 분산은 각 관측치와 평균 간의 차이를 제곱한 후 총합하여 관측치의 개수(N)로 나눈 값
- 표본의 분산은 각 관측치와 평균 간의 차이를 제곱한 후 총합하여 관측치의 개수(n)에서 1을 뺀 $n-1$로 나눈 값
- 관측치의 흩어진 정도를 나타내는 분산도를 나타내는 대표적인 통계량인데, 제곱한 값으로 값이 너무 커짐에 따라 활용도가 다소 떨어짐

위의 식에서 표본분산의 공식에서 $n-1$로 나눈 이유는 (x_i)가 주어진 상태에서 n개의 관측치 (x_1, x_2, $x_3 \cdots\cdots x_n$)중에서 $n-1$개만 주어진다면 나머지 한 개 (x_i)는 저절로 결정되기 때문이며, 이때 $n-1$을 자유도(degree of freedom)라고 한다.

모집단을 대상으로 할 때는 모분산(σ^2)이라 하고, 표본을 대상으로 할 때는 표본분산(s^2)이라고 하는데, [표 2-1]과 [표 2-2]의 자료를 통해 계산해 보면 모분산(σ^2)과 표본분산(s^2)은 다음과 같이 계산된다.

$$\text{모집단의 분산(모분산 } \sigma^2) = \frac{\Sigma(X-\mu)^2}{N} = \frac{54}{10} = 5.4$$

$$\text{표본의 분산(표본분산 } s^2) = \frac{\Sigma(x_i-\overline{x})^2}{n-1} = \frac{29.20}{5-1} = 7.3$$

[표준편차]

- 모집단의 표준편차(σ)= $\sqrt{\dfrac{\sum_{i=1}^{N}(X_i-\mu)^2}{N}}$
- 표본의 표준편차(s)= $\sqrt{\dfrac{\sum_{i=1}^{n}(x_i-\bar{x})^2}{n-1}}$
- 표준편차는 분산에 루트를 씌워 원래의 단위로 변환한 값
- 분산도를 나타내는 가장 대표적인 통계량으로 활용도가 매우 높다.

[표 2-1]과 [표 2-2]의 자료를 통해 계산해 보면 모집단의 표준편차(σ)은 약 2.32이고, 표본의 표준편차(s)은 약 2.70이 된다.

2.5 분포도(distribution chart)

분포도란 관측치들의 분표 모양에 대한 정보를 보여주는 통계량으로서 대표적으로 왜도와 첨도가 있다.

1) 왜도(skewnesss)

왜도란 관측치들의 분포가 좌우 대칭적인 분포인가 또는 좌우로 얼마나 치우친 분포인가를 나타내는 척도를 말한다. 즉 관측치들의 분포가 기울어진 정도와 방향을 나타낸다. 왜도가 0이면 분포의 형태가 좌우 대칭인 정규분포를 나타내며, 왜도가 0보다 크면, 분포의 꼬리가 오른쪽으로 치우쳐있고, 왜도가 0보다 적으면, 분포의 꼬리는 왼쪽으로 치우쳐 있다.

[왜도]

- $S_k = \dfrac{\sum_{i=1}^{n}(x_i-\bar{x})^3}{n} - \dfrac{3(M-Me)}{S}$ (M: 평균, Me: 중앙값, S: 표준편차)
- 왜도는 관측치들의 분포가 좌우 기울어진 방향과 정도를 나타내는 상태를 나타낸다.
- 왜도의 값이 0이면 좌우 대칭, 정(+)의 값이면 왼쪽으로 기울어져 있으며, 부(−)의 값이면 오른쪽으로 기울어져 있음을 의미한다.

2) 첨도(kurtosis)

첨도란 대칭형이든 비대칭형이든 관계없이 관측치들의 분포곡선이 얼마나 뾰족한가를 측정하는 척도를 말한다. 정규분포의 첨도는 3이며, 첨도가 3보다 크면 정규분포보다 더 뾰족한 모양의 봉우리를 갖으며, 첨도가 3보다 작으면 정규분포보다 낮은 모양의 봉우리를 갖는다.

[첨도]

- $K=\dfrac{m_4}{S^4}$ (m_4: 평균에 관한 4차 적률, S: 표준편차)
- 첨도는 관측치들의 분포가 얼마나 중심에 집중되어 있는가? 분포의 중심이 얼마나 뾰족한가를 측정하는 값

제2장 정리

01 다음의 용어들을 설명하시오.

- 질적자료와 양적자료
- 명목척도와 명목자료
- 등간척도와 등간자료
- 비율척도와 비율자료
- 기술통계학과 추론통계학
- 모집단과 표본
- 모수와 통계량
- 모평균과 표본평균
- 산술평균과 기하평균
- 조화평균과 최빈값
- 범위과 평균편차
- 사분위수
- 왜도와 첨도

02 모집단과 표본의 차이를 설명하라.

03 모수와 통계량은 어떻게 다른가?

04 통계적으로 자료의 종류는 어떤 것들이 있는가?

05 기술통계학과 추측통계학의 차이점을 설명하시오.

06 중심화 경향을 나타내는 중앙치들을 무엇인가?

07 중심화 경향을 나타내는 산포도는 무엇들이 있는가?

08 표본의 관측치 2, 4, 6, 7, 13, 20 등이 있을 때 다음을 구하라.

(1) 범위
(2) 산술평균
(3) 중앙값
(4) 최빈값

09 관측치가 다음과 같을 때 제1사분위수와 제3사분위수를 구하라.

3, 4, 6, 7, 8, 12, 12, 20, 23, 23, 30, 31, 34, 36, 40, 41, 41, 54

10 다음 표본자료의 관측치에 대한 범위, 산술평균, 평균편차, 표준편차, 분산 등을 구하라.

80, 85, 71, 66, 90, 86, 55, 69, 78

11 A병원에 응급환자가 도착하는 데 시간(분)을 조사한 결과가 모집단의 자료가 다음과 같다. 이 모집단의 자료를 이용하여 범위, 평균, 중앙값, 표준편차, 분산, 왜도, 첨도, 최솟값, 최빈값, 최댓값을 구하라.

1일	3일	5일	7일	9일	11일	13일	15일	17일	19일	21일	23일	25일	26일	28일	30일
90	91	89	90	110	30	66	90	90	96	93	60	73	87	84	80

제3장

확률변수와 확률분포

1. 확률(probability)

확률이란 어떤 사건이 일어날 것이지 아닌지가 확실하게 알 수 없을 때 그 사건이 일어날 확실성의 정도를 나타내는 척도를 말한다. 즉, 어떤 사건이 일어날 가능성을 말한다. 따라서 확률은 사건이 일어날 불확실한 상태에서 의사결정이나 판단을 하는 데 매우 유용하게 사용된다. 확률에는 수확적 확률(선험적 확률)과 통계적 확률(경험적 확률)이 있다.

1.1 수학적 확률(선험적 확률)

수학적 확률은 발생 할 수 있는 모든 경우의 수에 대한 그 일이 일어날 경우의 수의 비율로 나타낼 수 있다. 예를 들어 주사위의 각 면은 동일한 면을 갖고 있기 때문에 일어날 수 있는 모든 경우의 수는 1, 2, 3, 4, 5, 6으로 이고 그 중에 한 면이 나타나게 될 경우는 1이다. 따라서 주사위의 어떤 눈이 나올 확률은 1/6이 되는데, 이를 선험적 확률이라고도 한다. 발생할 수 있는 모든 경우의 수가 n가지이고, 어떤 특정한 사건 A가 일어나는 경우의 수가 a라면, 이 특정한 사건 A가 일어날 수 있는 확률 $P(A)$는 다음과 같다.

$$P(A) = \frac{a}{n}$$

1.2 통계적 확률(경험적 확률)

수학적 확률은 주사위나 동전과 같이 일어날 확률이 동일할 때 유용하게 적용되지만, 현실적인 상황에서는 적용하기가 어렵다. 예를 들면, 어떤 산에서 산불이 발생할 확률을 계산하는 경우에는 그 산의 총 산불발생 횟수 중에서 등산객의 부주의에 의한 산불발생 횟수를 계속해서 조사해야 한다. 이와 같이 동일한 조건하에서 반복시행하여, 시행 횟수에 대한 어떤 사건이 실제로 발생하는 횟수의 비율을 그 사건의 확률로 정하는 것을 통계적 확률 또는 경험적 확률이라고 한다.

이와 같이 동일한 상황에서 n회 반복시행하여 특정사건 A가 a번 나타나는 경우의 상대도수는 a/n이다. 이때 n을 크게 할 때 상대도수는 a/n가 일정한 극한치 p에 접근해 간다면, 사건 A가 일어날 확률은 다음과 같다.

$$P(A) = \lim_{n \to \infty} \frac{a}{n} = p$$

주사위 던지기나 동전 던지기와 같은 단순한 일이 아니라 사회 현상과 같은 복잡한 일을 다룰 때는 모든 경우의 수를 전부 살펴 볼 수 없기 때문에 표본을 조사하여 결론을 도출하거나 미래를 예측한다. 이런 경우 엄밀한 수학적 확률은 계산할 수 없기 때문에 경험적 확률을 도입할 수 밖에 없다. 그런데 베이즈 추론(Bayesian inference)은 통계적 추론의 한 방법으로, 사전 확률과 추가적인 정보를 통해 해당 대상의 사후 확률을 추론하는 방법인데, 실제 어떤 일이 무수히 반복되면 경험적 확률과 수학적 확률이 같은 값을 갖는다고 본다.

2. 확률변수(random variable)

확률변수는 아직 실제로 나타나지는 않았지만 나타날 가능성이 있는 모든 경우의 수에 해당하는 값을 가질 수 있다. 즉, 일정한 확률을 갖고 일어날 수 있는 경우를 수치를 나타내는 것을 말한다. 우리가 통계분석 할 때 모집단의 특성을 나타내는 모수를 추정하기 위해 사용하는 표본통계량도 확률변수이다. 모집단에서 추출한 각각의 표본에 대한 평균이나 분산이 다르기 때문이다. 일반적으로 확률변수는 대문자 X, Y으로 표시하지만, X, Y가 취하는 가능한 값은 소문자 x, y로 표시한다. 그리고 확률변수가 특정한 값의 범위 내에 존재할 확률을

$P(X=a)$, $P(a \le X \le b)$ 등으로 쓸 수 있다. 보통 확률변수 X가 가질 수 있는 값의 범위가 이산적인지(셀 수 있는지) 또는 연속적인지(셀 수 없는지)에 따라 이산확률변수(discrete random variable)와 연속확률변수(continuous random variable)로 구별한다.

2.1 이산확률변수와 연속확률변수

1) 이산확률변수(discrete random variable)

이산확률변수는 확률변수가 취하는 값이 셀 수 있고 정수와 같이 하나하나 나열할 수 있는 확률변수를 말한다. 예를 들면, 간호학과의 남학생수, 어떤 산부인과에서 하루에 태어나는 출생아의 수, 올해 어떤 과수농가의 복숭아생산량 등등이다.

2) 연속확률변수(continuous random variable)

연속확률변수는 일정한 구간내에서 무한정한 연속적인 값을 취하는 확률변수를 말한다. 예를 들면, 체중, 키, 온도, 주식의 수익률, 물건의 무게 등등이다.

2.2 확률변수의 기댓값과 분산

1) 기댓값

확률변수의 기댓값이란 실험을 수없이 반복할 때 그 확률변수가 갖는 장기적인 평균을 말한다. 확률변수의 기댓값을 구하는 공식은 다음과 같이 이산변수의 경우와 연속변수인 경우가 다르다.

[기대값]

확률변수 X의 확률함수가 $f(X)$일 때 변수 X의 기대값 $E(X)$ 또는 μ는 다음과 같다.

- X가 이산변수인 경우

$$E(X)=\mu=\sum XP(X)$$

- X가 연속변수인 경우

$$E(X)=\mu=\int Xf(X)dX$$

예를 들면, A병원의 응급실에서 간호사가 환자를 간호하는 확률분포가 다음과 같다고 할 때 간호사 5명이 간호하는 환자 수는 몇 명일까? 간호사가 응급환자를 간호하는 것은 매일매일 다르고 우연에 의존하기 때문에 확률변수이다.

X	$P(X)$
1	0.09
2	0.05
3	0.18
4	0.30
5	0.33

$E(X)=\sum XP(X)=(1\times 0.09)+(2\times 0.05)+(3\times 0.18)+(4\times 0.30)+(5\times 0.33)=3.58$명

A병원의 응급실에서 간호사가 수많은 날 동안 평균적으로 3.58명을 간호하고 있다는 것을 의미한다.

2) 분산

기댓값은 확률실험이 반복되는 경우에 확률변수가 취하는 값들의 평균을 나타내며, 분산(variance) 또는 표준편차(standard deviation)는 확률변수의 값들이 기댓값을 중심으로 얼마나 흩어져 있는가를 나타내는 산포도(dispersion)의 측정치이다. 분산과 표준편차의 공식은 다음과 같다.

[분산]

- X가 이산변수인 경우

$$Var(X)=\sigma^2=\sum[X-E(X)]^2P(X)=E(X^2)-[E(X)]^2$$

- X가 연속변수인 경우

$$Var(X)=\sigma^2=\int(X-\mu)^2f(X)dX$$

[표준편차]

- X가 이산변수인 경우

$$\sigma = \sqrt{Var(X)} = \sqrt{\sum[X-E(X)]^2 P(X)}$$

- X가 연속변수인 경우

$$\sigma = \sqrt{Var(X)}$$

[그림 3-1]은 기댓값이 동일하지만 분산이 서로 다른 두 개의 확률분포를 보여주고 있다. 분산과 표준편차가 크다는 것은 확률변수의 값들이 기댓값을 중심으로 더 많이 흩어져 있음을 의한다.

그림 3-1 분산과 분포의 모양

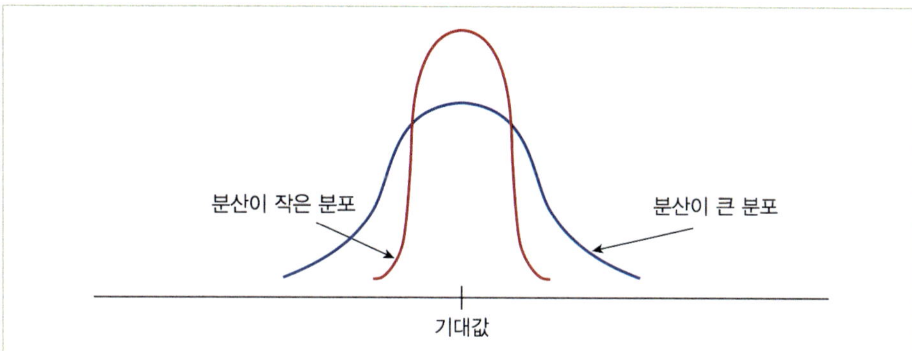

위의 예에서 분산(σ^2)과 표준편차(σ)를 구해보자.

X	$P(X)$	$X-E(X)$	$[X-E(X)]^2$	$[X-E(X)]^2P(X)$
1	0.09	−3.49	12.18	1.10
2	0.05	−3.53	12.46	0.63
3	0.18	−3.40	11.56	2.08
4	0.30	−3.28	10.76	3.23
5	0.33	−3.25	10.56	3.49
합계				10.58

$E(X) = 3.58$명

$Var(X) = \sigma^2 = 10.58$

$\sigma = 3.25$

2.3 확률변수의 공분산과 상관계수

일반적으로 두 확률변수 X와 Y가 있다고 할 때 두 변수들간의 연관성 및 강도를 측정할 필요가 있는데, 이에 대한 유용하게 사용되는 통계분석이 공분산과 상관계수이다.

1) 공분산(covariance)

종합병원의 환자 수(X)는 의료인의 수(Y)와 밀접한 관련이 있다고 본다. 이러한 두 변수 사이의 연관성을 밝히는 것은 통계적으로 필요한 일이다. 여기서 연관성이란 두 변수 간에 비례적인가 또는 반비례적인가를 밝히는 것이다. 두 변수의 관계가 1차 함수적인 직선으로 나타낼 수 있는 선형관계에 있다면, X가 상승하는 경향을 보일 때 Y도 상승하는 선형관계에 있다면 공분산 $[X-E(X)][Y-E(Y)]$의 값은 양수가 된다. 반대로 X가 상승하는 경향을 보일 때 Y가 하강하는 선형관계에 있다면 공분산 $[X-E(X)][Y-E(Y)]$의 값은 음수가 된다. 만약 두 변수 사이가 선형관계가 없고 독립적이라면, 공분산 $[X-E(X)][Y-E(Y)]$은 0이 된다. 두 변수 사이의 상호연관성을 측정하는 통계량이 공분산인데, 계산 공식은 다음과 같다.

[공분산]

모집단: $$Cov(X, Y) = \sigma_{XY} = \sum_{i=1}^{N}[X_i - E(X)][Y_j - E(Y)]P(X_i Y_j)$$
$$= E[[X-E(X)][Y-E(Y)]]$$
$$= E(XY) - E(X)E(Y)$$

$P(X_i Y_j)$: X의 i번째 결과와 Y의 j번째 결과의 발생확률

다음과 같은 확률변수 X(환자 수)와 Y(간호사)에 대한 공분산(선형관계)를 계산해보자.

X	Y	$P(X, Y)$	XY	$P(X, Y)XY$	$P(X, Y)X$	$P(X, Y)Y$
2	2	0.500	4	2.000	1.000	1.000
3	2	0.272	6	1.632	0.816	0.544
1	3	0.150	3	0.450	0.150	0.450
2	4	0.210	8	1.680	0.420	0.840
2	3	0.100	6	0.600	0.200	0.300
합계				$E(XY)=6.362$	$E(XY)=2.586$	$E(Y)=3.134$
$Cov(X, Y)=E(XY)-E(X)E(Y)=6.362-(2.586\times 3.134)=-1.687$						

위의 자료에 의하면 공분산은 음수의 값을 갖고 있다. 이는 환자 수와 간호사 수 간의 음의 관계를 갖고 있다는 것은 종합병원의 응급환자 수는 전적으로 간호사의 수에 의존하지 않음을 의미한다.

2) 상관계수(correlation coefficient)

공분산은 두 확률변수 X와 Y이 선형관계를 파악할 수 있지만, 두 변수 X와 Y의 측정단위에 따라 그 값이 달라지므로 두 변수 간의 연관관계의 강도를 나타내 주지는 못한다. 따라서 단위와 관계없이 두 변수 X와 Y 사이의 밀접한 강도를 측정하기 위해서는 X와 Y의 공분산을 X의 표준편차와 Y의 표준편차로 나누는데, 이 값을 X와 Y의 상관계수라고 하고 공식은 다음과 같다.

[모집단 상관계수]

$$\rho=\frac{Cov(X, Y)}{\sigma_X \sigma_Y} \quad (-1 \le \rho \le 1)$$

σ_X: 변수 X의 표준편차 σ_Y: 변수 Y의 표준편차

상관계수는 두 변수의 관계가 선형관계(직선관계)이고 완전한 비례관계이면 $+1$의 값을 갖게 되지만, 완전한 반비례관계이면 -1의 값을 갖게 된다. 따라서 상관계수는 1과 -1 사이의 값을 갖게 되는데, 상관계수가 1과 -1에 가까워질수록 두 변수는 밀접한 관계를 갖게 된다. 만일 상관계수의 값이 0이면, 두 변수 사이에는 아무런 관계가 없음을 의미한다.

3. 확률분포(probability distribution)

확률변수 X가 취할 수 있는 모든 값 x_i와 이들 값을 취할 확률 $P(x_i)$와의 대응관계를 확률변수 X의 확률분포라고 한다. 확률분포는 확률변수가 이산확률변수인가 연속확률변수인가에 따라서 이산확률분포(discrete probability distribution)와 연속확률분포(continuous probability distribution)로 나뉜다.

3.1 이산확률분포(discrete probability distribution)

확률변수 X가 0, 1, 2, 3, …이나 1, 3, 5, 7, … 등과 같이 하나씩 셀 수 있는 값을 취할 때는 이산확률변수라 하고 이산확률변수 X가 가지는 확률분포를 이산확률분포라 한다. 이산확률분포는 하나씩 셀 수 있으므로 이산확률분포표라는 '표'로 나타낼 수 있다. 이산확률분포를 함수의 식 형태로 나타내면 확률질량함수(Probability Mass Function)라 한다. 확률질량함수 $P(X=x)$는 X가 실수값 x를 취할 확률을 말한다.

예를 들면, 주사위 한 개를 던지는 실험에서 확률변수는 다음과 같은 수식으로 나타낼 수 있다.

$$P(X=x)=P(x)=\begin{cases} \dfrac{1}{6} & x=1,\ 2,\ \cdots,\ 6\text{일 때} \\ 0 & \text{이 밖의 경우에} \end{cases}$$

이의 확률함수는 다음 그림과 같이 그래프로 나타낼 수 있다.

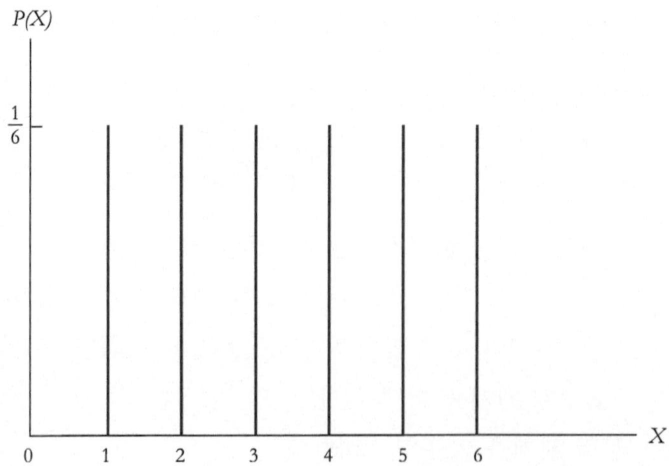

1) 이항분포(Binomial Distribution)

우리가 일상을 살아가는데 자주 두 개의 범주(category)로 나눌 때가 있다. 예를 들면, 어떤 질문에 대한 예 또는 아니오, 선거의 결과 당선과 낙선, 시험에서 합격과 불합격, 운동경기에 승리와 패배 등과 같이 두 결과로 나타나는 상황이 매우 많다. 이와 같이 둘 중에 하나만을 취하는 변수를 이항변수라고 한다. 다수의 범주가 가능한 경우에도 하나에만 관심이 있을 때 이항변수로 취급할 수 있다. 예를 들면, 5지 선다형 문제에서 맞으면 성공, 틀리면 실패로 주사위를 던져 1이 나오면 성공, 1 이외의 숫자가 나오면 실패로 구분할 수 있다. 그리고 연속적인 변수도 이항변수로의 변환이 가능하다. 키가 170cm보다 크면 ○, 170cm보나 작으면 ×로 구분할 수 있다. 이와 같이 각 시행에서 두 개의 가능한 나타나는 결과들 가운데 어떤 하나는 성공(success: S)이라 하고, 다른 하나는 실패(failure: F)라고 간주할 수 있는데, 이러한 실험의 관찰 또는 시행을 베르누이 시행(Bernouli trial)이라고 한다.

이항분포는 베르누이 시행(Bernouli trial)의 결과로부터 유도된 것으로 모든 결과가 성공 또는 실패, 사망 또는 생존, ○와 × 등과 같이 두 가지의 상호배타적인 사건 중의 하나가 발생하는 베르누이실험을 n회 독립적으로 시행했다고 하자. 이때 이항확률변수 X는 일련의 반복적인 n번 시행한 경우에 나타나는 성공횟수 또는 실패횟수를 의미한다. 이항확률변수의 값은 n번의 시행 중 성공의 수가 나올 확률을 나타내는 분포를 이항확률분포라고 한다. 이항분포를 따르는 확률변수의 어떤 가능한 값에 대응하는 확률은 구하는 방법은 이항확률함수를 이용하는 방법과 이미 만들어져 있는 부표에 있는 이항확률표를 이용하는 방법이 있다.

(1) 이항확률함수를 이용한 확률계산

[이항확률함수]

한 시행의 성공확률이 p이고 시행을 독립적으로 n번 반복할 때 성공횟수 x가 따르는 분포는 이항분포라고 말하며 그의 확률질량함수는 다음과 같다.

$$P(X=x) = C_x^n p^x q^{n-x}$$
$$= \frac{n!}{x!(n-x)!} p^x (1-p)^{n-x} \quad (x=0,\ 1,\ 2,\ \cdots,\ n)$$

X: 성공횟수를 의미하는 이항확률변수
x: 임의의 이항확률변수의 값을 의미하는 성공횟수
n: 시행횟수
p: 베르누이 시행의 성공확률

확률변수 X가 모수 n, p인 이항분포를 따를 때 $X \sim B(n,\ p)$로 표기한다.

n과 p를 모수로 갖는 이항확률변수 X의 확률과 이항분포의 모양은 시행횟수 n, 성공횟수 x, 각 시행에서의 성공확률 p를 알면 가능하다. 이항변수 X의 확률을 n번 시행하는 경우 x번 성공할 확률을 의미하므로 이를 계산하기 위해서는 x번 성공하고 $(n-x)$번 실패하는 경우의 확률을 먼저 산출한 다음 여기에 발생 가능한 총 경우 수를 곱하면 된다.

[이항확률변수의 기대값과 분산]

기대값: $\mu = E(X) = np$
분산: $\sigma^2 = Var(X) = np(1-p) = npq$
표준편차: $\sigma = \sqrt{npq}$

(2) 이항확률표를 이용한 확률계산

부표에 있는 이항확률표를 이용할 때에도 성공확률 p, 시행횟수 n, 성공횟수 x의 값이 필요하다. 부표에 있는 이항분률표를 보면, p는 표의 윗부분에 나열되어 있으며, n과 x는 표의 왼쪽편에 있다. 예를 들면, 성공확률 $p=0.4$일 때 시행횟수 $n=9$번 가운데 성공횟수 $x=5$가 될 확률은 가로축의 성공확률 0.4와 세로축의 9번 시행 성공횟수 5가 교차하는 0.1672가 된다.

(3) 이항확률분포의 실생활 적용

일상생활에 이항변수가 발생할 상황을 많은데 여기서는 몇 가지 예를 들면,

- 합격과 불합격: 100명의 학생이 간호사시험에서 합격할 확률 계산
- 품질관리: 제조업체에서 100개의 제품 중에서 불량품이 5개 나올 확률 계산
- 설문조사: 100명의 사람 중에서 특정 병원에 대해 긍정적인 의견을 가진 사람의 수 조사
- 게임과 도박: 주사위를 10번 던졌을 때, 특정 숫자가 3번 나올 확률 계산

2) 포아송분포(Poisson distribution)

포아송분포는 성공과 실패라는 두 상호배타적인 사상으로 이루어진 이항분포 $b(n,\ p)$와 같지만, 시행횟수 n을 한없이 크게 하는 경우에 확률을 계산할 때 적용된다는 점에서 이항분포와 다르다. 따라서 포아송 확률변수 X는 일정한 단위 시간(구간, 공간, 면적)에서 특정한 사상이 발생할 횟수를 의미하고, 이러한 포아송 확률변수 X가 취할 수 있는 무한한 값들과 이에 대응하는 확률로 이루어진 분포를 포아송분포라고 한다.

(1) 포아송 확률함수를 이용한 확률계산

[포아송 확률함수]

확률변수 X가 다음과 같은 확률함수를 가지면, 이는 포아송분포를 따른다.

$$P(X=x)=\frac{e^{-\lambda t}(\lambda t)^x}{x!}=\frac{e^{-\mu}\mu^x}{x!}$$

e =2.71828

x: 일정한 단위당 사상의 발생횟수

λ: 일정한 단위당 평균 발생횟수

t: 단위의 수

$\lambda t-\mu$: t(시간) 간격에서의 평균 발생횟수

기대값: $E(X)=\mu=\lambda t$

분산: $Var(X)=\sigma^2=\mu$

(2) 포아송확률분포를 이용한 확률계산

일정한 시간(구간, 면적, 공간)에 x번 확률을 포아송확률함수를 이용하여 구할 수 있지만, 부표에 미리 계산하여 작성된 포아송분포표를 이용하면 편리하다. 이때 x와 μ의 값만 알면 된다. 예를 들면, 어떤 종합병원 응급실에서 한시간당 평균 5회 전화가 걸려오는 포아송과정에서 어떤 한 시간에 3회 전화가 걸려올 확률은 부표에 있는 포아송분포표에서 가로축 $\mu=5$과 세로축 $x=3$이 교차하는 0.1404이다.

(3) 포아송확률분포의 실생활 적용

일상생활에 포아송 확률변수가 발생할 상황을 많은데 여기서는 몇 가지 예를 들면,

- 모병원의 응급실에 시간당 걸려오는 통화량
- 모병원에 도착하는 어떤 일간 환자의 수
- 119 교환대에 걸려오는 시간당 전화 수
- 새 자동차에서 발견되는 흠집의 수
- 올림픽에서 한국 선수가 획득할 금메달 수

3.2 연속확률분포(continuous probability distribution)

확률변수 X가 $0 \leq X \leq 3$과 같이 연속적인 값을 취할 때는 이를 연속확률변수라 하고 이러한 연속확률변수 X가 가지는 확률분포를 연속확률분포라 한다. 연속확률분포는 표가 아닌 함수식이나 그래프로 나타낼 수 있다. 연속확률분포를 식으로 나타낸 것을 확률밀도함수(Probability Density Function)라고 한다. [그림 3-2]에서 보는 바와 같이 연속확률분포에서의 확률은 확률밀도함수 $f(X)$와 X축 사이에 있는 어느 구간의 넓이로 구한다.

그림 3-2 확률밀도함수

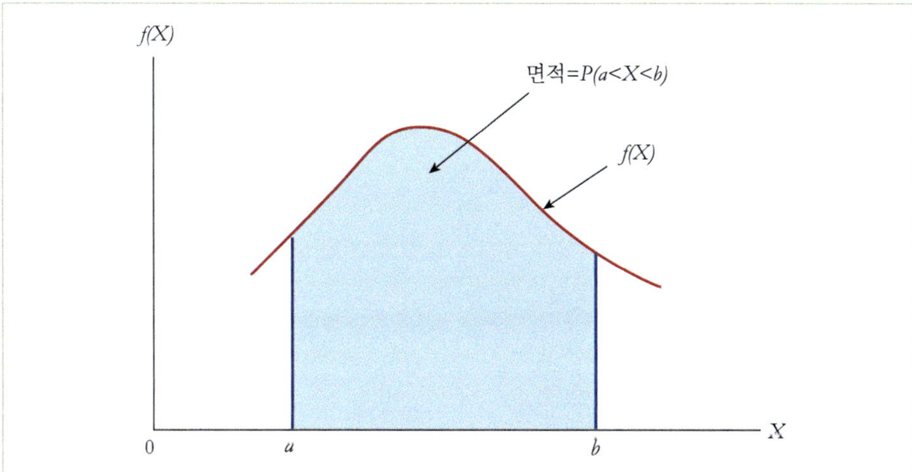

X축에서 임의의 두 실수 a와 b 사이의 구간에 속한 확률($P(a \leq X \leq b)$)는 색칠한 면적과 같다. 이 면적은 연속변수 X가 구간 a와 b 사이에 해당하는 확률(면적)은 확률밀도함수 $f(X)$를 다음과 같이 적분함으로써 구할 수 있다.

[확률밀도함수]

- 특정한 값 x가 발생할 확률 $P(X=x)=0$
- 모든 X에 대하여 $f(X) \geq 0$
- 모든 X에 대한 확률의 합$=1$

$$\int_{-\infty}^{\infty} f(X)dx = 1$$

1) 지수분포(exponential distribution)

포아송분포는 단위시간(면적, 공간, 구간)에서 발생하는 사상의 수에 대한 이산분포임에 반하여, 지수분포는 단위시간(면적, 공간, 구간)에서 연속하여 발생하는 연속분포이다. 다시 말하면, 단위시간 당 병원에 도착한 환자 수가 시간당 평균 여섯 명씩 포아송분포를 따른다면, 이는 두 도착 간의 시간간격은 평균 1/6으로 10분인 지수분포를 따른다. 즉 다음 시간이 일어날 때까지의 대기시간은 지수분포를 따른다고 할 수 있다.

(1) 지수확률함수

지수확률함수에서 T값이 커질수록 각 T값에 해당하는 확률은 지수적으로 감소한다. 그리고 지수분포는 지수확률함수 T의 값이 증가할 때 좌우하향하는 지수적으로 감소하는 곡선으로 나타난다.

[지수확률밀도함수]

$f(T) = \lambda e^{-\lambda t} \qquad t > 0,\ \lambda > 0$

그림 3-3 지수분포

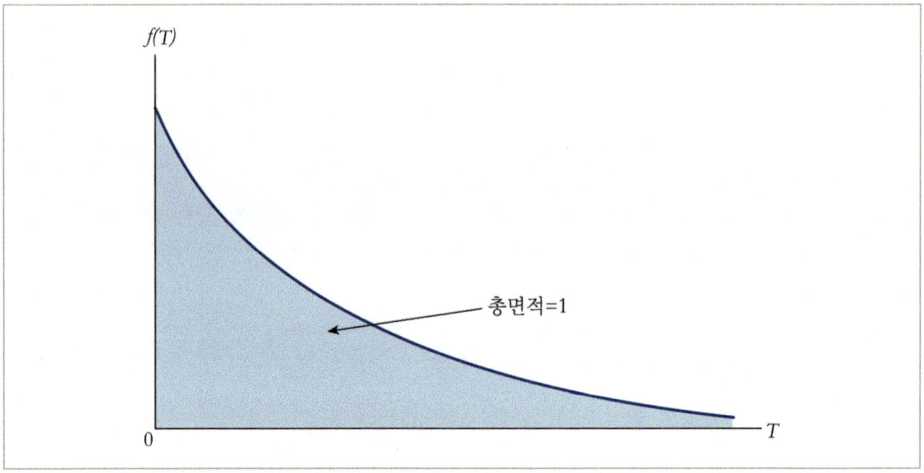

위의 지수분포는 오른쪽으로 긴 꼬리를 갖는 연속확률분포이다. 그리고 확률변수 T는 0부터 무한대의 값을 갖으며, 확률변수 T가 증가할수록 곡선 $f(T)$은 점차 감소하지만 T축에 닿지 않고 수렴한다.

그리고 지수확률함수의 평균과 분산은 다음과 같다.

[지수분포의 평균과 분산]

$$\mu = \frac{1}{\lambda}$$

$$\sigma^2 = \frac{1}{\lambda^2}$$

$$\sigma = \frac{1}{\lambda}$$

(2) 지수분포의 실생활 적용

일상생활에 지수확률변수가 발생할 상황을 많은데 여기서는 몇 가지 예를 들면,

- 병원에 도착하는 두 환자 사이의 시간
- 병원 응급실에 도착하는 두 응급환자 사이의 시간
- 병실에서 환자들이 간호사 Call bell을 누르는 사이의 시간
- 119에 걸려오는 전화 사이의 시간
- 기계 고장 사이의 시간

2) 정규분포

연속확률변수를 취하는 가장 중요하고 기준이 되는 확률분포는 정규분포(normal distribution)이다. 정규분포가 통계분석을 위한 분포들 중에 가장 중요한 이유는 첫째, 사회현상이나 자연현상의 실제응용에서 매우 폭넓게 사용되고 있다. 둘째, 여러 확률변수에 대한 분포는 수없이 반복했을 때 정규분포에 근사한 분포를 따른다. 셋째, 표본의 특성(평균, 분산)을 파악하여 궁극적으로 모집단의 특성(평균, 분산)을 통계적 추정할 때 정규분포가 기본이 되기 때문이다. 다시 말하면, 표본의 특성을 통해 모집단의 특성을 파악할 때 모집단은 정규분포를 따른다는 가정을 전제로 하고 있다.

(1) 정규분포의 확률밀도함수

[정규분포의 확률밀도함수]

$$f(X) = \frac{1}{\sqrt{2\pi\sigma^2}} e^{-(x-\mu)^2/2\sigma^2} \qquad -\infty < X < +\infty$$

$\pi = 3.1416$(상수)

$e = 2.7183$(상수)

μ =분포의 평균

σ =분포의 표준편차

(2) 정규분포의 특징

그림 3-4 정규분포의 형태

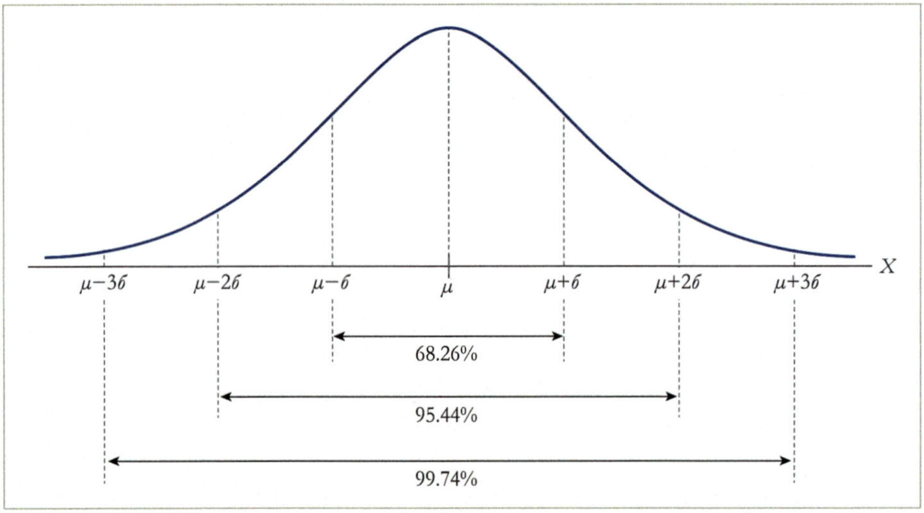

- 정규분포는 평균을 중심으로 종모양의 좌우대칭이다. 따라서 평균, 중앙치, 최빈치가 모두 같다.
- 정규분포의 모양과 위치는 분포의 평균과 표준편차에 의해 결정된다.
- 정규분포의 평균은 분포의 위치를 나타내며, 표준편차는 분포의 모양을 나타낸다.

- 정규분포곡선은 X축에 맞닿지 않기 때문에 확률변수 X의 범위는 $-\infty < X < +\infty$이다.
- 정규분포곡선 아래의 전체면적은 항상 1이다.
- 정규분포곡선은 측정단위에 따라 위치와 모양이 달라진다.

확률변수 X가 취할 수 있는 값의 범위는 $-\infty < X < +\infty$이지만, 관측치들의 68.26%는 $\mu \pm 1\sigma$, 93.44%는 $\mu \pm 2\sigma$, 그리고 99.74%은 $\mu \pm 3\sigma$ 안에 있다. 정규분포의 특성으로부터 정규확률변수의 평균과 분산이 주어지면, 하나의 정규분포곡선의 모양과 위치가 결정된다. 확률변수 X가 평균 μ와 분산 σ^2을 갖는 정규분포를 따르면, 이는 $X \sim N(\mu,\ \sigma^2)$으로 표기한다. μ와 σ의 특정한 값이 정해지면 확률밀도함수에 이들을 대입하여 이에 해당하는 성규곡선을 그릴 수 있다. 따라서 μ와 σ의 값에 따라 모양과 위치가 다른 다양한 정규곡선을 있을 수 있다.

3) 표준정규분포(standard normal distribution)

앞에서 설명한 정규분포곡선은 평균과 표준편차에 의해 모양과 위치가 결정되기 때문에 평균과 표준편차의 값에 따라 수많은 정규분포곡선이 그려질 수 있다. 이 때문에 평균과 표준편차의 값이 달라짐에 따라 이에 해당하는 각각의 정규분포의 확률밀도함수를 적분하여 특정한 구간에 해당하는 확률을 산출해야 하는 어려움이 있다. 이를 해소하기 위해 평균과 표준편차의 값이 일정하고, 측정단위에 구애받지 않는 표준정규분포가 필요하다.

표준정규분포란 모든 정규분포의 평균이 0이고, 표준편차가 1이 되도록 표준화시킨 정규분포를 말한다. 확률변수 Z가 평균$(\mu)=0$, 표준편차$(\sigma)=1$인 표준정규분포를 따를 때 Z분포라고 하며, $Z \sim N(0,\ 1)$로 표기한다.

그림 3-5 표준정규분포

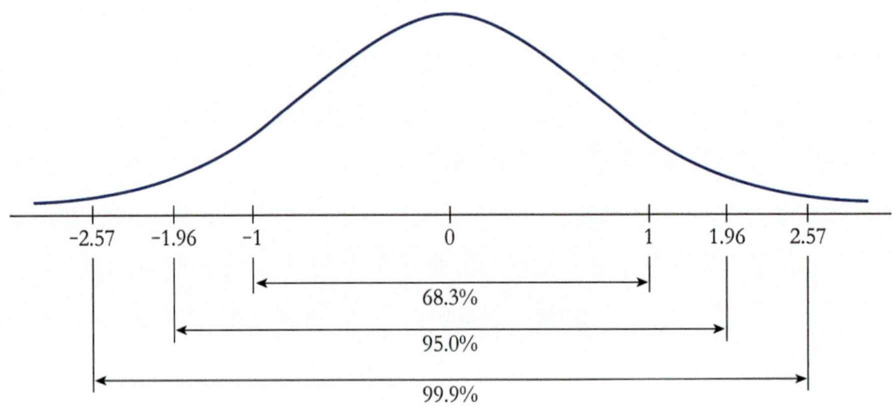

$P(-\sigma \leq Z \leq \sigma) = 0.683$
$P(-1.96 \leq Z \leq 1.96) = 0.95$
$P(-2\sigma \leq Z \leq 2\sigma) = 0.955$
$P(-2.575 \leq Z \leq 2.575) = 0.99$
$P(-3\sigma \leq Z \leq 3\sigma) = 0.997$

각각의 정규분포를 표준정규분포로 표준화한다는 것은 정규확률변수 X의 확률은 정규확률변수 X의 값을 다음의 Z값 공식을 이용하여 표준정규확률변수 Z의 값으로 전환시키는 것과 같다. 따라서 부표에 제시되어 있는 Z값을 계산하여 제시된 표준정규분포표에서 읽으면 된다.

(1) 표준정규분포의 확률밀도함수를 이용한 확률계산

[표준정규분포의 확률밀도함수]

$$Z = \frac{X - \mu}{\sigma}$$

(2) 표준정규분포표를 이용한 확률계산

부표에 제시된 표준정규분포표는 표준정규값인 Z까지의 왼쪽 면적, 즉 누적확률값을 의미한다. y축은 Z값의 정수와 소수점 첫째 자리를 의미하고, x축은 소수점 둘째 자리를 의미한다. 예를 들면, 표준정규분포표에서 $Z=1.55$일 때의

확률은 $Z=1.5$와 $Z=0.05$가 교차하는 0.939429인데, 이는 그래프의 빗금 친 면적에 해당한다. 표준정규분포는 평균 0을 중심으로 좌우대칭을 이루기 때문에 평균과 오른쪽 Z값 사이의 면적, 평균과 왼쪽 Z값 사이의 면적이 똑같다.

그림 3-6 표준정규곡선 밑의 면적

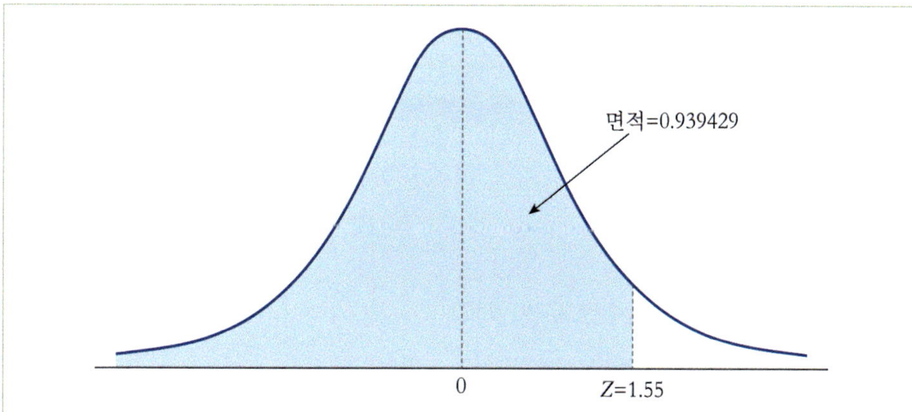

제3장 정리

01 다음의 용어들을 설명하시오.

- 확률
- 선험적 확률과 경험적 확률
- 확률변수
- 이산확률변수와 연속확률변수
- 확률분포
- 이산확률분포와 연속확률분포
- 공분산과 상관계수
- 이항확률함수와 이항화률분포
- 포아송 확률함수와 포아송 확률분포
- 지수확률함수와 지수확률분포
- 정규확률함수와 정규확률분포
- 표준확률함수와 표준확률분포

02 확률을 정의하고 확률함수란 무엇인가?

03 확률변수, 확률함수, 확률분포의 관계를 설명하라.

04 확률질량함수와 확률밀도함수는 어떻게 다른가?

05 베르누이 시행(Bernouli trial)이란 무엇인가?

06 이항분포의 특성을 설명하고 실생활에 활용되는 예를 들어보라.

07 포아송분포의 특성을 설명하고 실생활에 활용되는 예를 들어보라.

08 지수분포의 특성을 설명하고 실생활에 활용되는 예를 들어보라.

09 정규분포의 특성을 설명하라.

10 표준정규분포에 대해 간단히 설명하라.

11 X를 $\mu=20$, $\sigma=5$인 정규분포의 확률변수라고 할 때 다음을 구하라.

(1) $P(X \leq 15)$

(2) $P(10 \leq X \leq 15)$

(3) $P(X \geq 15)$

12 확률변수 X가 정규분포 $N(13,\ 8)$를 따를 때 다음 X값에 대한 Z값을 구하라.

(1) $X=10$

(2) $X=18$

(3) $X=25$

13 **확률변수 Z가 표준정규분포 $N(0,\ 1)$을 따를 때 다음 확률을 구하라.**

(1) $P(Z \geq 0.52)$

(2) $P(-0.52 \leq Z \leq 05.2)$

(3) $P(Z \leq 2.23)$

14 **감기에 걸렸을 때 일주일 내 회복될 확률이 50%라고 하자.**

(1) 감기 환자 10명 중에서 단 2명만 회복될 확률은 얼마인가?

(2) 적어도 1명만 회복될 확률은 얼마인가?

15 **어떤 병원의 내과에 근무하는 의사는 다음 주에 수술할 환자수와 그의 확률은 다음과 같다고 하자.**

수술환사수(X)	0	1	2	3	4
확률 $P(X)$	0.10	0.30	0.35	0.20	0.15

(1) 다음 주에 수술할 환자 수는 몇 명인가?

(2) 다음 주에 수술할 환자 수의 표준편차를 구하라.

(3) $P(2 \leq X \leq 4)$를 구하라.

(4) $Y = 2X + 2$라고 할 때 $E(X)$를 구하라.

16 **어떤 병원의 응급실에 입원한 하루 평균 환자는 3명이다. 어느 날 새 환자를 위해 마련한 4개의 침대수가 있다고 할 때 그 병원이 새 환자를 입원할 수 있는 확률을 계산하라.**

17 **이항분포에서 $n = 10$, $p = 0.5$일 때 $P(x \leq 4)$를 산출하라.**

18 **아항분포에서 $n = 80$, $p = 0.54$일 때 기댓값 μ와 표준편차 σ를 구하라.**

제4장

표본조사와 표본분포

1. 전수조사와 표본조사: 표본조사의 필요성

관찰 대상이 되는 집단의 전체(모집단)를 조사·관찰하는 것을 전수조사(complete survey) 또는 전체조사라고 한다. 국세조사(census)에서 우리나라 전체의 인구를 대상으로 성별, 연령별, 직업별 등으로 나누어 조사하는 것으로서 전수조사의 대표적인 예이다. 반면, 표본조사(sampling)란 집단의 전체(모집단)에서 일부를 추출하여 조사·관찰하는 것을 말한다. 집단의 전체 구성요소(사람, 사물, 식물)를 모집단(population)이라하고, 집단 전체 구성요소의 일부를 표본(sample)이라고 한다.

모집단에서 표본을 추출할 때 모집단의 특성을 잘 대표할 수 있는 표본을 추출해야 한다. 표본을 대상으로 통계적 특성(평균, 분산)을 파악하려는 목적은 모집단의 통계적 특성(평균, 분산)을 파악하려는 데 있다. 이러한 결과로 인한 표본오차(sampling error)가 발생할 수 있기 때문에 모집단의 규모가 작은 유한모집단인 경우는 가급적 모집단 전체의 전수조사를 통해 통계적 특성을 파악하는 것이 바람직하다. 하지만 집단의 구성요소(사람, 사물, 식물)가 수없이 많은 무한모집단의 경우는 진단 전체를 대상으로 통계적 특성을 파악한다는 것은 많은 시간과 비용이 소요되고 정확성이 떨어질 수 있다. 따라서 모집단에서 추출한 표본을 통해 통계적 특성을 파악하고, 이를 통한 모집단의 특성을 추정하는 것이 더 바람직할 수 있다.

[표본조사를 통한 통계적 특성의 파악에 유리한 점]

- 표본조사는 시간절약적이다.
- 표본조사는 비용절약적이다.
- 표본조사는 정확성에 더 효과적 일 수 있다.

표본오차(sampling error)는 표본의 특성(평균, 분산)과 모집단의 특성(평균, 분산)과의 차이를 말한다. 왜냐하면 특성치(평균, 분산)를 산출하는 표본은 많은 표본들 중의 하나일 뿐이다. 표본평균을 구하는 이유는 모평균을 추정하기 위해 구하는 데, 표본평균과 추정된 모평균의 차이가 표본오차라고 한다.

2. 표본의 추출방법

전체 집단(모집단)을 구성하고 있는 개체들에 번호를 부여하는 하는 것을 프레임(frame)이라고 한다. 예를 들면, 모집단의 구성원이 1,000명이면, 1부터 1,000번까지 번호를 부여하는 것이다. 연구 대상의 모집단이 결정되고, 집단내 구성원들의 프레임이 작성되면 연구자는 구체적으로 표본추출방법을 결정해야 한다. 표본을 추출하는 방법에는 크게 확률표본추출법과 비확률표본추출법이 있다.

2.1 확률표본추출법(probability sampling)

확률표본추출법은 모집단을 구성하는 모든 개체가 표본으로 추출될 기회가 동일하게 추출하는 방법인데, 임의표본추출법(random sampling)이라고도 한다. 또 확률표본추출법에는 단순무작위표본추출법, 군집표본추출법, 층별표본추출법, 체계적 표본추출법 등이 있다.

1) 단순무작위표본추출법(simple random sampling)

단순무작위표본추출법은 표본을 추출하는 방법들 중에 통계적으로 가장 중요하고 기초가 되는 추출방법이다. 여기서 무작위란 연구자의 주관적인 의도가 없이 표본을 추출하는 방법, 즉 표본을 구성하는 개체들이 통계적으로 동등한 확률로 추출되는 방법이다. 예를 들면, 모집단의 개체가 100개인 경우에 10개로 구성된 표본을 추출한다면, 첫 번째 이후 10번째 간격으로 추출한다.

2) 군집표본추출법(cluster sampling)

군집표본추출법은 모집단을 여러 개의 군집(cluster)으로 나누고, 각 군집으로부터 표본의 일부가 될 개체들을 추출하는 방법이다. 예를 들면, 전국의 간호사들의 직업만족도를 조사한다고 할 때 우리나라 각 지역 마다 무작위로 병원을 추출하고, 추출된 병원에서 무작위로 간호사를 필요한 규모만큼 추출하는 방법이다.

3) 층별표본추출법(stratified sampling)

층별표본추출법은 모집단을 직업, 부, 학력, 직업, 소득수준, 지역, 연령, 성별 등으로 구부하고, 각 그룹으로부터 표본을 단수무작위로 추출하여 전체 표본을 구성하는 방법이다.

4) 체계적 표본추출법(systematic sampling)

모집단에서 규칙적이고 무작위적으로 표본의 개체들을 추출하는 방법이다. 예를 들며, 간호학생들 1,000명인 모집단에서 100명으로 구성된 표본을 추출한다면, 첫 번째 표본 하나를 무작위로 추출하고, 그 다음부터는 10번째 간격으로 100명을 추출한다.

2.2 비확률표본추출법(nonprobability sampling)

무작위 방법과 같은 확률표본추출이 불가능하거나 비경제적일 경우에 연구자가 임의로 모집단과 비슷하다고 생각되는 성격의 표본을 추출하는 방법을 말한다. 연구자의 주관에 의해 표본이 선택되므로 표본오차를 포함하게 될 뿐만 아니라, 오차에 대한 분석이 불가능하게 된다. 비확률표본추출에는 편의표본표출법(convenience sampling)과 의도적 표본추출법(purposive sampling) 등으로 구분된다.

1) 편의표본추출법(convenience sampling)

편의표본추출법은 모집단의 특성을 잘 알고 있는 사람의 전문적인 지식과 편의에 의해 임의적으로 추출하는 방법이다. 따라서 표본오차가 클 수밖에 없기 때문에 시간이나 비용적인 측면에서 제약이 있는 경우에만 사용하는 방법이다.

2) 의도적 표본추출법(purposive sampling)

의도적 표본추출법은 모집단의 특성을 잘 아는 전문가가 모집단에서 표본의 개체들을 추출하는 방법이다. 이 방법 역시 표본의 특성을 통해 모집단의 특성을 파악할 때 표본오차가 발생할 소지가 많다.

[표본추출의 장단점]

- 확률표본추출은 일반적으로 통계학자들이 애용하는 방법이지만, 실사회에서 설문조사를 진행하는 일반적인 사람들에게는 비확률표본추출이 더 실질적인 방법일 수 있다.
- 비확률표본추출을 적절하게 사용한 경우, 진정한 확률표본추출로부터 기대되는 것에 비해 동일하거나 더 나은 질의 정보를 확보할 수 있다.
- 비확률표본추출을 통해 응답을 받는 것은 확률표본추출에 비해 통상적으로 더 빠르고 더 경제적일 수 있다.
- 비확률표본추출에 의해 제공되는 정보는 확률표본추출에 비해 의도적이고 편향적인 정보를 제공될 수 있다.

3. 표본분포

표본조사의 목적은 표본으로부터 얻는 표본통계량(sample statistic)에 의해 알지 못하는 모집단의 모수(parameter)을 추정하는데 있다. 이와 같이 표본평균 $\overline{X}$는 모평균 μ를, 표본표준편차 s는 모표준편차 σ를, 표본비율 $\hat{p}$는 모비율 p를 추정하는 데 이용된다.

모집단(N)으로부터 동일한 크기 n의 표본을 추출할 때 수없이 많은 표본들이 추출될 수 있는데, 각 표본의 통계량(평균, 분산)은 표본마다 다르고 모집단의 모수(평균, 분산)와 차이가 있게 된다. 이때 모평균과 표본평균의 차이 $(\overline{X}-\mu)$를 표본오차(sampling error)라고 한다. 그런데 일반적으로 모평균은 모르기 때문에 표본오차의 크기 역시 실제로 계산하기가 어렵다. 이러한 문제점을 해결하기 위해 표본분포이론이 필요하다.

한 모집단에서 수없이 많은 표본을 추출할 때 각 표본평균 $\overline{X}$들은 각각 다르기 때문에 확률변수이다. 표본평균 $\overline{X}$들의 확률분포를 평균 $\overline{X}$의 표본분포라고 하고, 다음과 같이 정의하고 있다.

- 표본분포란 어떤 모집단에서 추출한 동일한 크기 n으로 구성된 각각 표본들에서 얻는 표본통계량(평균, 분산, 비율)의 확률분포를 말한다. 표본분포에는 평균의 표본분포, 분산의 표본분포, 비율의 표본분포 등이 있다.

3.1 평균의 표본분포(sampling distribution of means)

1) 평균의 표본분포의 개념

한 모집단에서 수없이 많은 표본을 추출할 때 각 표본평균 $\overline{X}$들은 각각 다르기 때문에 확률변수이다. 이러한 확률변수인 평균 $\overline{X}$들의 확률분포를 평균의 확률분포라고 한다.

- 평균의 표본분포란 모집단이 평균 μ와 표준편차 σ를 갖는 정규분포를 할 때 모집단으로부터 동일한 크기 n의 표본을 수없이 추출하여 그들의 평균을 계산했을 때 이 표본평균들의 확률분포를 말한다. 이는 $\overline{X} \sim N(\mu,\ \sigma^2/n)$으로 표기한다.

2) 평균의 표본분포의 기댓값과 분산

평균 $\overline{X}$의 표본분포의 기댓값($\mu_{\overline{X}}$)과 분산($\sigma^2_{\overline{X}}$)을 계산하는 공식은 다음과 같다.

[평균의 표본분포의 기대값과 분산]

$$\mu_{\overline{X}} = E(\overline{X}) = \Sigma \overline{X}\, P(\overline{X})$$

$$\sigma^2_{\overline{X}} = \Sigma(\overline{X} - \mu_{\overline{X}})^2 P(\overline{X})$$

$$\sigma_{\overline{X}} = \sqrt{\Sigma(\overline{X} - \mu_{\overline{X}})^2 P(\overline{X})}$$

평균의 표본분포란 $\overline{X}$의 분포를 의미하며, 이는 또한 표본평균들의 모집단의 분포이고 이 분포의 평균은 ($\mu_{\overline{X}}$), 분산과 표준편차는 다음과 같다.

[평균의 표본분포의 평균과 표준편차]

평균의 표본분포의 평균은 모집단의 평균과 같다.

$$\mu_{\bar{x}} = \mu$$

평균의 표본분포의 표준편차는 모집단의 표준편차를 표본크기의 제곱근으로 나눈 것과 같다.

$$\sigma^2_{\bar{x}} = \frac{\sigma^2}{n}$$

$$\sigma_{\bar{x}} = \frac{\sigma}{\sqrt{n}}$$

3) 모집단의 분포와 표본평균의 분포의 관계

표본평균분포의 형태는 모집단의 분포형태에 따라 달라진다. 그러므로 표본평균분포의 형태가 모집단의 분포형태와 어떤 관계를 갖는지, 모집단이 정규분포를 하는지 아니면 비정규분포를 하는지를 살펴봐야 한다.

(1) 정규모집단과 표본평균의 분포

모집단이 정규분포를 하고 그 정규모집단에서 추출한 표본의 평균들의 분포는 표본의 크기 n에 관계없이 언제나 정규분포를 이룬다. 즉 모집단이 평균 μ, 분산 σ^2인 정규분포를 이룬다면, 이 정규모집단에서 추출한 표본의 크기 n인 표본평균 $(\overline{X})$는 평균 (μ), 분산$\left(\frac{\sigma^2}{n}\right)$인 정규분포를 이루는데, 이를 수식으로 나타내면 다음과 같다.

$$\overline{X} \sim N\left(\mu,\ \frac{\sigma^2}{n}\right)$$

또한 평균의 표본분포가 정규분포를 따르므로 표본평균 $\overline{X}$를 Z값으로 전환시키면 표본분포에서 표본평균 $\overline{X}$가 어떤 값을 가질 확률을 구할 수 있다. 정규확률변수 $\overline{X}$를 표본정규확률변수 Z로 전환하기 위해서는 다음의 공식을 이용한다.

$$Z = \frac{\overline{X} - \mu}{\sigma / \sqrt{n}}$$

위의 표본정규확률분포는 평균(μ)이 0이고, 분산(σ^2)이 1이다.

예를 들면, 어떤 대학의 간호학과 전체 학생들이 500명인데, 학생들의 체중은 평균이 60kg, 표준편차가 15kg의 정규분포를 이룬다고 하자. 지금 간호학과 전체 학생들 중에서 무작위로 추출된 100명에 대한 평균체중은 어떠한 분포를 하는가?

$$\mu_{\overline{X}} = \mu = 60$$

$$\sigma_{\overline{X}} = \frac{\sigma}{\sqrt{n}} = \frac{15}{\sqrt{100}} = 1.5$$

이것을 그림으로 나타내면, [그림 4－1]과 같다.

그림 4－1 정규모집단분포와 표본평균분포

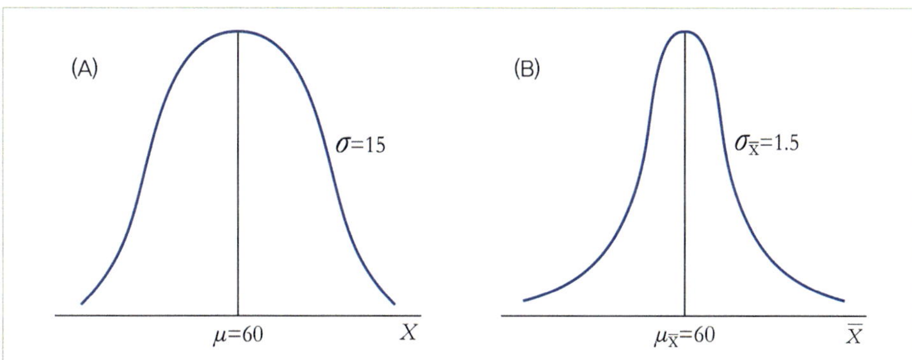

위의 내용으로부터 실제 연구 분석에 활용될 수 있는 정보를 얻을 수 있다. 표본의 특성(평균, 분산)을 파악하려는 궁극적인 이유는 모집단의 특성(평균, 분산)을 파악하기 위한 것이다. 따라서 모집단이 정규분포를 따른다면, 표본의 특성으로부터 모집단의 특성을 파악할 수 있다는 사실이다.

한편, 표본의 크기가 30보다 작고 모집단의 분산을 모르고 있는 경우에 모집단의 분산(σ^2) 대신 표본의 분산(s^2)을 사용하게 되는데, 이때 표본분포는 t분포를 이룬다고 가정한다. t분포는 정규분포처럼 종모양이지만 자유도(degree of freedom: df)에 의해 모양이 결정된다. t분포에서 자유도는 표본의 크기(n)에서 1을 뺀 $(n-1)$이 된다.

:: 그림 4-2 정규분포와 t분포

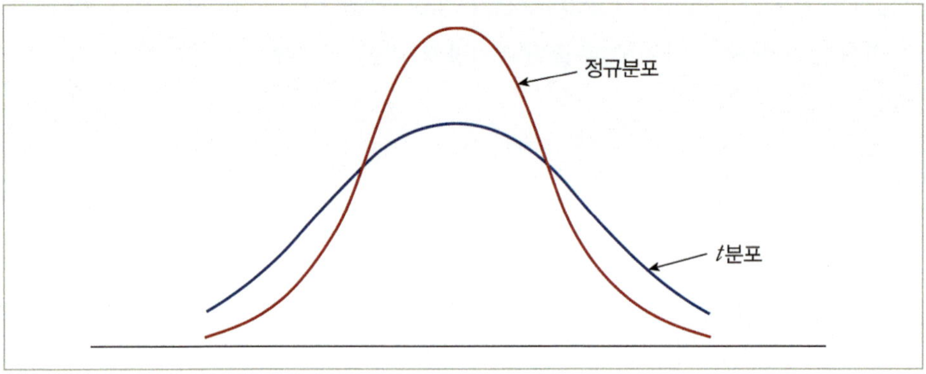

중심극한정리(central limit theorem)에 의하면 모집단에서 추출한 표본크기가 30 이상인 표본평균들의 분포는 모집단의 분포와 관계없이 정규분포에 근사하게 된다.

(2) 비정규모집단과 표본평균의 분포

실제로 사회현상이나 자연현상에서 존재하는 모집단은 정규분포를 이루는 경우는 드물고, 대부분 정규분포를 이루지 않는 것이 일반적이다. 예를 들면, 모집단이 3, 4, 5, 6, 7의 다섯 개의 숫자로 구성되는 모집단에서 각 숫자가 나올 확률은 1/5이고 [표 4-1]과 [그림 4-2]와 같이 균등분포를 하기 때문에 정규분포를 이루지 않는다. 이와 같이 모집단이 정규분포를 이루지 않는 경우에는 표본평균 $\overline{X}$의 분포가 반드시 정규분포를 이룬다고 할 수 없다.

표 4-1 모집단의 분포

X	$P(X)$
4	1/5
5	1/5
6	1/5
7	1/5
8	1/5
합 계	1.0

그림 4-2 모집단의 분포도

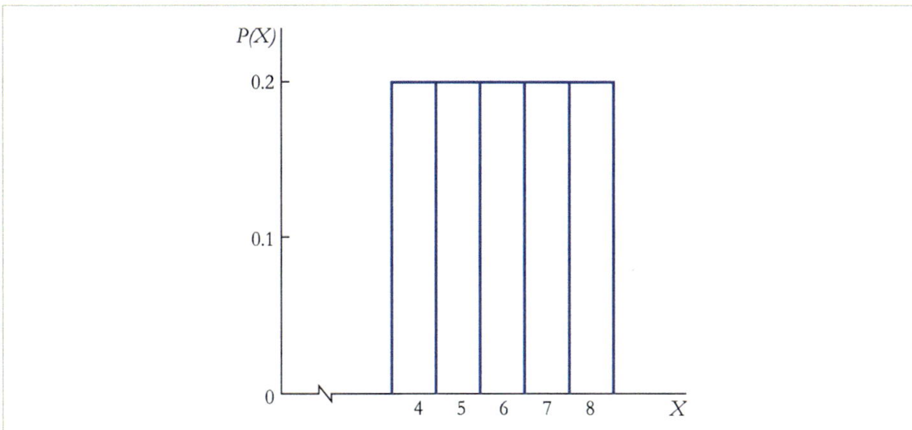

하지만 모집단의 분포형태에 관계없이 평균 μ, 분산 σ^2인 모집단에서 추출된 표본평균 $\overline{X}$는 표본의 크기 n이 커짐에 따라 평균이 μ, 분산 σ^2/n인 정규분포에 근접한다. 이것을 중심극한정리(central limit theorem)라고 한다. 대체로 표본의 크기가 30 이하이면, 모집단의 분포형태와 관계없이 표본평균들은 정규분포를 이룬다고 할 수 없다. 중심극한정리에 의해 모집단이 정규분포를 이루지 않는다고 해도, 표본의 크기 n이 30 이상이면 다음과 같이 나타낼 수 있다.

$$Z = \frac{\overline{X} - \mu}{\sigma / \sqrt{n}} \sim N(0,\ 1)$$

이로부터 연구자가 얻을 수 있는 정보는 설문조사를 위한 통계분석의 대상이 되는 표본의 수가 최소 30개 이상은 되어야 한다는 것이다. 또한 표본의 크기가 30개 이상이면, 모집단의 특성(평균, 분산)을 추정하는 데 정규분포의 이점을 활용할 수 있다.

3.2 분산의 표본분포

분산의 표본분포는 모집단에서 크기가 n인 가능한 모든 표본을 추출하여 각 표본의 분산들이 이루는 확률분포를 말한다. 이 확률분포는 모집단의 분산과 밀접한 관계가 있는데, 우리가 이미 학습하였듯이 모집단의 분산과 표본의 분산은 다음과 같다.

$$\sigma^2 = \frac{\sum_{i=1}^{N}(X_i - \mu)^2}{N}$$

$$S^2 = \frac{\sum_{i=1}^{n}(X_i - \overline{X})^2}{n-1}$$

표본분포가 필요한 이유는 연구자의 연구과정에서 모평균을 추정하는 것뿐만 아니라 모분산을 추정하고 판단하는 것 역시 필요할 때가 있기 때문이다. 예를 들면, 어떤 대학교의 간호학과에서 간호이론의 과목을 중간고사를 치렀을 때 평균성적뿐만 아니라 학생들의 각 개인의 성적이 평균성적으로부터 어느 정도 흩어진 정도(분산) 역시 대단히 중요한 정보이기 때문이다. 또한 어떤 병원에서는 제약회사로부터 공급받는 의약품의 효과가 변동이 없기를 바란다. 이와 같은 경우에 모평균보다 모분산이 더욱 중요하다. 이렇게 모분산에 관련된 정보가 필요한 경우에는 분산의 표본분포가 이를 충족시켜 줄 수 있다. 분산의 표본분포는 단일 모집단과 두 모집단의 두 가지 경우로 나누어서 살펴봐야 한다. 단일 모집단의 분산에 대한 표본분포를 설명하기 위해서는 χ^2(카이자승)분포(chi-squared distribution)를 이용하여 나타낼 수 있고, 두 모집단에 대한 분산의 표본분포는 F분포를 이용하여 나타낼 수 있다.

1) 단일 모집단의 경우

단일 모집단의 분산에 대한 표본분포를 설명하기 위해서는 χ^2(카이자승)분포에 대해 먼저 살펴봐야 한다. 서로 독립적인 표준정규분포를 갖는 변수 Z_i의 제곱을 합계한 변수는 새로운 변수가 되는데, 이를 χ^2(카이자승)이라고 할 때 이 새로운 변수는 χ^2(카이자승)분포를 한다고 알려져 있다.

$Z_i \sim N(0,\ 1)$일 때

$$Z_1^2 + Z_2^2 + Z_3^2 + \cdots Z_n^2 \sim \chi^2(n)$$

위 식에서 $N(0,\ 1)$은 평균이 0이고 분산이 1이 되는 정규분포를 의미하고 χ^2은 자유도가 n인 χ^2분포를 말한다. χ^2분포는 자유도 n의 크기에 따라서 그 모양이 달라지는데 그것을 그려보면, [그림 4−3]과 같다.

:: 그림 4-3 χ^2분포

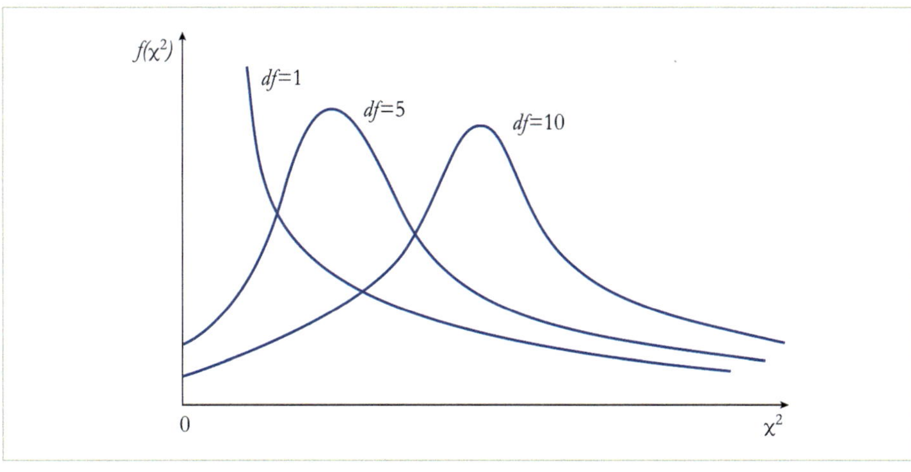

χ^2곡선 밑의 면적은 정규분포와 같이 1이지만, 정규분포와는 달리 좌우 대칭이 아니며 오른쪽으로 긴 꼬리를 갖는다. χ^2분포는 0 이상 오른쪽으로 무한대의 값을 가지며 자유도(df)에 따라 서로 다른 모양을 취하는데, 표본의 크기가 클수록 정규분포에 근접하는 특징을 갖는다. χ^2분포의 평균은 $1df$이고 분산은

$2df$ 이다.

이제 분산의 표본분포에 대해 알아보자. 모집단이 정규규분포를 하고, 그 평균이 μ, 분산 σ^2일 때 모집단으로부터 동일한 크기 n의 표본을 무작위로 반복하여 추출한 각 표본분산 S^2들은 확률분포를 따르게 된다. 이와 같은 표본분산 S^2은 자유도가 $(n-1)$인 χ^2분포를 따른다.

[χ^2분포]

평균 μ, 분산 σ^2인 정규분포를 따르는 모집단으로부터 크기 n의 표본을 반복하여 추출하고 각 표본에 대해 분산 S^2을 계산하였을 때 확률변수 χ^2은

$$\chi^2_{n-1} = \frac{(n-1)S^2}{\sigma^2}$$

[카이제곱분포의 특징]

- 카이제곱분포는 t분포와 같이 연속확률분포이며, 신뢰구간의 추정, 가설검증, 동질성 및 독립성의 검증 등에 사용하는 분포이다.
- 카이제곱분포는 단일모집단에 대한 분산의 분포를 추정하고 검증하는 데 많이 사용된다.
- 카이제곱분포는 음수값이 존재하지 않고 양수값만 있다.
- 카이제곱분포의 면적은 정규분포와 같이 1이지만 오른쪽 꼬리가 긴 비대칭 분포이다.
- 카이제곱분포는 자유도에 따라 모양이 달라지며 자유도가 클수록 대칭에 가까워진다.

2) 두 모집단의 경우

두 병원간의 소득에 대한 분포, 두 용광로의 온도에 대한 분산, 두 대학 간의 취업률에 대한 분산 등과 같이 두 모집단에 대한 분산에 대한 동일성을 파악하기 위해 F분포(F-distribution)를 이용한다. 따라서 두 모집단에 대한 분산의 표본분포를 설명하기 위해서는 먼저 F분포를 살펴봐야 한다.

모집단이 정규분포를 이루며 각각 σ_1^2, σ_2^2라는 분산을 갖는 두 개의 모집단에서 각각 n_1, n_2인 두 표본을 추출하여 표본분산을 계산하였다고 하자. 이 두 표본분산을 각각 S_1^2, S_2^2이라고 할 때 표본분산과 모분산의 비율로 이루어진 두 개의 χ^2비율(S_1^2/S_2^2)들의 표본분포는 분자의 자유도 (n_1-1)과 분모의 자

유도 $(n_2 - 1)$인 F분포를 따른다. 이 때 F분포는 두 개의 자유도를 갖는데, 두 개의 자유도의 결합으로 인해 무한히 많은 분포표를 갖을 수 있으나 본 교재의 부표에는 $\alpha = 0.05$와 $\alpha = 0.01$에 대한 F분포표를 수록하였다. F값은 F분포표에서 $\alpha = 0.05$, $\alpha = 0.01$에 한하여 df_1과 df_2를 알면 구할 수 있다. 여기서 $df_1 = (n_1 - 1)$이며 $df_2 = n_2 - 1$이다.

[F분포]

$$F_{n_1-1,\ n_2-1} = \frac{\dfrac{(n_1-1)S_1^{\,2}/\sigma_1^2}{n_1-1}}{\dfrac{(n_2-1)S_2^{\,2}/\sigma_2^2}{n_2-1}} = \frac{\dfrac{S_1^{\,2}}{\sigma_1^{\,2}}}{\dfrac{S_2^{\,2}}{\sigma_2^{\,2}}} = \frac{S_1^{\,2}}{S_2^{\,2}}$$

[그림 4-4]는 F분포의 모양을 보여주고 있다.

그림 4-4 F분포의 모양

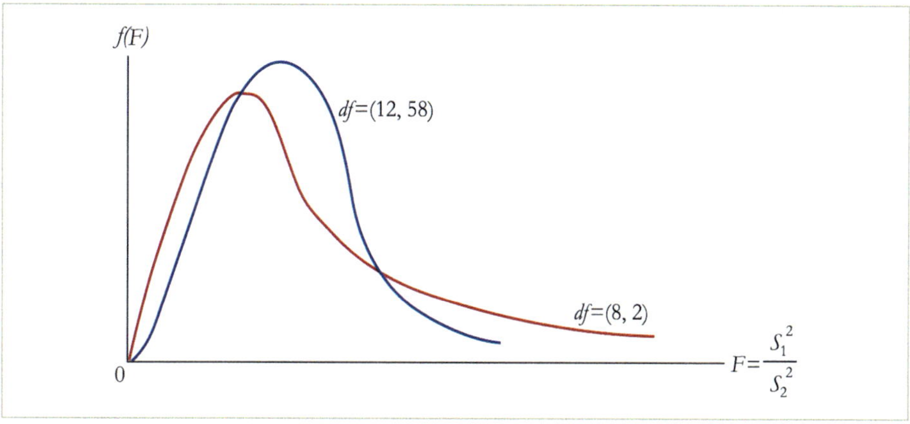

[F분포의 특징]

- F분포는 연속확률분포이며 표본분포로 두 집단의 분산을 비교할 때 사용하는 분포이다.
- F분포는 분산의 제곱한 값으로 이루어지고, 카이제곱(χ^2)분포와 같이 양수값만 존재하기 때문에 오른쪽 꼬리가 긴 비대칭 분포의 형태를 취한다.
- F분포는 분산분석과 회귀분석을 할 때 신뢰구간의 추정과 가설검증에 사용된다.
- F분포표에서 정해진 확률과 두 표본집단의 자유도에 따라 F값을 구할 수 있다.

3.3 비율의 표본분포

우리는 일상생활에서 일어날 수 있는 비율에 따라 의사결정을 하는 경우가 많다. 예를 들면, 고등학교 3학년 졸업생들의 간호학과 자원률, 각 정당의 지지율, 시장조사의 응답률 등은 비율과 관련된 내용이다. N개로 구성된 모집단으로부터 무작위로 표본을 추출하게 되면 성공횟수 X는 확률변수가 된다. 이는 그의 값이 표본마다 다르기 때문이다. 따라서 표본비율 역시 표본에 따라 서로 상이한 값을 갖게 된다. 이때 표본비율과 모비율의 차이를 표본오차라고 한다. 표본비율 $\hat{p}$는 다음과 같다.

$$\hat{p} = \frac{X}{n} = \frac{\text{표본에서의 성공 횟수}}{\text{표본크기}}$$

비율의 표본분포란 성공비율이 p인 모집단으로부터 동일한 크기 n의 표본을 임의적으로 추출하여 그들의 비율을 계산했을 때 이 표본비율 $\hat{p}$들의 확률분포를 말한다.

표본비율 $\hat{p}$이 모집단비율 p에 얼마나 근접한가를 결정하기 위해서는 비율에 대한 표본분포의 특성(평균, 표분편차(표준오차))을 구해야 한다.

[비율의 표본분포의 평균과 표준편차]

$$E(\hat{p}) = p$$

$$\sigma_{\hat{p}}^{\,2} = \frac{p(1-p)}{n}$$

$$\sigma_{\hat{p}} = \sqrt{\frac{p(1-p)}{n}}$$

한편 비율의 표본분포는 [그림 4-5]와 같다. 표본비율 $\hat{p}$의 표본분포는 표본크기 n이 증가할수록 중심극한정리에 의해 정규분포 $N\left(P, \frac{P(1-P)}{n}\right)$에 근접하게 된다.

그림 4-5 비율의 표본분포의 평균과 표준편차

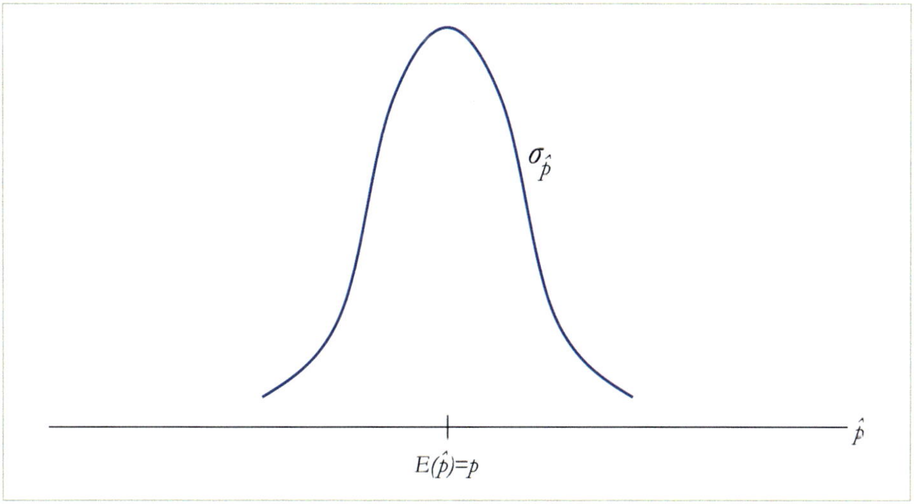

제4장 정리

01 다음의 용어들을 설명하시오.

- 전수조사와 표본조사
- 확률표본추출법과 비확률표본추출법과
- 단순무작위표본추출법
- 군집표본추출법
- 층별표본추출법
- 편의표본추출법
- 판단표본추출법
- 평균의 표본분포
- 표본오차
- 편균의 표본오차

02 표본조사를 실시하는 이유를 설명하라.

03 표본추출방법을 간단히 설명하라.

04 표본추출법의 장 · 단점을 설명하라.

05 표본분포를 설명하라.

06 중심극한정리를 설명하라.

07 어떤 대학의 간호학과 전체 학생들이 1,000명인데, 학생들의 체중은 평균이 65kg, 표준편차가 15kg의 정규분포를 이룬다고 하자. 지금 간호학과 전체 학생들 중에서 무작위로 추출된 25명에 대한 평균체중은 어떠한 분포를 하는가?

08 어떤 간호학과에서 작년의 3학년 상인간호학 성적의 표준편차가 10점이었다. 만약 올해 3학년을 대상으로 20명을 추출하여 조사한 표본의 표준편차가 8점보다 작을 확률을 구하라.

09 지난해 우리나라 간호학과를 입학한 학생들 중에서 간호학과의 입학 목적을 질문한 결과 학생들의 80%가 임상간호가 목적이었다고 대답하였다. 만약 이 추세가 지속된다고 가정할 때 올해 간호학의 신입생들을 100명 임의로 추출하여 간호학과 입학의 목적을 질문하였다.

(1) 100명 중에서 임상간호를 목적으로 입학한 학생들의 비율은 어느 정도인가?

(2) 이 비율의 표준편차는 얼마인가?

제5장

통계적 추정과 가설검증

1. 통계적 추정

모집단으로부터 추출한 표본에서 얻어진 표본의 통계량(표본평균, 표본분산, 표본비율)을 산출하는 가장 큰 목적은 모집단(전체집단)의 모수(모평균, 모분산, 모비율)를 추측하는데 있다. 표본의 통계량으로부터 모집단의 모수를 추정하는 데는 두 가지의 방법이 있다. 첫째, 표본의 통계량을 하나의 수치로 산출하고, 그 통계량을 통해 모집단의 모수를 추정하는 점추정(point estimation)이다. 둘째, 표본의 통계량을 통해 모수의 참값이 포함될 수 있는 어느 정도 신뢰할 수 있는 구간을 찾는 구간추정(interval estimation)이 있다.

1.1 점추정

모집단의 크기가 크지 않으면 모집단에 대해 직접 모집단의 모수(평균, 분산, 비율)를 구하면 된다. 하지만 모집단이 큰 경우는 모집단으로부터 직접 모수를 산출하기 위해서는 시간과 비용이 많이 소요되기 뿐만 아니라 오히려 대표성이 떨어지는 경우가 많다. 이 때문에 추출된 표본으로부터 얻게 된 표본통계량을 통해 모집단의 모수를 추정하게 된다.

표본의 통계량(표본평균, 표본분산, 표본비율)은 모집단의 모수(모평균, 모분산, 모비율)에 대한 점추정량(point estimator)인데, 점추정량이 가장 좋은 추정량일 때 가장 바람직하다.[1] 그리고 점추정량에서 특정한 값으로 산출되면 즉 평균소

---

1) 좋은 추정량이 되기 위한 조건은 첫째, 표본의 통계량이 모집단의 모수와 같을 때 그 추정량은 모수의 불편추정량이 된다. 둘째, 불편추정량 중에서 그의 분산이 작은 추정량을 효율추정량이라

득이 500만 원이라고 할 때 500만 원은 점추정치(point estimate)라고 한다. 이러한 점추정은 ① 모평균의 점추정, ② 모분산의 점추정, ③ 모비율의 점추정 등이 있다.

1.2 구간추정

표본을 대상으로 산출되는 점추정치는 표본오차 때문에 모수와 일치하기가 어렵다. 따라서 구간추정이 필요하게 되는 데, 구간추정은 모수가 포함되리라고 기대하는 구간을 설정하여 추정하는 방법이다. 점추정치를 중심으로 하한부터 상한까지의 구간을 신뢰구간(confidence interval)이라고 하는 데, 통계학적으로 신뢰구간은 모수가 어느 범위 안에 있는지를 확률적으로 보여주는 방법이다.

표본을 통해 산출된 신뢰구간에는 모수를 포함할 수 있고, 또는 어떤 신뢰구간에는 모수를 포함하지 않을 수도 있다. 모수의 참값이 신뢰구간에 포함될 확률을 신뢰수준(confidence level) 또는 신뢰도(degree of confidence)라고 한다.

[신뢰구간]

신뢰구간이란 통계적으로 모수가 포함될 것으로 기대하는 구간을 말한다.

[신뢰수준]

모수의 참값이 신뢰구간에 포함되어 있을 가능성(확률)을 말한다.

표본의 통계량과 모집단의 모수가 웬만큼 비슷하리라는 것 정도는 기대하지만, 얼마나 비슷할지는 잘 모른다. 모수에 대한 점추정치를 중심으로 하한과 상한으로 신뢰구간을 잡을 때 신뢰구간을 얼마만큼의 범위에서 정해야 할 것인가의 문제가 발생한다. 가장 우선적으로 생각할 것은 역시 신뢰구간은 좁으면 좁을수록 좋다는 것이다. 예를 들면, "우리나라 전체 간호학과 대학생들의 평균 키는 얼마일까?"라는 질문에 "일부 간호학과 학생들을 대상으로 한 표본의 평균이 170cm로 산출되었기 때문에 전체 간호학과 대학생들 키는 최소 100cm에서 최대 210cm이라고 대답할 수 있고, 또는 최소 169.5cm에서 최대 170.5cm이라

고 한다. 셋째, 표본의 크기가 클수록 표본에서 산출된 추정량은 모수에 근접하는 일치추정량이다.

고 대답할 수도 있을 것이다." 이러한 대답은 통계적으로 아무런 의미가 없다. 왜냐하면, 전자의 대답은 모수가 포함될 가능성을 매우 크지만 정확성이 매우 떨어지고, 후자의 대답은 정확성은 있지만, 모수가 포함될 가능성은 매우 적기 때문이다. 따라서 신뢰구간은 필요한 만큼 좁을수록 바람직하고, 그 정확성을 담보하는 한에서 넓을수록 바람직하다. 결국 신뢰구간의 범위는 구간 범위와 정확성 이 둘 사이의 오묘한 줄타기이자 타협의 결과이다. 그 기준은 신뢰구간은 좁게하고, 신뢰수준은 높게 해야 하는데, 대체로 신뢰구간은 점추정치에 표본오차를 더해 주고 빼주어 범위를 정하는 것이 일반적이다.

[신뢰구간의 범위]

신뢰구간의 범위 = 점추정치 ± 표준오차

1) 모집단 평균의 신뢰구간

표본평균 $\bar{x}$를 이용하여 모평균 μ의 신뢰구간을 범위를 정하기 위해서는 ① 모집단의 표준편차 σ, ② 표본의 크기 n, ③ 모집단의 정규분포 여부 등에 따라 달라진다.

(1) 모집단의 분산을 알고 있는 경우

평균이 μ, 분산이 σ^2인 정규분포를 이루는 모집단에서 표본의 크기가 n인 표본추출을 한다고 하자. 이때 표본평균 $\bar{x}$는 평균이 μ, 분산이 σ^2/n인 정규분포를 하게 된다. 따라서 $(\bar{x}-\mu)/(\sigma/\sqrt{n})$는 $N(0, 1)$인 표준정규분포를 하게 된다. [그림 5-1]의 표준정규분포에서 빗금친 부분의 면적을 $\alpha/2$로 하는 Z값을 각각 $Z_{\alpha/2}$, $-Z_{\alpha/2}$라 하면 $P(-Z_{\alpha/2} \leq Z \leq Z_{\alpha/2}) = 1-\alpha$라고 할 수 있다.

그림 5-1 면적이 $\alpha/2$인 $Z_{\alpha/2}$와 $-Z_{\alpha/2}$

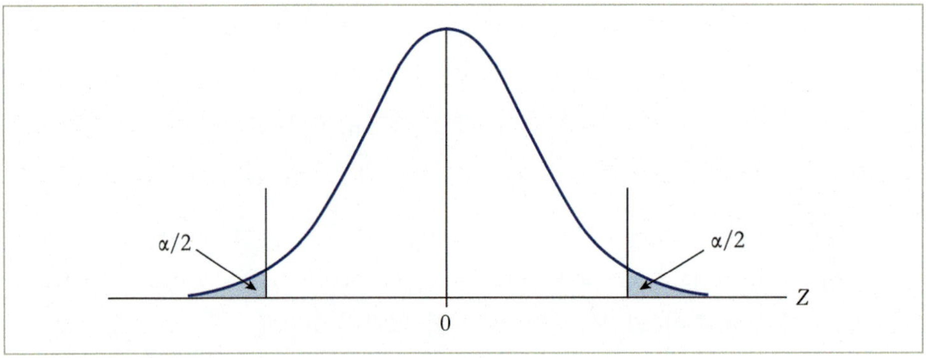

앞에서 $(\bar{x}-\mu)/(\sigma/\sqrt{n})$는 표준정규분포를 하므로 $Z=(\bar{x}-\mu)/(\sigma/\sqrt{n})$를 $P(-Z_{\alpha/2} \le Z \le Z_{\alpha/2})=1-\alpha$에 대입하여 μ에 관해 정리하면 다음의 식이 유도된다.

$$P(\bar{x}-Z_{\alpha/2}\frac{\sigma}{\sqrt{n}} \le \mu \le \bar{x}+Z_{\alpha/2}\frac{\sigma}{\sqrt{n}})=1-\alpha$$

따라서 모집단평균에 대한 $100(1-\alpha)\%$의 신뢰도를 갖는 신뢰구간은 다음과 같다.

[모집단평균에 대한 100(1−α)%의 신뢰구간(σ^2을 알 경우)]

$$\bar{x}-Z_{\alpha/2}\frac{\sigma}{\sqrt{n}} \le \mu \le \bar{x}+Z_{\alpha/2}\frac{\sigma}{\sqrt{n}}$$

신뢰도가 95%로 주어져 있을 경우의 $Z_{\alpha/2}$와 $-Z_{\alpha/2}$ 값은 [그림 5−2]에서와 같이 각각 1.96, −1.96이다(부표 Z분포표 참조).

그림 5-2 95% 신뢰도의 $Z_{\alpha/2}$와 $-Z_{\alpha/2}$의 값

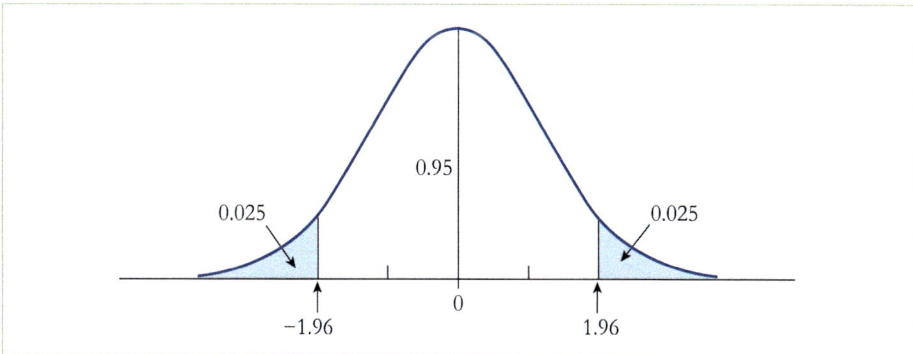

신뢰구간을 설정할 때 필요한 $Z_{\alpha/2}$값은 오차율 α 또는 신뢰수준 $(1-\alpha)$에 따라서 결정되는데, 이는 부표에 제시된 표준정규분포표에서 찾는다. 예를 들면 Z가 2.47보다 작을 확률은 맨 왼쪽 열에서 2.4와 맨 윗줄에서 0.07과 교차점의 값 0.99324가 된다. 일반적으로 자주 사용되는 신뢰수준과 $Z_{\alpha/2}$값은 [표 5-1]과 같다.

표 5-1 신뢰수준에 따른 $\pm Z_{\alpha/2}$값

오차율(α)	신뢰수준($1-\alpha$)	$\pm Z_{\alpha/2}$
10%	90%	±1.64
5%	95%	±1.96
1%	99%	±2.57

(2) 모집단의 분산을 알지 못하는 경우

모집단분산(σ^2)을 모르고 있는 경우에는 모집단분산에 대한 불편추정량인 표본분산(S^2)을 대신 사용할 수 있다. 단지 표본분산을 사용할 경우에는 $(\bar{x}-\mu)/(s/\sqrt{n})$가 $(n-1)$의 자유도를 갖는 t분포를 나타내게 된다.

따라서 모집단분산을 모르고 있는 경우에는 다음의 t통계량을 이용하여 모집단평균에 대한 신뢰구간을 추정하게 된다.

[t통계량]

$$t = \frac{\bar{x} - \mu}{s/\sqrt{n}}$$

t통계량을 이용한 신뢰구간의 추정은 앞에서 설명한 Z통계량을 이용한 신뢰구간의 추정과 거의 동일하며 그 과정은 다음과 같다.

[그림 5−3]의 t분포에서 빗금친 부분의 면적을 $\alpha/2$로 하는 t값을 각각 $t_{\alpha/2:n-1}$, $-t_{\alpha/2:n-1}$이라 하면, $P(-t_{\alpha/2:n-1} \le t \le t_{\alpha/2:n-1}) = 1-\alpha$라 할 수 있다.

그림 5–3 면적이 $\alpha/2 - t_{\alpha/2:n-1}$와 $t_{\alpha/2:n-1}$

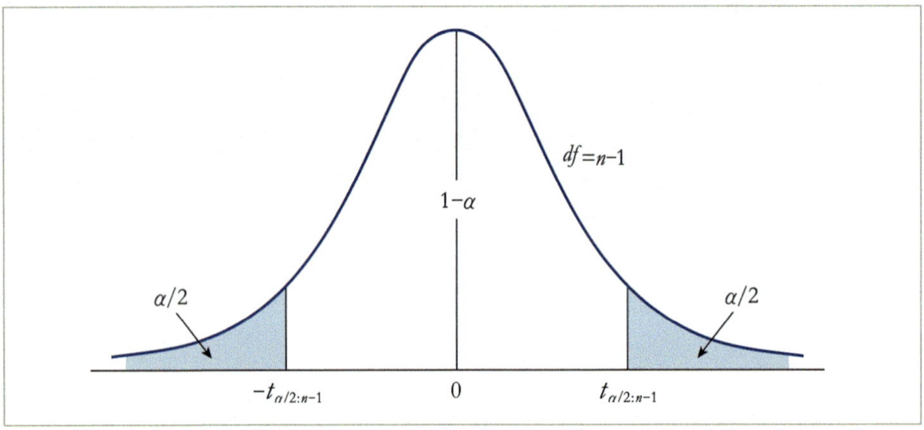

앞에서 설명한 바와 같이 $(\bar{x}-\mu)/(s/\sqrt{n})$는 t분포를 하므로 $t=(\bar{x}-\mu)/(s/\sqrt{n})$를 $P(-t_{\alpha/2:n-1} \le t \le t_{\alpha/2:n-1}) = 1-\alpha$에 대입하여 μ에 관해 정리하면 다음의 식이 유도된다.

$$P(\bar{x} - t_{\alpha/2:n-1})\frac{s}{\sqrt{n}} \le \mu \le \bar{x} + t_{\alpha/2:n-1} = \frac{s}{\sqrt{n}} = 1-\alpha$$

따라서 모집단 평균에 대한 $100(1-\alpha)\%$ 신뢰도를 갖는 신뢰구간은 다음과 같다.

[모집단평균에 대한 100$(1-\alpha)$%의 신뢰구간(σ^2을 모를 경우)]

$$\bar{x}-t_{\alpha/2:n-1}\frac{S}{\sqrt{n}} \le \mu \le \bar{x}+t_{\alpha/2:n-1}\frac{S}{\sqrt{n}}$$

[t분포와 Z분포의 관계]

t분포는 자유도가 증가할수록 정규분포에 근접하는 특성이 있다. 따라서 모집단의 분산을 모르는 경우에 모집단의 평균에 대한 신뢰구간을 추정할 때 표본의 크기가 대체로 30보다 크면, t분포 대신에 Z분포를 사용하여도 큰 차이가 없다.

2) 모집단 분산의 신뢰구간

모분산의 신뢰구간을 추정하기 위해서는 표본분산이 사용되는데, 평균 μ, 분산 σ^2인 정규분포를 따르는 모집단으로부터 동일한 크기의 n의 표본을 무작위로 추출한 후 각 표본에 대해 s^2들을 계산하면 표본분산 s^2들은 χ^2(카이자승)확률분포를 따르게 된다. 표본분산 s^2은 모분산 σ^2의 불편추정량이다. 표본분산 s^2, 표본크기, 그리고 신뢰도 등이 결정되면 정규분포를 하는 모집단의 분산 σ^2에 대한 100$(1-\alpha)$% 신뢰구간을 다음 공식을 이용하여 구할 수 있다.

[모분산 σ^2에 대한 100(1−α)% 신뢰구간]

$$P\left[\frac{(n-1)S^2}{\chi^2_{n-1,\,\frac{\alpha}{2}}} \le \sigma^2 \le \frac{(n-1)S^2}{\chi^2_{n-1,\,1-\frac{\alpha}{2}}}\right]=1-\alpha$$

$$S^2=\frac{\Sigma(X_i-\overline{X})^2}{n-1}$$

이를 그림으로 나타내면 [그림 5−4]와 같다.

:: 그림 5-4 χ^2분포의 신뢰구간

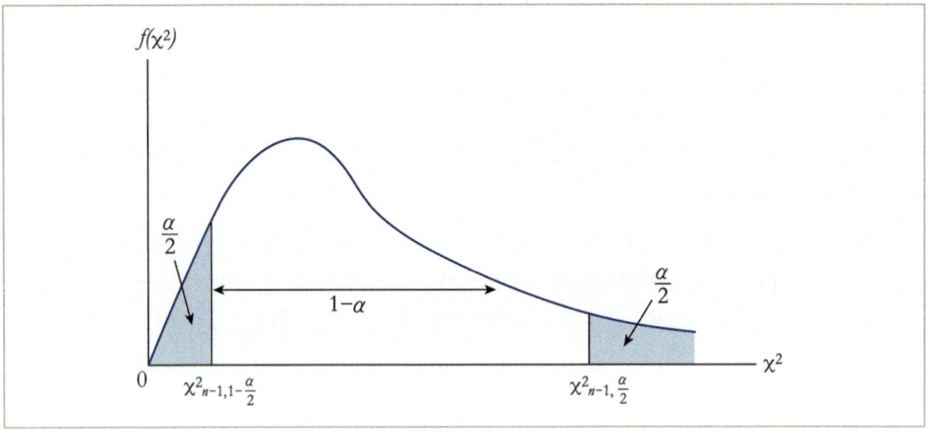

이러한 χ^2분포는 자유도에 따라 신뢰구간의 폭이 매번 달라지고 또한 좌우대칭이 아닌 특성 때문에 모집단 분산의 신뢰구간으로 자주 사용되지 않고 있다.

3) 모집단 비율의 신뢰구간

모집단의 비율이란 모집단에서 관심 있는 대상이 일어난 비율로서 우리는 일상생활에서 모집단에서 발생하는 비율을 알고 싶은 경우가 많이 있다. 예를 들면, 간호학회회장의 후보자에 대한 선거 전 지지율, 대통령(국회의원) 후보자에 대한 선거 전 지지율, 모든 무릎관절 환자들 중에 실제로 수술한 환자의 비율 등 모집단에서 관심대상이 상대적으로 발생할 비율을 알고 싶은 경우가 많다. 이러한 경우에 모집단에서 추출한 표본을 통해 표본비율을 계산하고, 추정을 통해 모집단비율의 신뢰구간을 찾게 된다.

모비율을 알고자 하는 경우 모집단 전체를 조사하지 않고 일부의 표본을 추출하여 **표본비율**을 통해 추정하게 된다. 모비율 p의 불편추정량은 표본비율 $\hat{p}$이다. 표본크기가 크면, 즉 $n\hat{p} \geq 5$, $n(1-\hat{p}) \geq 5$이면 표본비율 $\hat{p}$들은 **중심극한정리**에 의하여 정규표본분포에 근접한다는 것은 이미 배운 바와 같다.

표본비율 $\hat{p}$들의 표본분포의 평균과 표준편차는 다음과 같다.

[비율의 표본분포의 평균과 표준편차]

평균: $E(\hat{p}) = p$

표준편차: $\sigma_{\hat{p}} = \sqrt{\dfrac{p(1-p)}{n}}$

그러나 모비율 p를 모르는 경우에는 p 대신에 표본비율 $\hat{p}$를 사용하여 $\sigma_{\hat{p}}$의 추정량으로 $S_{\hat{p}}$를 다음과 같이 구한다.

$$S_{\hat{p}} = \frac{\sqrt{\hat{p}(1-\hat{p})}}{n}$$

그러므로 표본크기가 큰 경우에 확률변수 Z의 분포는 다음과 같은데, 이는 표준정규분포 $N(0,\ 1)$에 근접한다.

$$Z = \frac{\hat{p}-p}{\sqrt{\dfrac{\hat{p}(1-\hat{p})}{n}}}$$

비율의 표본분포는 이항분포이므로 표본크기 n이 클 때 중심극한정리에 의해 Z분포를 이용할 수 있다. Z통계량은 모비율의 신뢰구간을 구하는 데 이용된다.

[모비율 p에 대한 100(1−α)% 신뢰구간]

$$P\left(\hat{p} - Z_{\frac{\alpha}{2}}\sqrt{\frac{\hat{p}(1-\hat{p})}{n}} \le p \le \hat{p} + Z_{\frac{\alpha}{2}}\sqrt{\frac{\hat{p}(1-\hat{p})}{n}}\right) = 1-\alpha$$

2. 가설검증

2.1 가설검증의 개념

가설(hypothesis)이란 현실적인 상태에서는 증명하거나 검증하기 어려운 사물 및 현상에 관하여 예측하는 것이다. 다시 말하면, 가설이란 모집단의 특성(모수)에 대한 잠성적인 주장 또는 가정을 말한다. 가설은 어디까지나 예측이며 가정이므로 그 이후의 오랜 기간의 수많은 이론적인 논리와 실험적 검토를 통하여 논리적으로 반박되고 정설로 확정되지 못할 수도 있다.

통계적 가설검증은 모집단의 특성(모수)에 대해 가설을 설정하고, 모집단으로부터 추출한 표본의 특성(통계량)에 따라 모집단의 특성(모수)의 진위여부를 판정한다. 이러한 통계적 가설검증(hypothesis test)은 상호배타적인 가설, 즉 귀무가설(null hypothesis: H_0)과 이와 반대에 있는 대립가설(Alternative hypothesis: H_1)로 나타낸다.

[귀무가설]

모집단의 특성에 대해 옳다고 생각되는 잠정적인 주장을 말하고 H_0로 표기한다.

[대립가설]

귀무가설의 주장이 틀렸다고 제안하는 가설로서 귀무가설이 기각되면 채택되는 가설인데 H_1로 표기한다.

2.2 귀무가설과 대립가설의 설정

귀무가설은 과거의 경험, 지식, 연구의 결과 등을 통해 현재까지 인정되어온 것을 나타내고, 대립가설은 귀무가설을 부정함으로써 연구자가 주장하고자 하는 새로운 것을 나타내려는 것이다. 따라서 가설검증은 먼저 연구자가 가설의 내용을 통계적 가설로 바꾸어 줌으로써 가설검증(hypothesis test)이 시작된다. 예를 들면, 지금까지 우리나라 성인 여성의 평균신장(μ)이 165cm이라고 알려진 또는 인식되고 있다고 하자. 이러한 하나의 가설을 검증할 계획이라면, 귀무가설의 표기는 다음과 같다.

$$H_0 : \mu = 165$$

해당 귀무가설과 반대되는 대립가설은 다음 같이 3가지의 유형으로 나타낼 수 있다.

제1형: H_1: $\mu \neq 165$: 165cm보다 크거나 작을 거라는 예상과 주장(양측검증)

제2형: H_1: $\mu < 165$: 165cm보다 적어질 거라는 예상과 주장(우측검증)

제3형: H_1: $\mu > 165$: 165cm 보다 더 클 거라는 예상과 주장(좌측검증)

여기서 제1형은 양측검증(two tailed test), 제2형과 제3형은 단측검증(one-sided test)이라고 말한다. 단측검증에는 제2형인 좌측검증(lower tailed test)과 제3형인 우측검증(upper tailed test)이 있다. 양측검증은 가설검증에서 기각영역(rejection region)이 양쪽에 있는 것이고, 그러므로 유의수준 α도 양극단으로 갈라져 한쪽의 면적이 $\alpha/2$가 된다. 기각영역이 어느 한쪽에만 있게 되는 경우를 단측검증이라고 한다. α의 값은 연구자가 일반적으로 1%, 5%, 10% 등에서 결정한다. α의 값이 결정되면 $(1-\alpha)=\beta$의 값도 결정된다. $(1-\alpha)$는 신뢰계수(confidence coefficient)라고 하는데, 귀무가설 H_0가 사실인 경우 이를 기각하지 말아야 할 확률을 말한다. 이때 $(1-\alpha)\times 100\%$는 신뢰수준(confidence level)이 된다.

모집단의 특성을 나타내는 모수(평균, 분산, 비율)를 θ라 하고, 이 모수가 하나의 특정한 값 θ_0를 갖는다고 할 때 양측검증에서는 표본통계량이 특정한 값 θ_0와 근접한 값을 갖는다면 귀무가설을 기각할 수 없지만, 표본통계량이 특정한 값 θ_0보다 매우 크거나 적은 값을 갖으면 귀무가설을 기각하게 된다. 단측검증에서 좌측검증은 기각영역이 좌측 꼬리부분에 있기 때문에 표본통계량이 특정한 값 θ_0보다 현저하게 작으면 귀무가설을 기각하게 된다. 한편 양측검증은 기각영역이 우측 꼬리부분에 있기 때문에 표본통계량이 특정한 값 θ_0보다 현저하게 크면 귀무가설을 기각하게 된다.

:: 그림 5-5 가설의 형태에 따른 기각영역

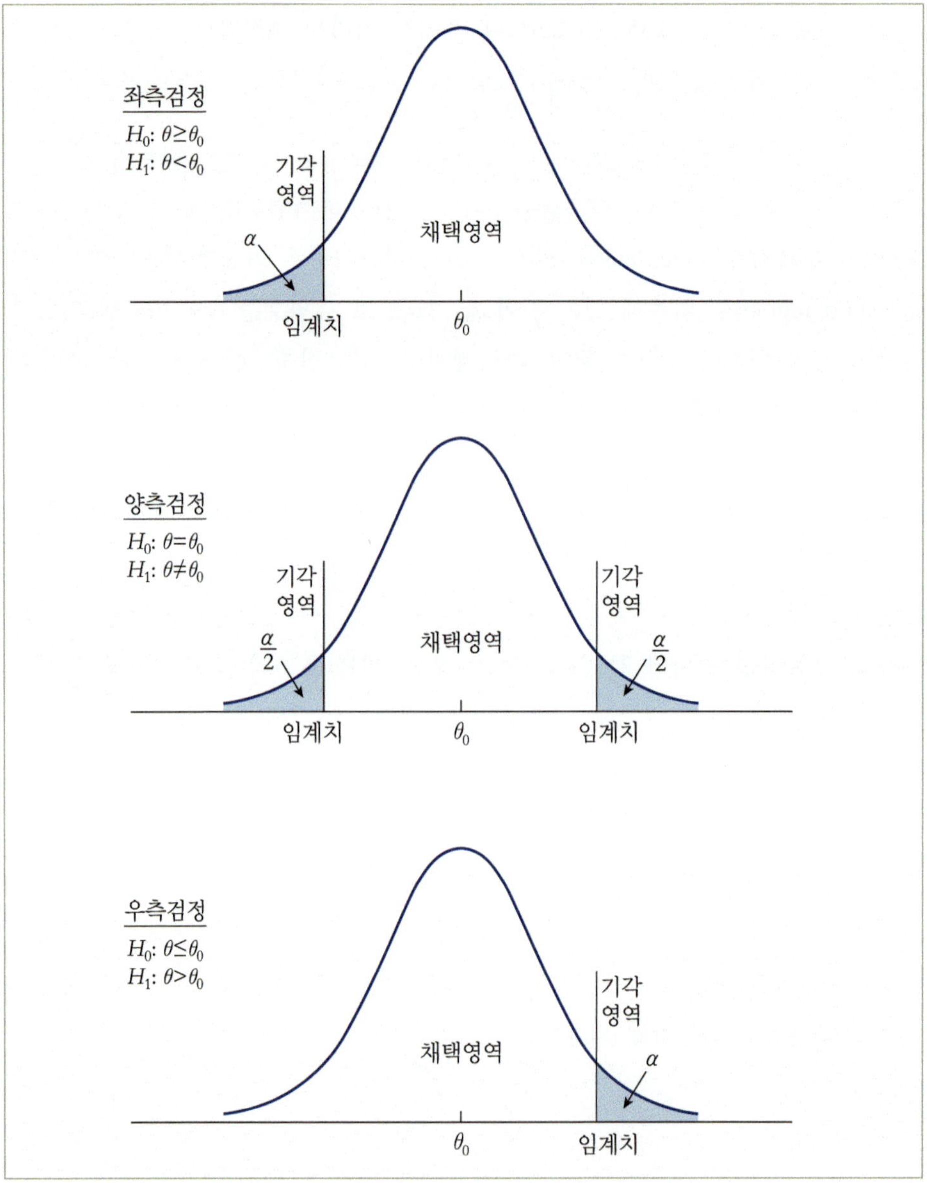

2.3 가설검증의 절차와 실례

1) 가설검증의 절차

① 귀무가설(H_0)과 대립가설(H_1)의 설정

② 유의수준(α)의 결정

③ 검증통계량의 선정 및 임계치의 결정

④ 검증통계량 계산 및 귀무가설 확인

⑤ 검증통계량가 임계치의 비교를 통한 통계적 의사결정

2) 가설검증의 실례

(1) 양측검증

우리나라 성인 여성 신장의 평균(μ)이 165cm라는 하나의 가설을 검증할 계획이다. 지금 100명의 여성들을 임의로 추출하여 조사한 결과, 그 표본평균이 160cm이고, 키의 표준편차 2cm의 정규분포를 따른다고 한다. 유의수준 5%에서 검증하라.

① 가설의 설정

H_0: $\mu = 165$

H_1: $\mu \neq 165$

② 유의수준 $\alpha = 0.05$

③ 표본의 크기가 30이상 충분히 크므로 가설검증에 사용되는 검증통계량은 Z 통계량과 임계치 및 기각영역의 결정: 검증통계량이 양측검증에서 자주 이용되는 유의수준과 그에 대한 임계치를 정리하면 [표 5-2]와 같다.

$$Z_{\alpha/2} = Z_{0.025} = 1.96, \qquad -Z_{\alpha/2} = -Z_{0.025} = -1.96$$

표 5-2 양측검증의 유의수준과 임계치

유의수준	임계치
0.10	± 1.645
0.05	± 1.96
0.01	± 2.58

채택영역: $-1.96 \leq Z \leq 1.96$

기각영역: $Z < -1.96$ 또는 $Z > 1.96$

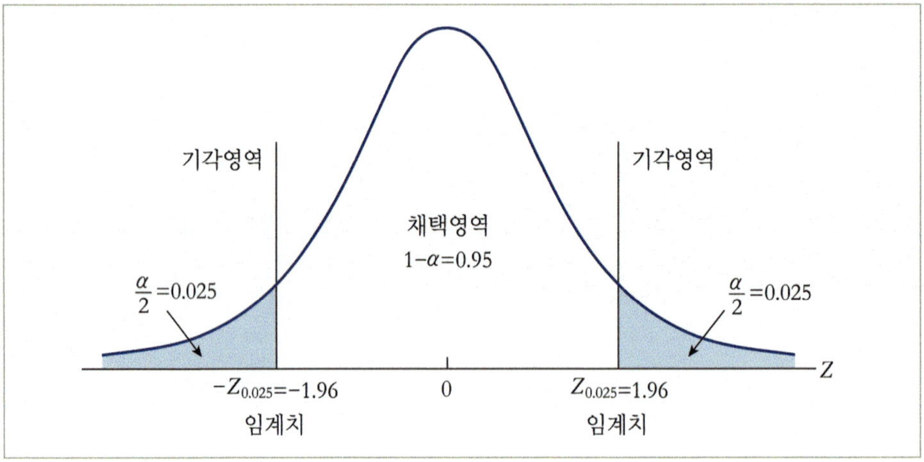

④ 검증통계량의 계산

표본평균$(\overline{x})=160$

$$Z_c = \frac{X-\mu}{\sigma/\sqrt{n}} = \frac{160-165}{2/\sqrt{100}} = -25$$

⑤ 통계적 의사결정

$Z_c = -25 < -Z_{0.025} = -1.96$이므로 H_0를 기각할 수 있다. 따라서 우리나라 성인 여성 신장의 평균(μ)이 165cm이라고 할 수 없다.

(2) 우측검증

현재 우리나라 성인 여성 신장의 평균(μ)이 165cm이라고 일반적으로 인식하고 있다고 하자. 하지만 일부 사람들은 과학 및 의료기술의 발달과 경제성장으로 인해 165cm보다 클 거라고 주장하고 있다. 이를 검증하기 위해 100명의 여성들을 임의로 추출하여 조사한 결과, 그 표본평균이 160cm이고, 키의 표준편차 2cm의 정규분포를 따른다고 한다. 유의수준 5%에서 모평균의 신장이 165cm보다 크다는 주장을 검증하라.

① 가설의 설정

$H_0 : \mu = 165$

$H_1 : \mu > 165$

② 유의수준 $\alpha = 0.05$

③ 표본의 크기가 30이상 충분히 크므로 가설검증에 사용되는 검증통계량은 Z 통계량이며, 유의수준 $\alpha = 0.05$에 해당하는 임계치 및 기각영역을 결정한다.

검증통계량이 단측검증(우측검증)에서 자수 이용되는 유의수준과 그에 대한 임계치를 정리하면 [표 5-3]과 같다.

$$Z_\alpha = Z_{0.05} = 1.645$$

표 5-3 단측검증(우측검증, 좌측검증)의 유의수준과 임계치

유의수준	임계치
0.10	± 1.28
0.05	± 1.645
0.01	± 2.33

채택역: $Z \le 1.645$

기각역: $Z > 1.645$

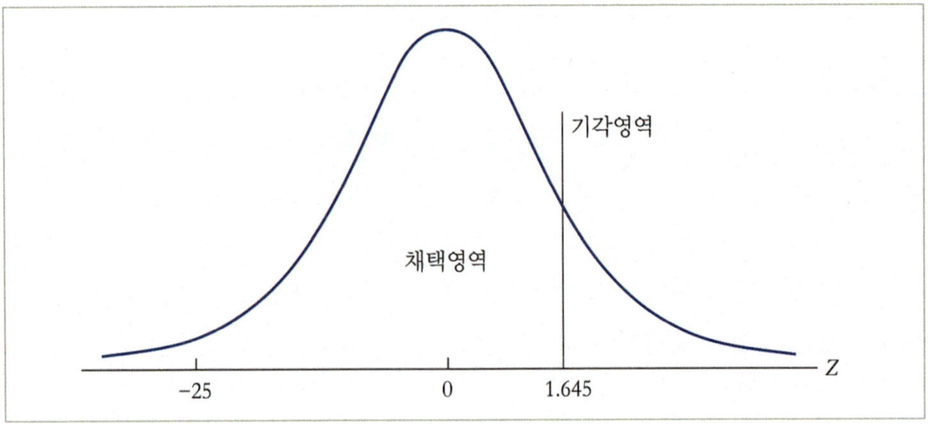

④ 검증통계량의 계산

표본평균($\bar{x}$)=160

$$Z_c = \frac{X-\mu}{\sigma/\sqrt{n}} = \frac{160-165}{2/\sqrt{100}} = -25$$

⑤ 통계적 의사결정

$Z_c = -25 < -Z_{0.05} = 1.645$이므로 H_0를 기각할 수 없다. 즉 H_0가 채택된다. 따라서 우리나라 성인 여성 신장의 평균(μ)이 165cm이라고 할 수 있다.

(3) 좌측검증

현재 우리나라 성인 여성 신장의 평균(μ)이 165cm이라고 일반적으로 인식하고 있다고 하자. 하지만 일부 사람들은 165cm보다 적을 거라고 주장하고 있다. 이를 검증하기 위해 100명의 여성들을 임의로 추출하여 조사한 결과, 그 표본평균이 160cm이고, 키의 표준편차 2cm의 정규분포를 따른다고 한다. 유의수준 5%에서 모평균의 신장이 165cm보다 적다는 주장을 검증하라.

① 가설의 설정

$H_0 : \mu = 165$

$H_1 : \mu < 165$

② 유의수준 $\alpha = 0.05$

③ 표본의 크기가 30이상 충분히 크므로 가설검증에 사용되는 검증통계량은 Z 통계량이며, 유의수준 $\alpha = 0.05$에 해당하는 임계치 및 기각영역을 결정한다.

검증통계량이 단측검증(우측검증)에서 자주 이용되는 유의수준과 그에 대한 임계치를 정리하면 [표 5−4]와 같다.

$$Z_{\alpha} = Z_{0.05} = -1.645$$

표 5−4 단측검증(우측검증, 좌측검증)의 유의수준과 임계치

유의수준	임계치
0.10	± 1.28
0.05	± 1.645
0.01	± 2.33

채택역: $Z \leq 1.645$

기각역: $Z > 1.645$

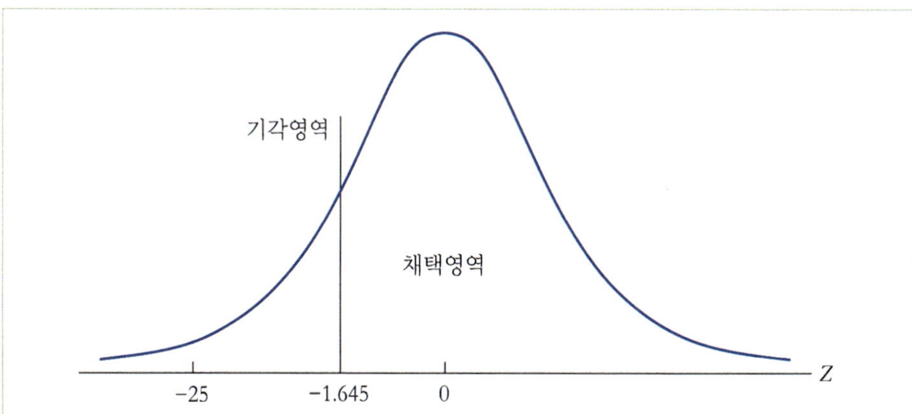

④ 검증통계량의 계산

표본평균$(\bar{x}) = 160$

$$Z_c = \frac{X - \mu}{\sigma / \sqrt{n}} = \frac{160 - 165}{2 / \sqrt{100}} = -25$$

⑤ 통계적 의사결정

$Z_c = -25 < -Z_{0.05} = -1.645$이므로 귀무가설 H_0를 기각한다. 따라서 우리나라 성인 여성 신장의 평균(μ)이 165cm이라고 할 수 없다.

2.4 가설검증의 주요 대상

통계학적인 가설검증의 주요대상은 다음과 같다.

1. 모집단 평균에 대한 가설검증

1) 모집단의 분산(σ^2)을 알고 있는 경우의 가설검증
  (1) 양측검증
  (2) 단측검증(우측검증, 좌측검증)

2) 모집단의 분산(σ^2)을 알고 있지 못한 경우의 가설검증
  (1) 대표본의 검증
  (2) 소표본의 검증
    ① 양측검증
    ② 단측검증(우측검증, 좌측검증)

2. 모집단 분산에 대한 가설검증

  (1) 양측검증
  (2) 단측검증(우측검증, 좌측검증)

3. 모집단 비율에 대한 가설검증

  (1) 양측검증
  (2) 단측검증(우측검증, 좌측검증)

2.5 가설검증의 오류

가설검증에서는 모집단에서 추출된 표본의 통계량을 통해 모집단의 모수들을 추정하기 때문에 오류가 발생할 가능성이 언제나 따르게 된다. 표본오차로 인해 실제로 참인 것을 기각하거나 실제로 거짓인 것을 참으로 받아들이는 오류를 범하게 된다. 가설검증과 관련된 오류는 두 가지가 있는데, 귀무가설 H_0가 실제로 사실임에도 불구하고 허위라고 결론을 내릴 오류를 제1종 오류(type I error)라 하고 α로 표시한다. 이러한 오류를 범할 확률을 통계적 검증의 유의수

준(significance level)이라고 한다. 이러한 유의수준은 통계적인 가설검증에서 사용되는 기준값이다. 일반적으로 유의수준은 α로 표시하고 95%의 신뢰도를 기준으로 한다면 (1−0.95)인 0.05값이 유의수준 값이 된다. 그리고 귀무가설 H_0가 허위임에도 불구하고 기각하지 못하는 오류를 제Ⅱ종 오류(type Ⅱ error)라고 하고 β로 표시한다.

제1종 오류: 귀무가설 H_0가 참 일때, 귀무가설을 기각하고 대립가설을 채택하는 오류
제2종 오류: 귀무가설 H_0가 참이 아닐 때(대립가설이 참일 때), 귀무가설을 채택하고 대립가설을 기각하는 오류

가설검증에서 발생할 수 있는 두 가지 오류를 요약하면, [표 5−5]와 같다. 가설검증에서 의사결정을 하는 경우는 네 가지로 구분된다. ① 귀무가설이 사실인데 채택하는 경우와 ② 귀무가설이 사실이 아닌데 기각하는 경우는 올바른 의사결정이다. 그리고 ③ 귀무가설이 사실인데 기각하는 경우와 ④ 귀무가설이 사실이 아닌데도 채택하는 두 가지의 경우는 잘못된 의사결정(오류)으로서 귀무가설이 사실인데 기각하는 경우를 제1종 오류, 귀무가설이 사실이 아닌데도 채택하는 경우를 제2종 오류라고 한다.

표 5−5 제1종 오류와 제2종 오류

모집단의 상태 / 통계적 의사결정	H_0가 사실	H_0가 사실이 아님 H_1이 사실
H_0를 채택	올바른 결정(확률$=1-\alpha$)	제2종 오류(확률$=\beta$)
H_0를 기각	제1종 오류(확률$=\alpha$)	올바른 결정(확률$=1-\beta$)

제5장 정리

01 다음의 용어들을 설명하시오.

• 통계적 추정	• 가설검증
• 신뢰구간과 신뢰수준	• 점추정과 구간추정
• 추정량과 추정치	• 오차율
• 불편추정량	• 귀무가설과 대립가설
• 효율추정량	• 제1종 오류와 제2종 오류
• 일치추정량	• 유의수준
• 점추정과 구간추정	• 양측검증과 단측검증

02 통계적 추정에 대하여 설명하라.

03 점추정과 구간추정에 대해 비교하라.

04 모집단 평균에 대한 신뢰구간의 범위는 어떤 것들에 의해 달라지는가?

05 가설검증에 대해 설명하라.

06 가설검증의 오류에 대해 설명하라.

07 가설검증의 절차에 대해 설명하라.

08 어느 대학교 간호학과 학생들의 평균체중을 조사하기 위해 표본으로 뽑은 학생 50명을 추출하였다고 하자. 학생들의 평균체중은 60kg이고 표본의 표준편차는 10kg이었다. 간호학과 학생들의 평균체중을 점추정하라.

09 어느 대학교의 간호학과 졸업생 100명을 추출하여 취업한 졸업생을 조사했을 때, 84명이 취업한 것으로 나타났다. 이를 이용하여 간호학과의 취업률에 대한 구간확률을 구하라.

10 다음 자료는 어느 대학교의 간호학과에서 실시한 중간고사 간호이론의 시험에서 무작위로 추출한 10명의 성적이다. 성적의 만점은 30점이고 표준편차 3점인 정규분포를 따른다고 한다.

13 24 24 18 22 19 10 26 25 23 18

(1) 모평균 μ에 대한 90% 신뢰구간을 구하라.
(2) 모평균 μ에 대한 95% 신뢰구간을 구하라.
(3) 모평균 μ에 대한 95% 신뢰구간을 그림으로 나타내라.

11 다음을 만족시키는 Z_α의 값을 구하라.

(1) $P(Z < Z_\alpha) = 0.030$
(2) $P(-Z_\alpha < Z < Z_\alpha) = 0.95$

12 어느 대학교의 전체 대학생들 중에서 100명을 임의추출하여 한 달 용돈을 조사한 결과, 그 한 달 평균용돈은 10만 원이고 표준편차는 3만 원으로 조사되었다. 이 대학교의 학생 전체 대한 평균 용돈의 95% 신뢰구간을 추정하라.

13 어느 대학교에 버스로 등교하는 총 학생 500명에 대해 무작위로 추출하여 안전벨트 착용여부를 조사한 결과, 98명의 학생만이 안전벨트를 착용하였다. 이 때 500명의 학생이 안전벨트 착용할 비율을 95%의 신뢰구간을 구하라.

14 표준정규분포표에서 다음의 확률값을 확인해보자.

(1) Z값이 3.27보다 적을 확률은 얼마인가?
(2) Z값이 -2.34보다 크고 2.34보다 적을 확률은 얼마인가?

15 우리나라 종합병원의 1년차 간호사 월 급여가 400만원이라고 한다. 이를 검증하기 위해 35명의 간호사를 무작위로 추출하여 표본을 조사한 결과, 그 표본의 평균은 350만원이고, 표준편차는 30만 원이었다. 유의수준 95%에서 검증하라.

제2편

SPSS의 사용법 및 통계분석

제6장

SPSS의 사용법

SPSS(Statistical Package for the Social Science: 사회과학을 위한 통계처리)

1. SPSS의 개요

SPSS는 사회과학(정치학, 경제학, 경영학, 행정학, 무역학, 사회학) 연구자들을 위한 통계분석 앱(응용소프트웨어: application software)으로 시작되었다. 초기부터 현재까지 대학 이상 수준 학술연구를 위한 앱으로 사회학, 정치학, 경제학, 경영학, 행정학, 무역학 등 사회과학 전 분야에서 널리 사용하고 있다. 현재는 기업의 시장조사와 정부활동에 대한 통계분석뿐만 아니라 의학 및 간호·보건 분야에서도 널리 사용되고 있으며, 대다수의 언론조사 전문기관에서 활용하고 있다. 현재 SPSS는 기본적인 통계기능에서 점차 그 영역을 확대되어 IBM AMOS[1]와 연동되어 있다.

현재 SPSS에서 수행할 수 있는 통계분석의 범위는 다음과 같다.

---

1) Amos로 가능한 분석은 ① 상관분석(Correlation): 2개 이상의 변수에 대한 관계를 측정하는 분석, ② 단일회귀분석(Simple Regression): 상관분석의 확장 형태이며, 하나의 독립변수를 통해서 기준척도에 대해 예측 값을 생성할 수 있는 형태로 확장이 가능함, ③ 다중회귀분석(Multiple Regression): 단일회귀분석의 확장형태로, 여러 개의 예측변수를 통한 모형 생성가능, ④ 요인분석(Factor Analysis): 관측변수 집합과 잠재변수 사이의 관계분석, ⑤ 경로분석(Path Analysis): 다중회귀분석의 확장형태로 여러 개의 예측변수의 조합을 통해서, 여러 개의 종속변수를 설명하거나 예측할 수 있음, ⑥ 구조방정식모형(SEM): 잠재변수를 이용한 경로분석의 확장된 분석임

① 기술통계: 교차분석, 빈도분석, 기술자료분석, 탐색분석, 비율분석, 통계분석
② 이변량 통계: 평균분석, t검증분석, 분산분석, 상관관계분석, 비모수통계분석, 베이지안 분석
③ 수치결과예측: 선형회귀분석, 다중회귀분석
④ 집단식별예측: 요인분석, 클러스터 분석, 차별성 예측분석
⑤ 지리적 공간분석
⑥ 시뮬레이션분석
⑦ R 확장(GUI), 파이썬(Python)
⑧ 메타분석
⑨ 빅데이터분석

과거 SPSS가 구조적으로 대형 자료를 분석하기 어려워 데이터 마이닝이나 빅데이터분석이 부정확하다는 단점을 지적했었다. 그러나 현재는 IBM AMOS와 연동하여 구조방정식 모형을 사용하므로 이러한 단점은 사라졌고, 대부분의 마케팅과 사회 조사기관이 데이터 마이닝과 빅데이터 분석에 SPSS를 활용한다.[2)]

2. SPSS의 시작과 명칭설명

SPSS를 실행하기 위해서는 먼저 컴퓨터의 바탕화면에 있는 『IBM SPSS Statistics』 클릭하여 불러오면, 맨 상단에 『제목없음1[데이터세트0]－IBM SPSS Data Editor』라고 하는 제목의 [SPSS 데이터 편집기] 창과 『IBM SPSS Statistics 시작』이라고 쓰어진 [대화상자]가 겹쳐서 열린다. 그러면 먼저 『IBM SPSS Statistics 시작』의 대화상자 맨 아래에 있는 [닫기] 버튼을 클릭해서 닫아두면, 다음과 같은 SPSS 실행부터 데이터를 입력할 수 있는 『IBM SPSS Statistics Data Editor] 창(SPSS 편집기창)을 볼 수 있다.

이제 설문조사한 실습자료를 통해 실제로 [SPSS 데이터 편집] 창에 어떻게 자료를 입력하는지를 간단한 예를 들어 살펴보자. 어떤 연구자가 5명의 대학생을 대상으로 설문조사한 설문지의 설문문항과 5명의 응답자가 응답한 결과표는

2) 2024년 SPSS 30판을 AMOS와 함께 발매하고 있다. 2009년 IBM이 인수한 이후 IBM의 중요한 기업관리 운영컨설팅 소프트웨어로 자리매김하였다. 현재 판매하는 기업용 SPSS는 데이터 마이닝과 텍스트 분석, 빅데이터 관리까지 가능하며, 조사기법의 다양한 개발 방법 기능까지 갖추었다.

다음과 같다고 하자. 여기서 원자료(설문문항의 응답)를 컴퓨터가 읽을 수 있도록 기호나 숫자로 바꾸는 코딩(coding)이라고 하는데, 5명이 4개의 설문문항에 대한 응답한 결과는 설문코딩표와 같이 요약할 수 있다.

▸ 설문문항

1. 귀하의 연령은	만 (　　　)세
2. 귀하의 성별은	① 남자　② 여자
3. 귀하의 학년은	① 1학년　② 2학년　③ 3학년　④ 4학년
4. 귀하의 종교는	① 기독교　② 불교　③ 천주교　④ 무교

▸ 설문코딩표

ID	연령	성별	학년	종교
응답자1	22	1	3	1
응답자2	24	1	4	4
응답자3	21	2	1	2
응답자4	23	1	3	3
응답자5	22	2	2	1

SPSS 데이터 편집기창(마치 바둑판과 같은 화면) 아래에는 [데이터 보기(D)] 탭과 [변수 보기(V)] 탭 두 개만으로 창이 있는데, 변수 보기(V)는 변수를 입력할 때 이용하는데, 세로 열은 변수의 설정, 가로 행은 각각의 변수로 정렬되어 있다. 데이터 보기(D)는 데이터(자료, 관측치)를 입력할 때 이용되는데, 세로 열은 각각의 변수, 가로 행은 각각의 관측된 케이스(응답자)로 정렬되어 있다. SPSS에서 데이터 편집은 데이터의 입력, 변수설정, 변환, 계산 등의 기능을 말하는데, 실제로 SPSS를 통해 통계분석을 하기 위해서는 데이터 편집기능을 잘 다룰 줄 알아야 한다.

① 먼저 『IBM SPSS Data Editor』(SPSS 데이터 편집기창)의 아래 [변수보기]를 클릭하여 [이름] 메뉴 아래의 각 셀(sell)에 변수가 될 연령, 성별, 학년, 종교를 차례로 입력한다.

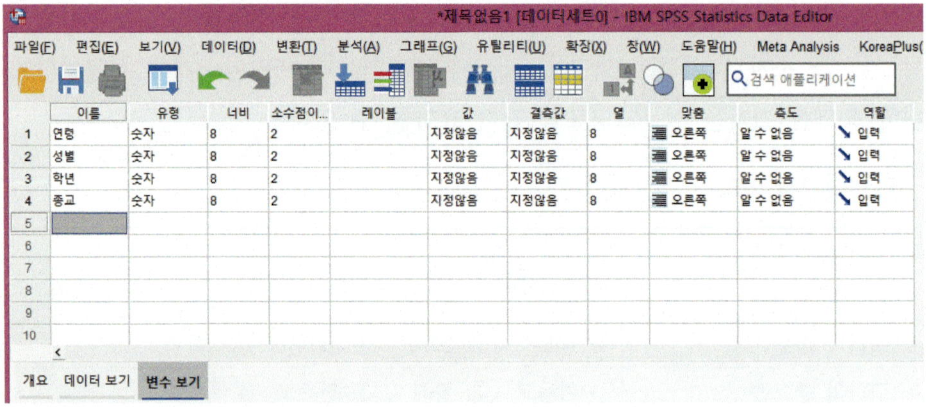

② 이제 『IBM SPSS Data Editor』(SPSS 데이터 편집기창)의 아래 [데이터 보기]를 클릭하면, 변수 란에 연령, 성별, 학년, 종교가 있음을 확인할 수 있다. 각 변수(연령, 성별, 학년, 종교)에 해당하는 코딩 값을 입력하면 다음과 같다.

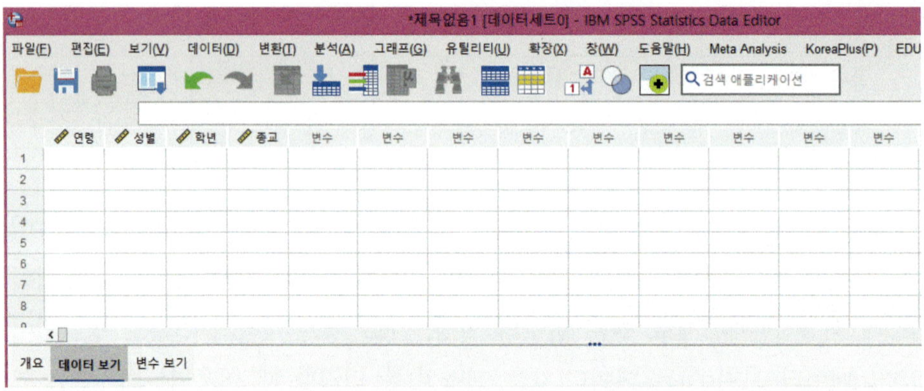

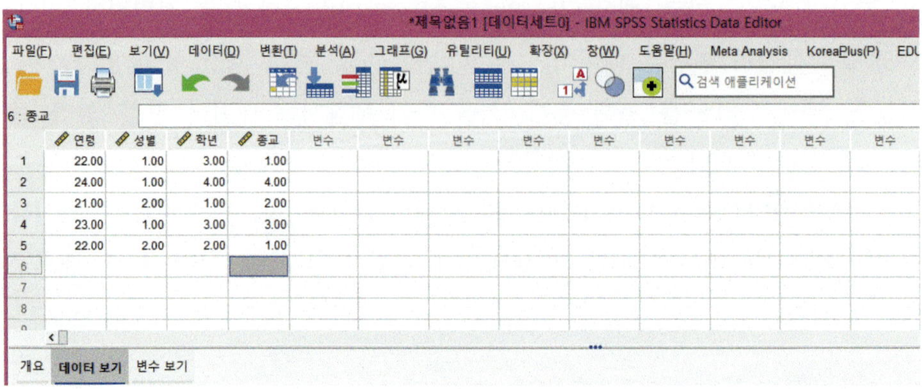

지금까지 설문조사한 결과를 『IBM SPSS Data Editor』(SPSS 데이터 편집기창)에 입력하는 가장 기본적인 내용을 살펴보았다. 이제부터는 『IBM SPSS Data Editor』(SPSS 데이터 편집기창)의 입력뿐만 아니라 [변수 보기]와 [데이터 보기]의 다양한 기능을 구체적으로 살펴보자.

2.1 변수 보기

[변수 보기] 창은 각 변수의 특징을 나타낸다. 변수 보기의 행(가로)은 변수를 의미하고, 열(세로)은 각 변수의 특성을 나타낸다. 연구자는 변수 보기 창에서 새로운 변수를 추가, 삭제할 수 있고, 변수의 특성을 변경할 수 있다. 변수 보기에서 변수의 특성은 변수에 관련된 이름, 데이터 유형, 변수의 자리수, 변수설명, 변수값, 결측값, 열의 폭, 척도 등이 있다.

변수 보기(V)를 클릭하면, 아래와 같은 창이 나타나는 데, 이는 변수 보기 탭으로 파일을 보았을 때의 모습이다. 같은 파일임에도 불구하고 변수를 기준으로 보여주기 때문에 다음에 설명할 [데이터 보기(D)]와는 달라 보인다.

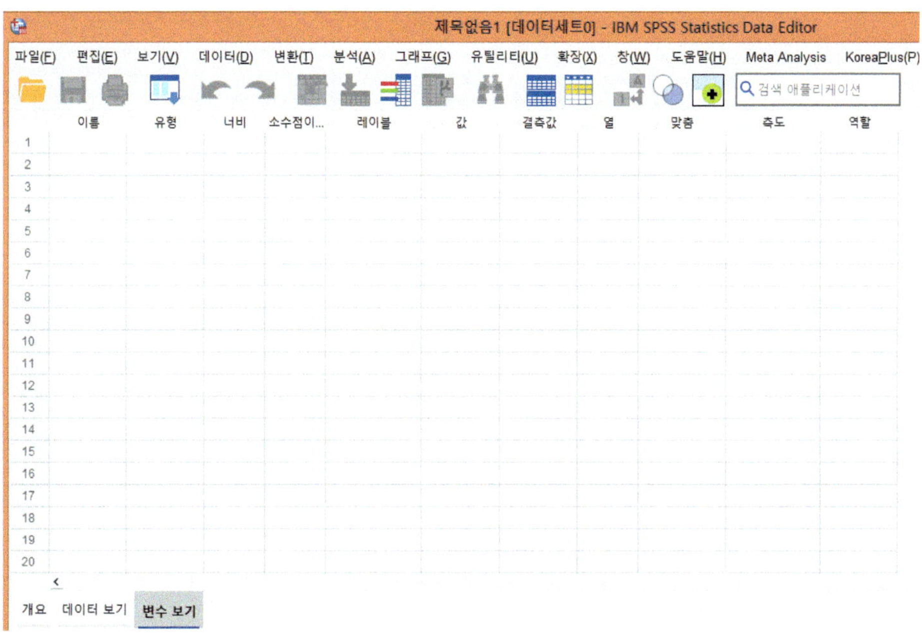

세로 열 첫째 행은 변수의 각 설정사항들을 보여주고, 가로 행 첫째 열은 변수마다 부여된 번호를 나타낸다. [변수 보기] 창의 [이름]의 아래 각 셀에는 [데이터 보기(D)]에서 각 변수가 될 이름을 입력하기 때문에 변수 보기 탭에서는 그만큼 분석에 활용될 변수가 많다는 의미가 된다. 그리고 데이터 보기 탭에서는 아래로 뭔가를 잔뜩 입력해 내려갈수록 관측된 케이스(응답자)가 많다는 의미가 된다.

[변수 보기] 창에서는 주요 11가지의 변수 관련 내용이 설정되어 있는데, 간략하게 살펴보면 [표 6-1]과 같다.

표 6-1 변수 보기의 구성요인과 주요 내용

변수 보기	내용
이름(Name)	– 변수의 이름은 알파벳 64자, 한글 32글자 이내 – 변수에 특수문자 불가, 띄어쓰기 불가, 숫자로 시작 불가 – 밑줄(_)과 마침표(.)는 사용 가능
유형(Type)	– 변수유형과 자리수를 지정 숫자(기본값), 문자, 날짜 등 8가지
자리수(너비)(Width)	– 변수유형에서 지정된 자리수로 수정 가능
소수점이하자리(Decimals)	– 변수유형에서 소수점 이하 자리수로 수정 가능
레이블(Label)	– 변수이름에 대한 구체적인 설명과 내용 입력
값(Value)	– 변수값에 대한 구체적인 구체적인 설면과 내용 입력
결측값(Missing)	– 무응답한 자료에 대한 결측값 지정, 무응답 지정
열(Column)	– 열 자리수를 의미
맞춤(Align)	– 셀(cell) 내에서 변수의 데이터의 위치를 지정
측도(척도)(Measure)	– 변수의 측정수준인 척도를 지정, 명목, 순서(서열), 척도(구간, 비율)의 3가지 종류
역할(Role)	– 통계분석에는 사용하지 않고 데이터 모델링을 수행할 때 필요

1) 이름

SPSS의 기본 코드에서 변수를 참조하는 데 사용되는 변수의 이름을 말한다. SPSS에서 사용되는 변수이름의 규칙은 다음과 같다.

- 첫 번째의 자리는 문자로 시작해야 하며, 나머지 부분은 문자, 숫자, 마침표(.), 기타 부호(♡, +, −, ×, ÷, $, #, $, %) 등을 사용할 수 있다.
- 마지막 자리에 마침표(.)는 할 수 없다.
- 빈 공간이나 특수문자(※, ▣, ▶)은 사용할 수 없다.
- 이름의 길이는 영문 64자리, 한글 32자리까지 가능하다.
- 한 데이터에서 변수명을 중복할 수 없다.
- 영문의 대문자와 소문자를 구별하지 않는다. 예를 들면, LOVE과 love은 동알한 변수로 인식한다.

하지만 변수의 이름길이는 일반적으로 8글자 이내로 간략하게 표시하는 것이 편리하다. 변수명이 너무 짧으면 온갖 약어들로 혼잡하게 되어 이해하지 못하는 상황이 빌어지고, 변수명이 너무 길면 나중에 출력할 때 지저분해 보일 가능성이 있다.

2) 유형

변수의 유형은 변수의 열에 저장할 수 있는 데이터의 유형으로 해당 변수(행)에 해당하는 유형(열)의 셀을 클릭하면, [...]이 나타나고, 또 [...]를 클릭하면 아래와 같은 [변수 유형] 창에서 나타난다. 변수 유형으로 선택 가능한 9가지 중에서 가장 자주 사용되는 유형은 숫자, 날짜, 문자이다. 예를 들면, 연구자가 [변수 유형]에서 [숫자]를 선택한 후 [확인]을 누르면, 다음과 같은 창이 나타난다.

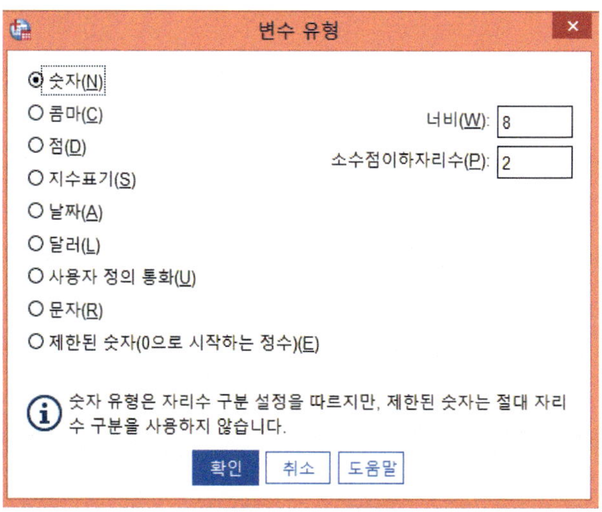

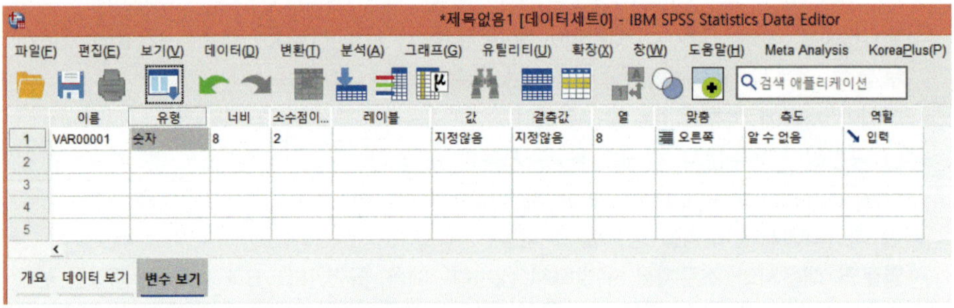

3) 소수점이하 자리수

변수의 소숫점을 몇 자리까지 표시할지 지정한다. [소수점이하 자리수] 아래에 해당 셀을 클릭하면 셀의 오른쪽에 자그마한 ▲ 버튼과 ▼ 버튼이 나타나는데, 이들 버튼을 클릭해서 소수점이하의 자리수를 조절할 수도 있다.

4) 설명(레이블)

사용자의 편의를 위해 변수에 관련된 간략한 설명을 하는 공간이다. 출력 결과에 영향을 끼치지는 않는다. 위의 변수의 이름 설정에서는 짧은 약어로 이름을 설정하고, 레이블에서 상세한 이름을 설명하는 것도 좋은 방법이다.

5) 값

각 변수의 값에 대한 설명을 나타낼 수 있는데, 각 변수의 행에 해당하는 열의 셀을 클릭하고, 또 [...]를 누르면, 다음과 같은 [값 레이블]이 나타난다.

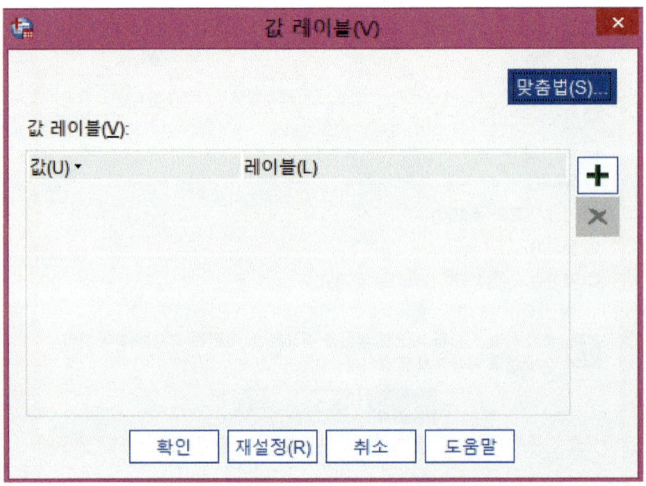

[값 레이블] 창이 열렸을 때 각 변수가 가질 수 있는 기준값(U)과 레이블(L)을 입력한 후 [추가(A)]를 클릭한다. 그리고 모든 값의 입력이 끝나면 [확인]을 누르면 된다. 기준값에는 숫자를, 레이블에는 의미를 입력할 수 있다. 예를 들어 어떤 데이터에 "응답자1"이라는 변수가 있고, 응답을 예(Y) 혹은 아니오(N)의 두 가지로만 받았다고 가정하자. 이 경우 코딩은 1과 2의 두 숫자로 하게 되는데, 값마다 레이블을 설정하면 1="예(Y)", 2="아니오(N)"로 대응시킬 수 있다. 이렇게 하는 이유는 나중에 출력할 때 쓰기 위함으로, 값마다 레이블을 지정하지 않으면 출력할 때 모두 숫자로만 표시된다.

6) 결측값

결측값이란 연구자가 실문조사를 진행할 때 데이터가 수십되지 않거나 누락되어 그 값이 존재하지 않음을 의미하는 데, 그 발생원인은 ① 미수집(미 입력된 데이터를 수집 및 저장), ② 시스템 오류(오류에 의해 누락되어 수집 및 저장), 그리고 신규 항목(새롭게 수집 및 저장하는 항목이 추가) 등과 같이 대부분 수집 및 관리 과정에서 결측값이 발생한다. 이러한 결측값이 발생하면, 어떻게 처리할 것인가? SPSS에서 결측값은 두 가지 방법 중 하나로 처리 할 수 있는 데, 첫 번째 방법은 일반적으로 결측 값에 해당하는 별도의 값을 입력하지 않고 공란으로 두는 방법이다. 그러나 이런 경우 코딩할 때 발생한 결측값인지, 무응답으로 인해 발생한 결측값인지를 확인하기가 어렵다는 점이다. 두 번째 방법은 특정한 값을 지정하는 방법인데, 이는 SPSS의 「결측값 대화상자」를 이용해서 처리하는 방법이다. 만약 설문지에 응답 점수가 1～5와 같이 한자리로 되어있는 응답이라면 결측값은 9로, 두자리로 되어있는 경우라면 99로, 그리고 세 자리로 되어있는 경우는 999로 구분해서 처리한다. 예컨대 숫자 9를 결측값으로 처리한 문항이 있을 경우, 해당 문항에 대응되는 변수에서 결측값 창을 열고 '이산형 결측값'에 표시한 후 9를 입력하면 된다.

각 변수의 행에 해당하는 열의 셀을 클릭하고, 또 [...]를 누르면, 다음과 같은 [결측값]이 나타난다.

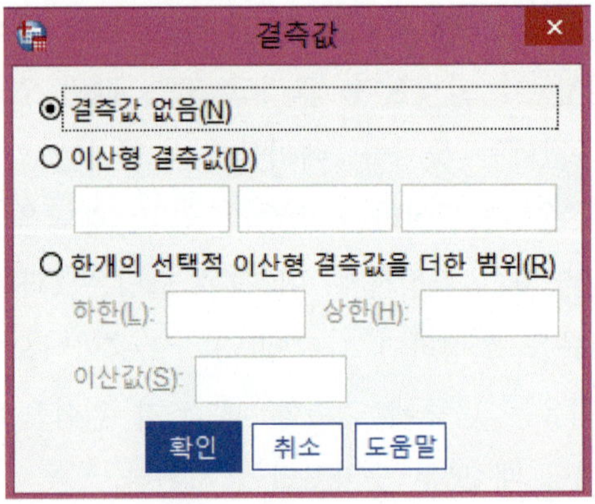

7) 척도

척도는 각 변수의 값이 가지는 데이터의 형태에 따라 질적 자료는 '명목형' 혹은 '순서형' 으로, 양적 자료는 '척도'로 지정하면 된다. 순서는 질적자료(범주형 자료)로 순서형으로 수능등급, 만족도조사, 직급 등을, 명목은 질적자료(범주형 자료)로 명목형으로 이름, 성별, 도시, 색깔 등을, 그리고 척도는 양적자료로 키, 혈압, 나이, 자녀수, 몸무게, 온도, IQ지수 등이다.

2.2 데이터 보기(D)

[데이터 보기] 창에서는 각 변수 셀에 실제 설문조사하고 코딩한 값을 입력하게 되어있다. [데이터 보기]의 행(가로)은 1행 1응답자의 원칙으로 설문지에 응답한 값을 입력하고, 열(세로)은 각각의 응답자를 의미한다. 먼저 [데이터 보기(D)]를 클릭하면, 아래와 같은 창이 나타나는데, 이는 [데이터 보기] 탭으로 파일을 보았을 때의 모습이다. 세로 열 첫째 행마다 각 변수들이 정의되어 있고, 가로 행 첫째 열은 숫자가 지정되어 있다. 따라서 이 행이 몇 번째로 관측된 케이스(응답자)를 다루고 있는지를 나타낸다. 하나의 케이스에 한 명의 응답자가 대응되므로, 케이스의 총 수는 전체 응답자의 수가 된다. 모든 셀 속의 숫자들은 기본적으로 우측 정렬이 되어 있다. 결측 값의 경우 별다른 변수가 지정되어 있지 않다면 그냥 빈 셀로 남겨지지만, 변수가 지정되어 있는데 데이터가 입력되지 않았다면 SPSS가 직접 마침표 하나를 찍어 준다.

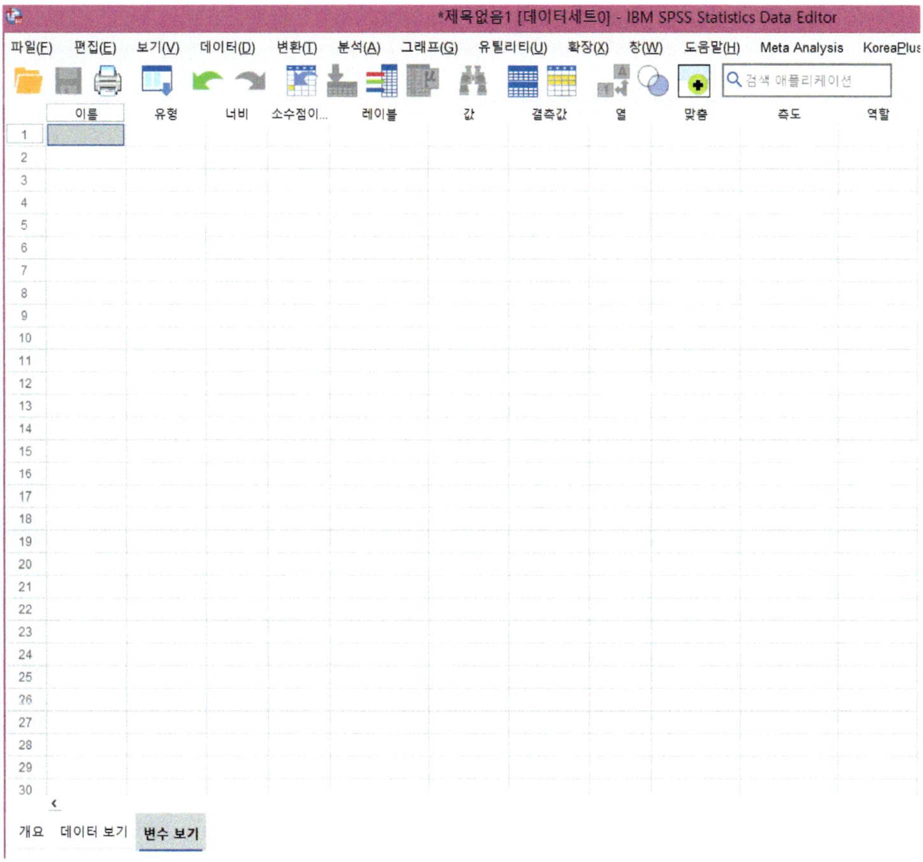

위의 SPSS 데이터 편집기창에는 상단에 모두 13개의 메뉴가 있는데, 그 각각의 메뉴에 대한 내용을 간략하게 살펴보면 [표 6-2]와 같다.

표 6-2 메뉴의 구성요인과 주요 내용

메뉴	내용
파일(F)	불러오기, 저장하기, 인쇄, 종료 등의 기본적인 메뉴
편집(E)	잘라내기, 복사하기 등 편집할 수 있는 메뉴
보기(V)	상태표시줄, 도구모음, 글꼴, 변수값 설명하는 메뉴
데이터(D)	데이터의 정의 · 관리와 관련 된 메뉴
변환(T)	각종 통계처리를 수행할 명령어들로 구성되어 있는 메뉴
다이렉트 마케팅(M)	접촉유형과 CRM(고객관계관리)을 통한 고객관계 분석을 수행하는 메뉴
그래프(G)	그래프 그리기 · 수정과 관련된 기능이 있는 메뉴
유티리티(U)	변수에 대한 정보나 메뉴편집 등의 유용한 기능이 있는 메뉴
확장(E)	고객 사용자 정의 기능으로 명령문 창 등을 표시해 주고, 이동할 수 있는 메뉴
창(W)	데이터 입력창과 결과창, 명령문 창 등을 표시 · 이동할 수 있도록 하는 메뉴
도움말(H)	도움말을 제공하는 메뉴
Meta Analysis	메타분석을 지원하는 메뉴
KoreaPlus(P)	SPSS 프로그램에서 제공하는 기능 외에 국내 사용자들에게 유용하게 쓰이는 기능을 추가로 제공하는 메뉴. ㈜데이터솔루션에서는 결과물을 한글로 내보내기, SPSS Traing(셀프학습)과 같은 유틸리티를 추가로 제공한다.

3. SPSS의 실행

설문조사의 응답 문항은 하나의 설문문항에 대해 하나의 답을 선택하는 단일응답문항과 하나의 설문문항에 대해 2개 이상 복수로 답을 하는 다중응답문항이 있는데, 여기서는 먼저 단일응답문항을 대상으로 설문응답의 코딩하는 방법 그리고 그 코딩 값을 직접 SPSS 통계프로그램에 입력하는 방법과 코딩 값을 Excel에 입력 한 후에 SPSS 통계프로그램으로 불러오는 방법을 학습해보자. 그 이후에는 다중응답문항에 대해서도 설문응답의 코딩하는 방법 그리고 그 코딩 값을 직접 SPSS 통계프로그램에 입력하는 방법을 설명한다.

3.1 설문지의 응답을 코딩하기

제1장에서 살펴본 바와 같이 연구자가 응답자로부터 설문지를 수집한 이후 SPSS을 통해 통계분석을 진행하려면, 먼저 설문지에 표기된 응답내용을 컴퓨터가 인식할 수 있도록 코딩(coding) 작업을 해야 한다.

다음은 연구자가 어떤 지역의 구강상태를 조사하기 위해 작성한 설문지와 응답자 20명에게 설문을 통해 받은 응답을 받았다고 가정하자. 이러한 응답결과를 갖고 SPSS Statistics Data Editor(SPSS 통계 데이터 편집기) 창에 어떻게 직접 코딩하는가를 살펴보자.

▸ 설문지

어떤 연구자가 무작위로 추출한 20명을 대상으로 한 설문지의 설문문항이다.

다음은 귀하의 일반적 및 구강 관련 특성에 관한 질문입니다. 해당 사항에 원(O)을 표기해 주시기를 바랍니다.

1. 귀하의 성별은 무엇입니까?
   ① 남자 ② 여자
2. 귀하의 연령은 다음 중 어디에 해당합니까?
   ① 50대 이하 ② 50대 ③ 60대
   ④ 70대 ⑤ 70대 이상
3. 귀하의 최종학력은 무엇입니까?
   ① 고졸 이하 ② 전문대졸
   ③ 대학교 졸업 ④ 대학교 졸업 이상
4. 귀하의 월 평균 소득은 얼마입니까?
   ① 100만원 미만 ② 100만원~200만원 미만
   ③ 200만원~ 3100만원 미만 ④ 300만원~400만원 미만
   ⑤ 400만원~500만원 미만 ⑥ 500만원 이상
5. 구강 건강 교육에 대하여 들은 적이 있습니까?
   ① 예 ② 아니오
6. 귀하의 입안에는 현재 몇 개 정도의 자연치아가 남아있습니까?
   ① 36개~37개 ② 34개~35개 ③ 33개~32개
   ④ 31개~30개 ⑤ 30개 이하
7. 귀하의 입안에는 현재 몇 개 정도의 인플란트 치아가 있습니까?
   ① 없음 ② 1개~2개 ③ 3개~4개
   ④ 5개~6개 ⑤ 6개 이상
8. 귀하의 입안은 어느 정도 마르다고 생각하십니까?
   ① 매우 마른 편이다 ② 마른 편이다 ③ 보통이다
   ④ 마르지 않다 ⑤ 매우 마르지 않다

▸ 설문지 응답 결과표

번호	성별	연령	학력	월소득	구강교육	자연치아	인플란트	입안마름
1	1	2	2	5	2	2	2	5
2	1	3	1	4	2	2	2	3
3	2	4	1	5	1	3	3	3
4	2	3	2	4	2	1	1	2
5	1	5	1	3	2	5	5	2
6	2	5	2	1	2	5	5	1
7	2	5	1	2	1	4	3	1
8	2	3	3	4	2	2	2	2
9	1	1	4	5	1	1	2	3
10	1	1	3	5	2	2	2	3
11	1	5	1	2	2	5	4	1
12	2	4	2	4	2	2	1	2
13	1	5	1	5	1	4	2	3
14	1	3	3	5	2	3	2	3
15	2	5	2	2	1	4	4	4
16	2	4	2	3	1	2	3	3
17	2	3	1	2	2	4	4	3
18	1	2	4	4	1	1	1	4
19	1	3	2	5	2	2	1	5
20	1	4	2	2	2	4	4	3

위의 설문지 응답 결과표에서 응답자 20명에 대해 순서대로 번호를 기록하고, 그 번호에 따라 설문지 응답 결과표의 1열(번호)에는 1~20까지 번호를 표기하였다.

3.2 실행하기

① 설문지 응답 결과표의 응답내용을 SPSS에 직접 입력하기 위해 먼저 바탕화면의 [IBM SPSS Statistics]을 클릭해서 실행한다.

② [변수보기]를 클릭하여 위의 ≪설문지 응답 결과표≫의 변수(성별, 연령, 학력, 월소득, 구강교육, 자연치아, 인플란트, 입안마름)를 입력한다.

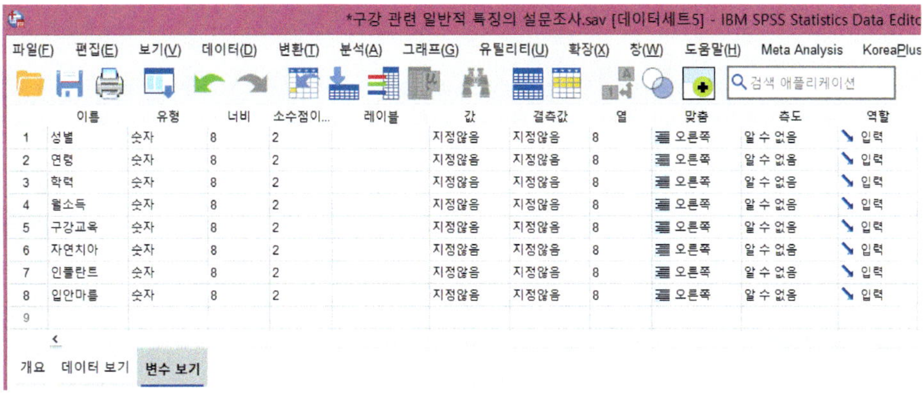

	이름	유형	너비	소수점이...	레이블	값	결측값	열	맞춤	측도	역할
1	성별	숫자	8	2		지정않음	지정않음	8	오른쪽	알 수 없음	입력
2	연령	숫자	8	2		지정않음	지정않음	8	오른쪽	알 수 없음	입력
3	학력	숫자	8	2		지정않음	지정않음	8	오른쪽	알 수 없음	입력
4	월소득	숫자	8	2		지정않음	지정않음	8	오른쪽	알 수 없음	입력
5	구강교육	숫자	8	2		지정않음	지정않음	8	오른쪽	알 수 없음	입력
6	자연치아	숫자	8	2		지정않음	지정않음	8	오른쪽	알 수 없음	입력
7	인플란트	숫자	8	2		지정않음	지정않음	8	오른쪽	알 수 없음	입력
8	입안마름	숫자	8	2		지정않음	지정않음	8	오른쪽	알 수 없음	입력
9											

이제 [데이터 보기]를 클릭해서 ≪설문지 응답 결과표≫의 수치를 입력하자.

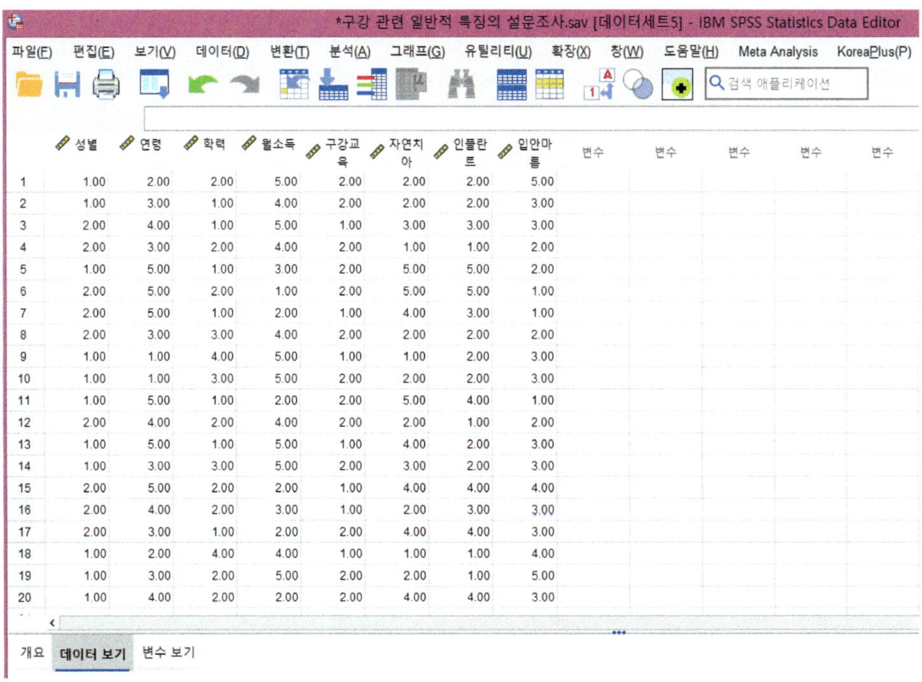

	성별	연령	학력	월소득	구강교육	자연치아	인플란트	입안마름
1	1.00	2.00	2.00	5.00	2.00	2.00	2.00	5.00
2	1.00	3.00	1.00	4.00	2.00	2.00	2.00	3.00
3	2.00	4.00	1.00	5.00	1.00	3.00	3.00	3.00
4	2.00	3.00	2.00	4.00	2.00	1.00	1.00	2.00
5	1.00	5.00	1.00	3.00	2.00	5.00	5.00	2.00
6	2.00	5.00	2.00	1.00	2.00	5.00	5.00	1.00
7	2.00	5.00	1.00	2.00	1.00	4.00	3.00	1.00
8	2.00	3.00	3.00	4.00	2.00	2.00	2.00	2.00
9	1.00	1.00	4.00	5.00	1.00	1.00	2.00	3.00
10	1.00	1.00	3.00	5.00	2.00	2.00	2.00	3.00
11	1.00	5.00	1.00	2.00	2.00	5.00	4.00	1.00
12	2.00	4.00	2.00	4.00	2.00	2.00	1.00	2.00
13	1.00	5.00	1.00	5.00	1.00	4.00	2.00	3.00
14	1.00	3.00	3.00	5.00	2.00	3.00	2.00	3.00
15	2.00	5.00	2.00	2.00	1.00	4.00	4.00	4.00
16	2.00	4.00	2.00	3.00	1.00	2.00	3.00	3.00
17	2.00	3.00	1.00	2.00	2.00	4.00	4.00	3.00
18	1.00	2.00	4.00	4.00	1.00	1.00	1.00	4.00
19	1.00	3.00	2.00	5.00	2.00	2.00	1.00	5.00
20	1.00	4.00	2.00	2.00	2.00	4.00	4.00	3.00

③ ≪설문지 응답 결과표≫의 수치가 모두 정수이기 때문에 각 변수의 값을 정수로 전환하기 위해 다시 [변수 보기]를 선택한 후에 「소수점이하자리」의 모든 셀을 클릭하면, ∧ ∨이 나오는데, 이를 조정하여 0으로 설정한다. 그리고 「맞춤」의 아래 모든 셀도 「오른쪽」 맞춤으로 설정한다.

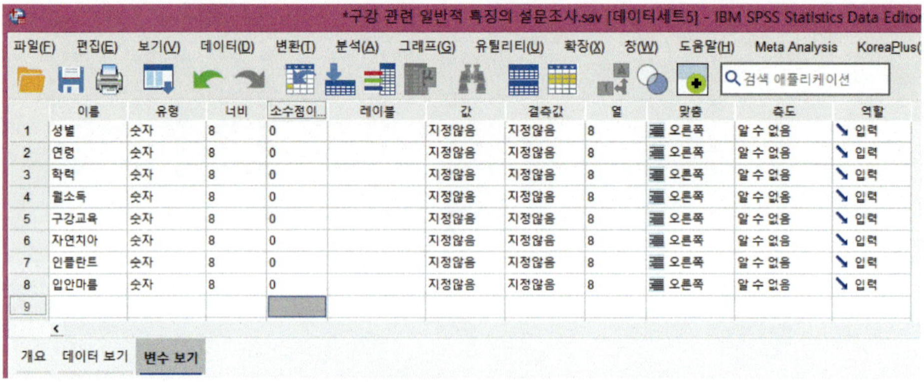

	이름	유형	너비	소수점이...	레이블	값	결측값	열	맞춤	측도	역할
1	성별	숫자	8	0		지정않음	지정않음	8	오른쪽	알 수 없음	입력
2	연령	숫자	8	0		지정않음	지정않음	8	오른쪽	알 수 없음	입력
3	학력	숫자	8	0		지정않음	지정않음	8	오른쪽	알 수 없음	입력
4	월소득	숫자	8	0		지정않음	지정않음	8	오른쪽	알 수 없음	입력
5	구강교육	숫자	8	0		지정않음	지정않음	8	오른쪽	알 수 없음	입력
6	자연치아	숫자	8	0		지정않음	지정않음	8	오른쪽	알 수 없음	입력
7	인플란트	숫자	8	0		지정않음	지정않음	8	오른쪽	알 수 없음	입력
8	입안마름	숫자	8	0		지정않음	지정않음	8	오른쪽	알 수 없음	입력
9											

④ 다시 [데이터 보기]를 클릭하면, 데이터가 「소수점이하자리」가 0, 「맞춤」은 오른쪽으로 정렬이 되어 다음과 같이 나타난다.

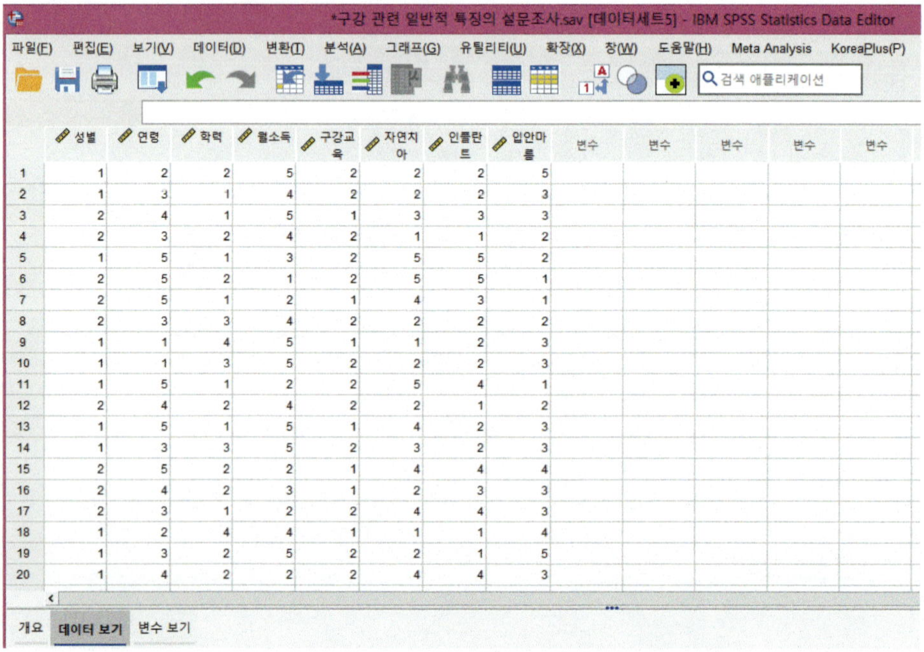

	성별	연령	학력	월소득	구강교육	자연치아	인플란트	입안마름	변수	변수	변수	변수	변수
1	1	2	2	5	2	2	2	5					
2	1	3	1	4	2	2	2	3					
3	2	4	1	5	1	3	3	3					
4	2	3	2	4	2	1	1	2					
5	1	5	1	3	2	5	5	2					
6	2	5	2	1	2	5	5	1					
7	2	5	1	2	1	4	3	1					
8	2	3	3	4	2	2	2	2					
9	1	1	4	5	1	1	2	3					
10	1	1	3	5	2	2	2	3					
11	1	5	1	2	2	5	4	1					
12	2	4	2	4	2	2	1	2					
13	1	5	1	5	1	4	2	3					
14	1	3	3	5	2	3	2	3					
15	2	5	2	2	1	4	4	4					
16	2	4	2	3	1	2	3	3					
17	2	3	1	2	2	4	4	3					
18	1	2	4	4	1	1	1	4					
19	1	3	2	5	2	2	1	5					
20	1	4	2	2	2	4	4	3					

3.3 Excel 자료를 SPSS로 불러오기

지금까지는 연구자가 주어진 설문지의 설문문항에서 응답자가 응답한 코딩하여 SPSS Statistics Data Editor(SPSS 통계 데이터 편집기) 창에 직접 입력하는 방법을 학습하였다. 이제는 먼저 연구자가 설문지의 응답을 Excel 창에 입력한 경우에 SPSS Statistics창으로 불러오는 방법을 학습하자.

① Excel를 실행하기 위해서는 먼저 컴퓨터의 바탕화면에 있는 『Microsoft Excel』 클릭하여 Excel 창을 불러온다. 그 다음 설문지의 문항 순서대로 행과 열을 입력하고 저장한다(ctrl+s). 파일 이름은 '간호통계분석－코딩'으로 입력한 후 저장을 클릭한다.

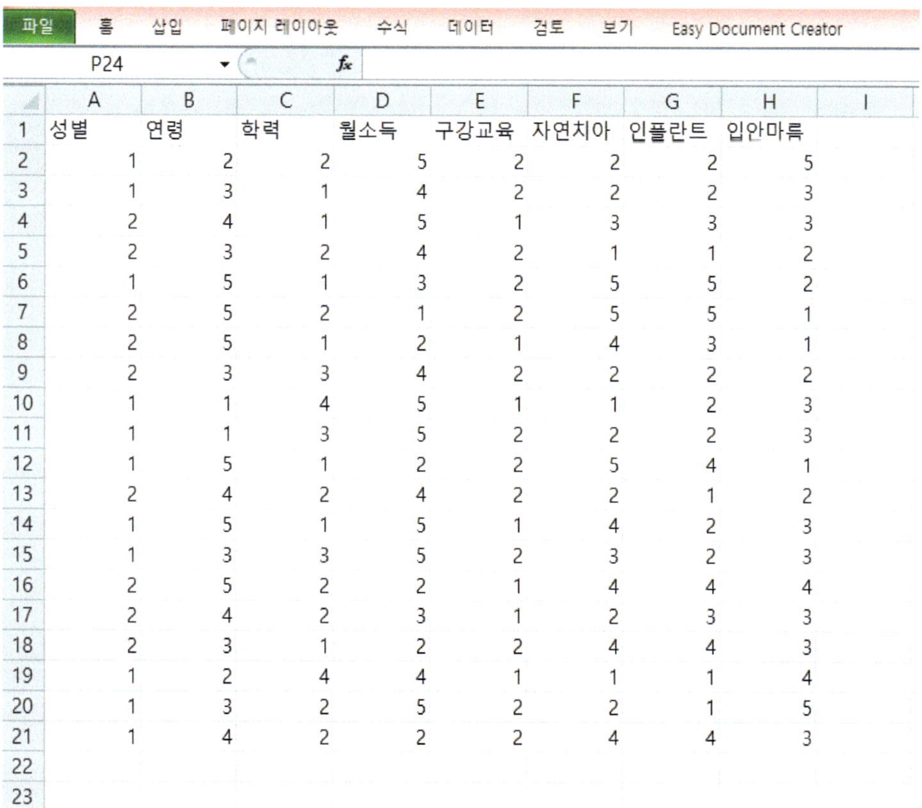

	A	B	C	D	E	F	G	H	I
1	성별	연령	학력	월소득	구강교육	자연치아	인플란트	입안마름	
2	1	2	2	5	2	2	2	5	
3	1	3	1	4	2	2	2	3	
4	2	4	1	5	1	3	3	3	
5	2	3	2	4	2	1	1	2	
6	1	5	1	3	2	5	5	2	
7	2	5	2	1	2	5	5	1	
8	2	5	1	2	1	4	3	1	
9	2	3	3	4	2	2	2	2	
10	1	1	4	5	1	1	2	3	
11	1	1	3	5	2	2	2	3	
12	1	5	1	2	2	5	4	1	
13	2	4	2	4	2	2	1	2	
14	1	5	1	5	1	4	2	3	
15	1	3	3	5	2	3	2	3	
16	2	5	2	2	1	4	4	4	
17	2	4	2	3	1	2	3	3	
18	2	3	1	2	2	4	4	3	
19	1	2	4	4	1	1	1	4	
20	1	3	2	5	2	2	1	5	
21	1	4	2	2	2	4	4	3	
22									
23									

② 위와 같이 Excel에서 파일 이름이 '간호통계분석'으로 입력된 이후에 SPSS Statistics창으로 불러오자. 먼저 바탕화면의 『IBM SPSS Statistics』를 클릭해 [SPSS 데이터 편집기] 창이 나타나게 하자. 그리고 SPSS Statistics창의 상단 메뉴에서 「파일」 ⇒ 「열기」 ⇒ 「데이터」를 순서대로 클릭하면, 다음과 같이 「데이터 열기」창이 열린다. 「데이터 열기」창의 [파일 유형]에서 ∨를 통해 SPSS Statistics(* .SAV)를 Excel(* .XIS, * .XISX, * .XISM) 파일로 교체한다.

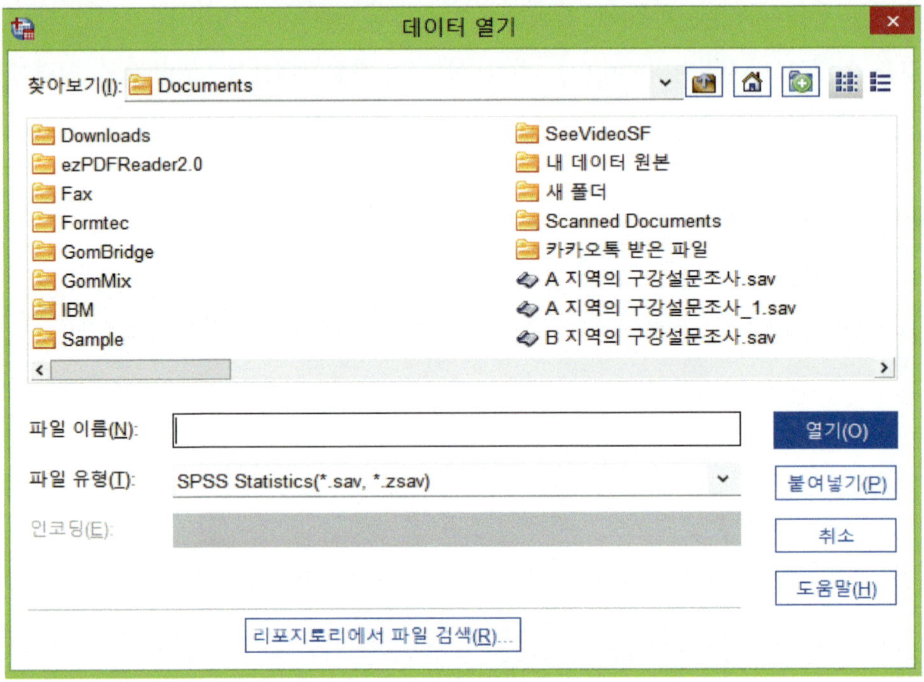

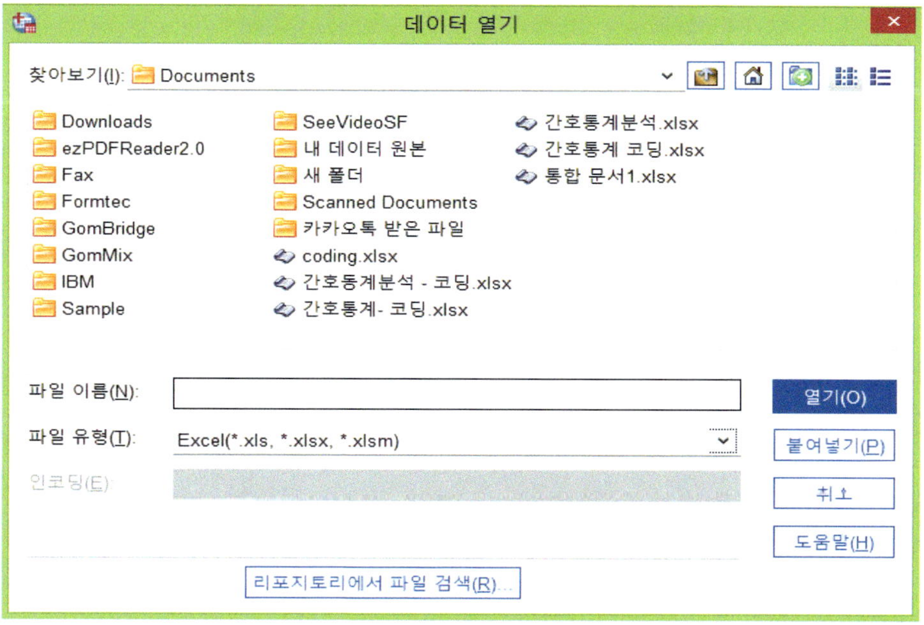

③ 「간호통계분석－코딩」 파일을 선택하고 열기를 클릭하고, 「Excel 데이터 소스 열기」에서 [데이터 첫 행에서 변수 이름 읽어오기]를 선택하고 [확인] 버튼을 클릭하면, [SPSS 데이터 편집기] 창에서 코딩한 것과 같은 화면이 나타난다.

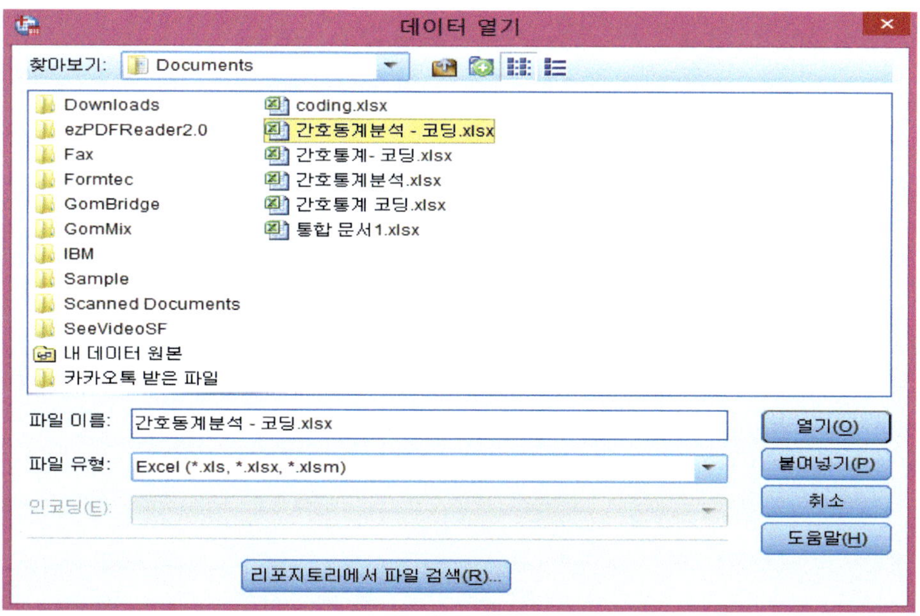

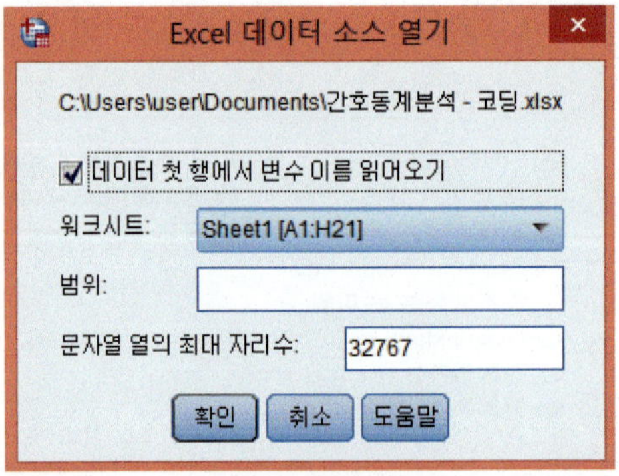

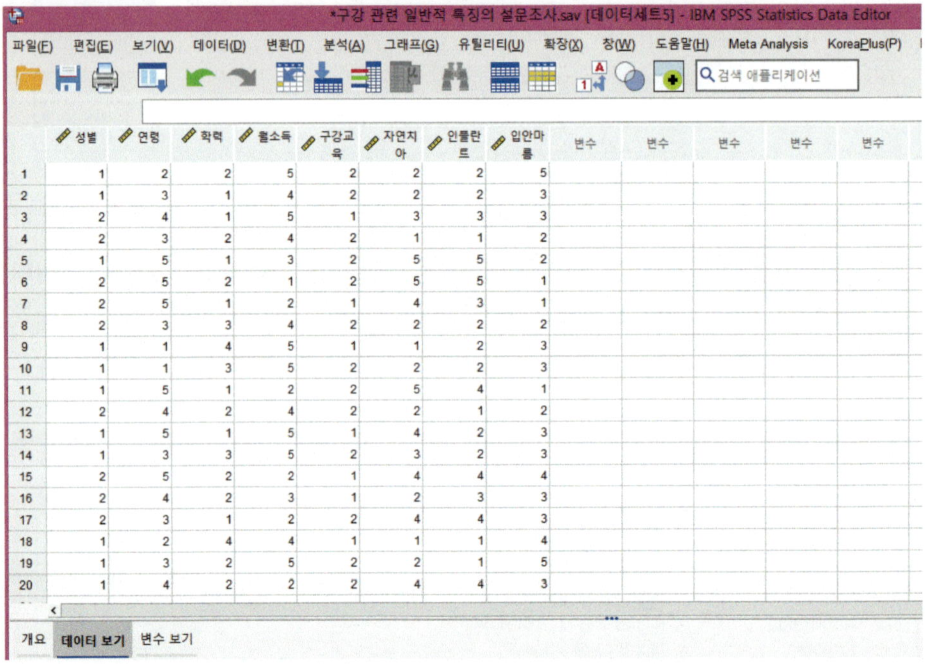

	성별	연령	학력	월소득	구강교육	자연치아	인플란트	입안마름	변수	변수	변수	변수	변수
1	1	2	2	5	2	2	2	5					
2	1	3	1	4	2	2	2	3					
3	2	4	1	5	1	3	3	3					
4	2	3	2	4	2	1	1	2					
5	1	5	1	3	2	5	5	2					
6	2	5	2	1	2	5	5	1					
7	2	5	1	2	1	4	3	1					
8	2	3	3	4	2	2	2	2					
9	1	1	4	5	1	1	2	3					
10	1	1	3	5	2	2	2	3					
11	1	5	1	2	2	5	4	1					
12	2	4	2	4	2	2	1	2					
13	1	5	1	5	1	4	2	3					
14	1	3	3	5	2	3	2	3					
15	2	5	2	2	1	4	4	4					
16	2	4	2	3	1	2	3	3					
17	2	3	1	2	2	4	4	3					
18	1	2	4	4	1	1	1	4					
19	1	3	2	5	2	2	1	5					
20	1	4	2	2	2	4	4	3					

3.4 다중응답문항의 코딩과 입력하기

지금까지는 단일응답문항에 대해 코딩하기와 SPSS 프로그램에 입력하기를 살펴보았다. 이제부터는 하나의 문항에 2개 이상 복수로 답을 응답하는 다중응답문항에 대해 살펴본다.

1) 2가지 선택형 문항

2가지 선택형 문항은 연구자가 설문지문항의 항목들 중에서 단 2가지만 선택하도록 하는 것이다. 이는 연구자가 1개의 응답만으로는 부족하여 좀 더 심도 있게 파악하고자 할 때 사용한다. 다음은 응답자 5명을 대상으로 설문문항의 선택지에 대한 [표 6-3]과 같은 응답결과를 수집했다고 하자.

귀하가 현재 구강 관련 도구로 갖고 있는 2가지만 선택하시오.
① 치 간 칫솔　② 치실　③ 구강 양치 용액
④ 혀 세척기　⑤ 구강 세척기

표 6-3 2가지 선택형의 응답결과표

응답자 \ 선택	구강도구 1	구강도구 2
응답자 1	2	5
응답자 2	2	3
응답자 3	1	3
응답자 4	3	4
응답다 5	4	5

① 위의 응답결과표를 [SPSS 데이터 편집기] 창에 입력해보자. 먼저 [SPSS 데이터 편집기] 창을 실행한 다음에 [변수 보기]를 클릭한다. 그리고 편집기 창의 [이름]의 아래 구강도구 1과 구강도구 2를 직접 입력한다. 이 때 코딩 값이 모두 정수이기 때문에 「소수점이하자리」의 아래 각 셀을 클릭하여 0으로 변환한다.

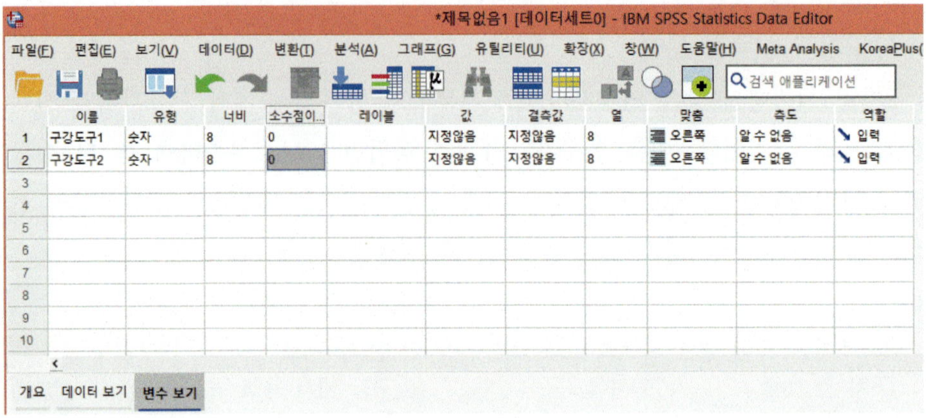

② 이제 [데이터 보기]를 클릭하면, [표 6-3] 응답결과표를 순서대로 직접 입력한다.

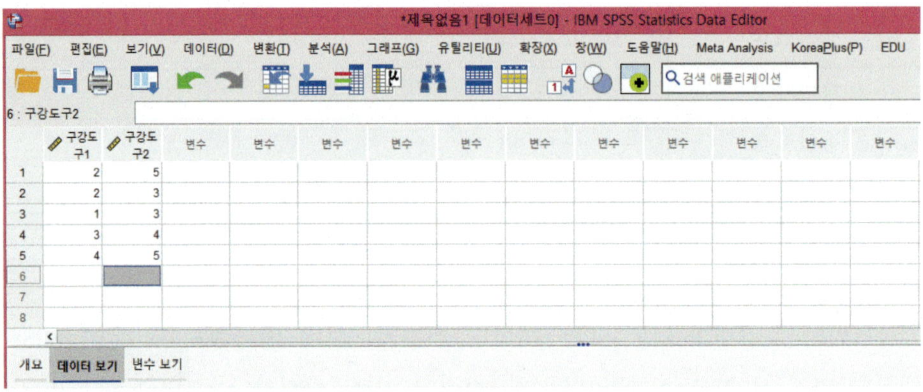

2) 다중 선택형 문항

다중 선택형 문항은 응답자가 자신이 판단하여 맞다고 생각하는 항목을 모두 선택하는 것이다. 이 경우에 코딩을 할 때 선택된 항목은 1, 선택되지 않는 항목은 0으로 구분한다. 다음의 설문문항에 대해 5명의 응답자가 [표 6-4]와 같은 응답결과를 코딩하였다고 하자.

귀하가 현재 가지고 있는 질환을 모두 선택하십시오.
① 고혈압　　② 관절염　　③ 당뇨병
④ 심근경색증　　⑤ 골다공증　　⑥ 고지혈증

표 6-4 다중 선택형의 응답결과표

선택안 / 응답자	고혈압	관절염	당뇨병	심근경색증	골다공증	고지혈증
응답자 1	1	0	0	0	1	0
응답자 2	0	1	0	1	0	1
응답자 3	1	0	1	0	0	1
응답자 4	0	0	1	0	0	0
응답다 5	1	1	1	1	1	1

① 위의 응답결과표를 SPSS Statistics창에 입력해보자. 먼저 SPSS Statistics를 실행한 다음에 [변수보기]를 클릭한다. 이름 아래 열의 각 셀에 고혈압, 관절염, 당뇨병, 심근경색증, 골다공증, 고지혈증을 순서대로 직접 입력하고, 이 경우도 코딩 값이 모두 정수이기 때문에 「소수점이하자리」의 아래 각 셀을 클릭하여 0으로 변환하고, 맞춤 역시 오른쪽 정렬로 되어 있다.

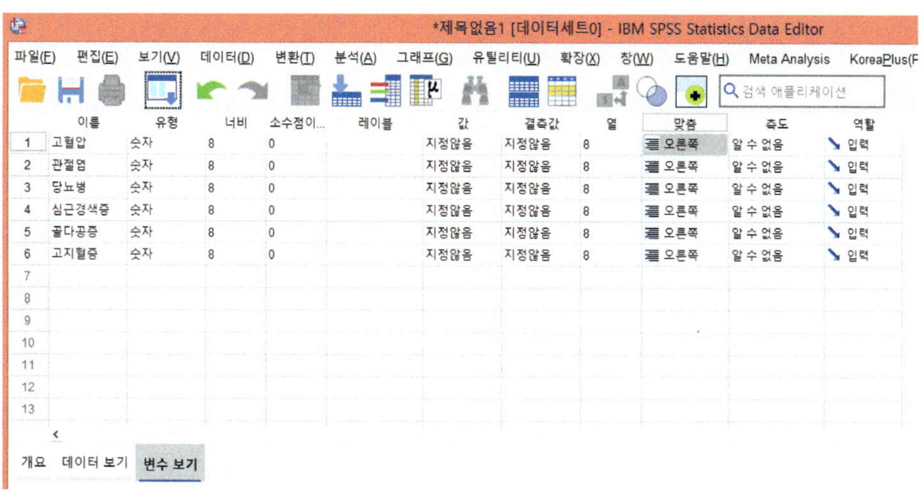

② 다음 [데이터 보기]를 클릭하여 [표 6-4] 다중 선택형의 응답결과표를 순서대로 직접 입력한다.

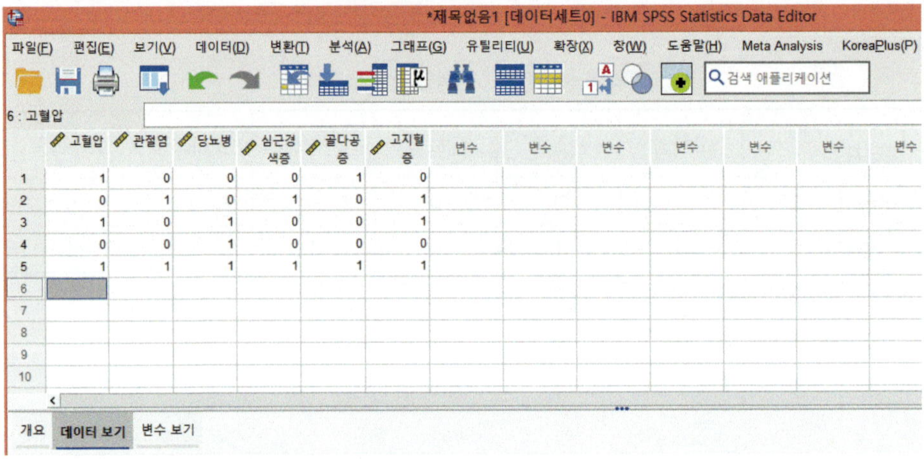

3) 순서형 문항

순서형 문항은 응답자가 설문지의 설문항목에서 정해진(일반적으로 2~3가지) 개수만큼 선택하고, 응답자 자신이 중요도에 따라 순서를 매기는 것이다.

① 다음의 설문에서 3가지를 선택하여 순위를 매겼다면, [변수보기]를 클릭해 3개의 열에 순위 1, 순위 2, 순위 3으로 변수명을 지정한다. 이 경우도 코딩 값이 모두 정수이기 때문에 소수점이하자리의 아래 각 셀을 클릭하여 0으로 변환하고, 맞춤 역시 오른쪽 정렬로 되어 있다.

귀하는 간호학과를 졸업 이후에 취업하고 싶은 진로를 선호하는 순서대로 3개(순서1, 순서2, 순서3)를 선택하시오.

① 병원임상간호사 ② 산업간호사 ③ 보건직공무원
④ 보건교사 ⑤ 대학원 입학

:: 표 6-5 순서형의 응답결과표

응답자 \ 선택안	순위 1	순위 2	순위 3
응답자 1	1	3	4
응답자 2	5	4	3
응답자 3	2	3	4
응답자 4	4	2	1
응답다 5	3	5	1

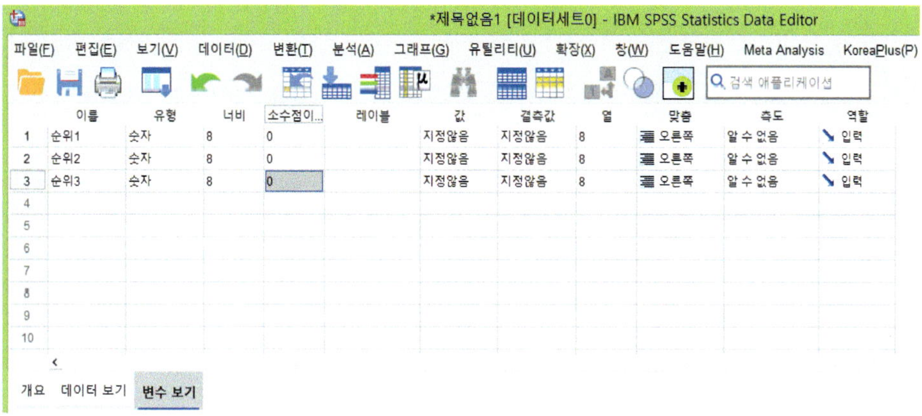

② 다음 [데이터 보기]를 클릭하여 [표 6-5] 순서형의 응답결과표를 순서대로 직접 입력한다.

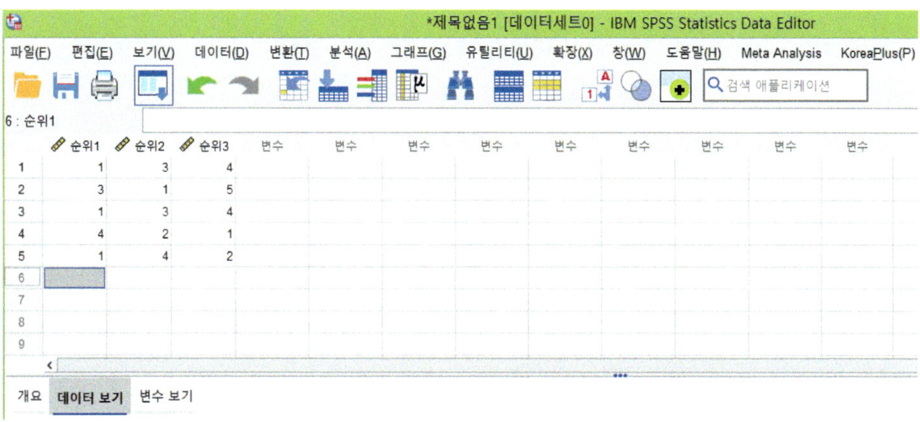

4. SPSS의 데이터 편집하기

SPSS에서 데이터 편집은 데이터의 입력, 변수설정, 변환, 계산 등의 기능을 말한다. 실제로 SPSS를 통해 통계분석을 하기 위해서는 데이터 편집기능을 잘 다룰 줄 알아야 한다. 여기에서는 일반적으로 많이 활용하는 [변수 삽입]과 [파일 합치기]를 살펴보자.

4.1 변수 삽입 또는 변수 추가

[변수 삽입] 또는 [변수 추가]는 기존에 있는 변수에 다른 변수를 추가하거나 삭제하는 기능을 말한다.

1) [변수 삽입]의 기능에 의한 새로운 변수를 추가

① 먼저 대화상자에서 추가해야할 기존의 파일을 불러온다.
② [변수 보기] 창에서 파일(F) → 열기(O) → 데이터(D)를 선택한다.
③ [데이터 열기] 창의 파일 이름에 변수를 추가하고자 하는 파일을 선택하고, <열기(O)>를 누른다.
④ 새로운 변수를 추가하고 싶은 곳에 커서를 두고, 오른쪽 마우스를 클릭한다.
⑤ [변수 삽입] 창이 나타나면, 여기에 새로운 변수의 이름을 입력한다.
⑥ 그 다음 [데이터 보기]를 클릭하여 추가된 변수의 값을 입력하면 된다.

2) [변수 추가]의 기능에 의한 새로운 변수를 추가

위의 [변수 삽입]의 기능에 의한 새로운 변수를 추가와 비슷하지만, 상단 메뉴에서 데이터(D) → 파일 합치기(G) → 변수 추가(V) 등으로 선택하는 것이 다르다.

아래의 그림에서 기존의 파일에는 8개의 변수에서 [충치여부]라는 변수를 추가해서 총 9개의 변수가 된다.

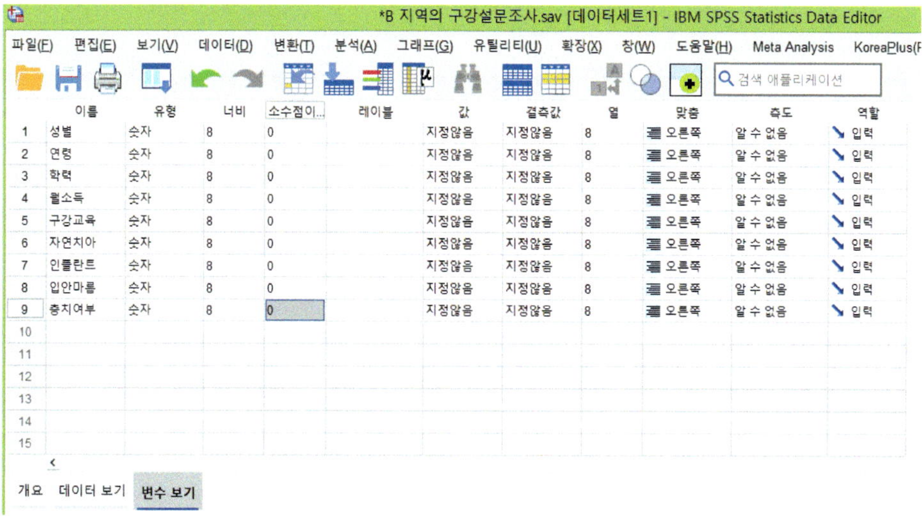

	이름	유형	너비	소수점이...	레이블	값	결측값	열	맞춤	측도	역할
1	성별	숫자	8	0		지정않음	지정않음	8	오른쪽	알 수 없음	입력
2	연령	숫자	8	0		지정않음	지정않음	8	오른쪽	알 수 없음	입력
3	학력	숫자	8	0		지정않음	지정않음	8	오른쪽	알 수 없음	입력
4	월소득	숫자	8	0		지정않음	지정않음	8	오른쪽	알 수 없음	입력
5	구강교육	숫자	8	0		지정않음	지정않음	8	오른쪽	알 수 없음	입력
6	자연치아	숫자	8	0		지정않음	지정않음	8	오른쪽	알 수 없음	입력
7	인플란트	숫자	8	0		지정않음	지정않음	8	오른쪽	알 수 없음	입력
8	입안마름	숫자	8	0		지정않음	지정않음	8	오른쪽	알 수 없음	입력
9	충치여부	숫자	8	0		지정않음	지정않음	8	오른쪽	알 수 없음	입력

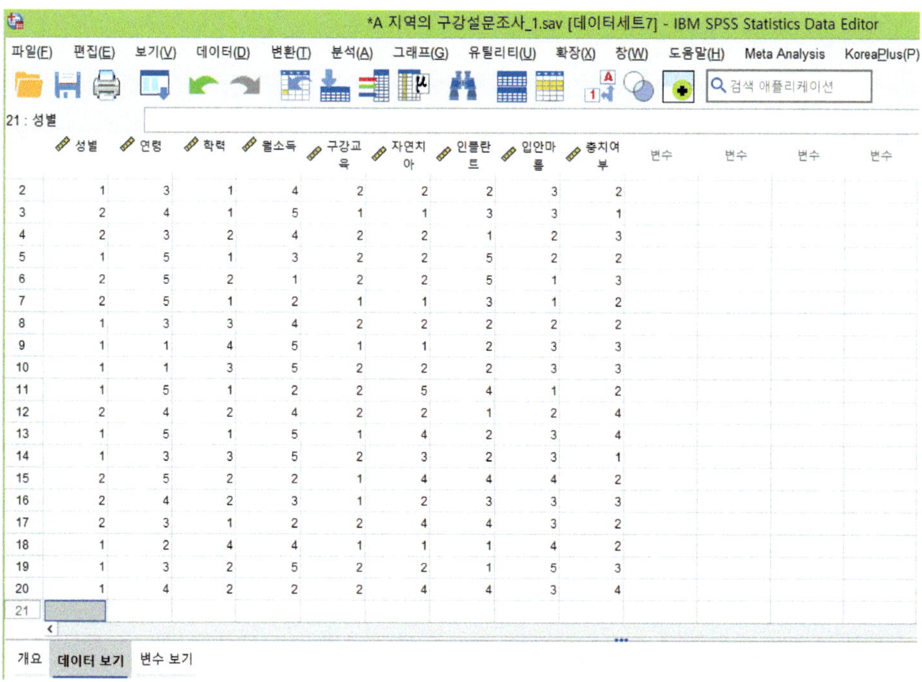

	성별	연령	학력	월소득	구강교육	자연치아	인플란트	입안마름	충치여부	변수	변수	변수	변수
2	1	3	1	4	2	2	2	3	2				
3	2	4	1	5	1	1	3	3	1				
4	2	3	2	4	2	2	1	2	3				
5	1	5	1	3	2	2	5	2	2				
6	2	5	2	1	2	2	5	1	3				
7	2	5	1	2	1	1	3	1	2				
8	1	3	3	4	2	2	2	2	2				
9	1	1	4	5	1	1	2	3	3				
10	1	1	3	5	2	2	2	3	3				
11	1	5	1	2	2	5	4	1	2				
12	2	4	2	4	2	2	1	2	4				
13	1	5	1	5	1	4	2	3	4				
14	1	3	3	5	2	3	2	3	1				
15	2	5	2	2	1	4	4	4	2				
16	2	4	2	3	1	2	3	3	3				
17	2	3	1	2	2	4	4	3	2				
18	1	2	4	4	1	1	1	4	2				
19	1	3	2	5	2	2	1	5	3				
20	1	4	2	2	2	4	4	3	4				
21													

4.2 파일 합치기

만약 각각 다른 지역(예를 들면, A지역과 B지역)에서 동일한 변수(설문문항)로 설문조사를 통해 응답결과를 코딩하여 각각 다른 파일로 저장했다고 가정해보자. 이는 통계분석을 하기 위해 하나의 데이터로 통합해야 할 것이다. 이런 경우는 SPSS의 「파일 합치기」 기능을 이용하면 된다.

〈A 지역의 구강설문조사의 코딩〉

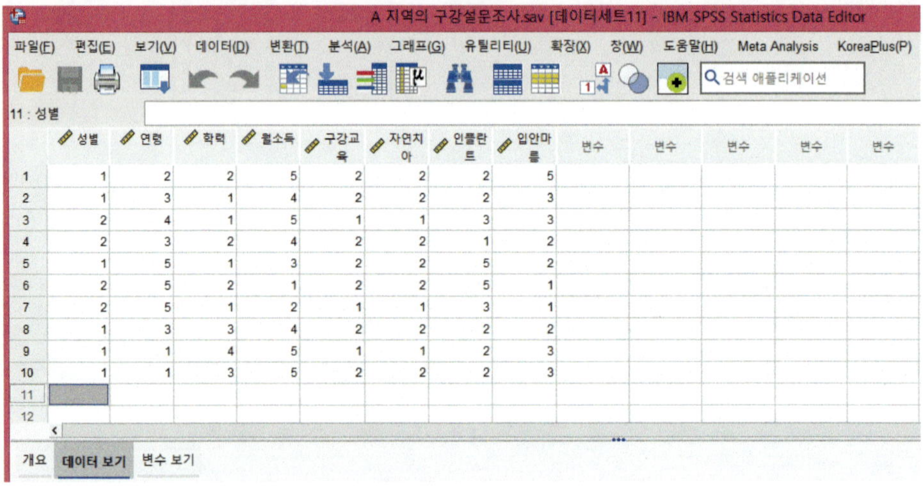

	성별	연령	학력	월소득	구강교육	자연치아	인플란트	입안마름
1	1	2	2	5	2	2	2	5
2	1	3	1	4	2	2	2	3
3	2	4	1	5	1	1	3	3
4	2	3	2	4	2	2	1	2
5	1	5	1	3	2	2	5	2
6	2	5	2	1	2	2	5	1
7	2	5	1	2	1	1	3	1
8	1	3	3	4	2	2	2	2
9	1	1	4	5	1	1	2	3
10	1	1	3	5	2	2	2	3

〈B 지역의 구강설문조사의 코딩〉

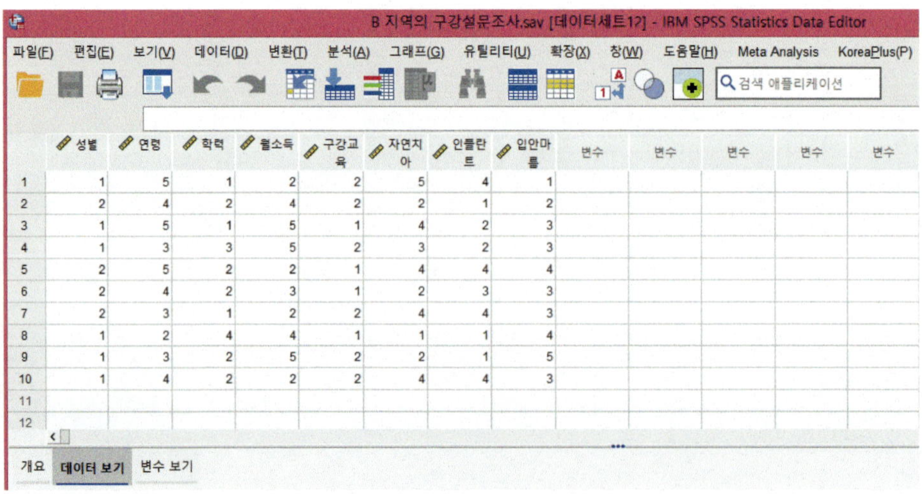

	성별	연령	학력	월소득	구강교육	자연치아	인플란트	입안마름
1	1	5	1	2	2	5	4	1
2	2	4	2	4	2	2	1	2
3	1	5	1	5	1	4	2	3
4	1	3	3	5	2	3	2	3
5	2	5	2	2	1	4	4	4
6	2	4	2	3	1	2	3	3
7	2	3	1	2	2	4	4	3
8	1	2	4	4	1	1	1	4
9	1	3	2	5	2	2	1	5
10	1	4	2	2	2	4	4	3

① 대화상자에서 "A지역의 구강설문조사"의 파일을 클릭하여 연다.

② "A지역의 구강설문조사"의 파일이 열려 있는 창에서 상단메뉴에 있는 [데이터 → 파일 합치기 → 케이스 추가]를 차례로 클릭한다.

③ [케이스 추가] 창이 열리면, [외부 SPSS Statistics 데이터 파일]을 선택하고 [찾아보기]를 클릭한다.

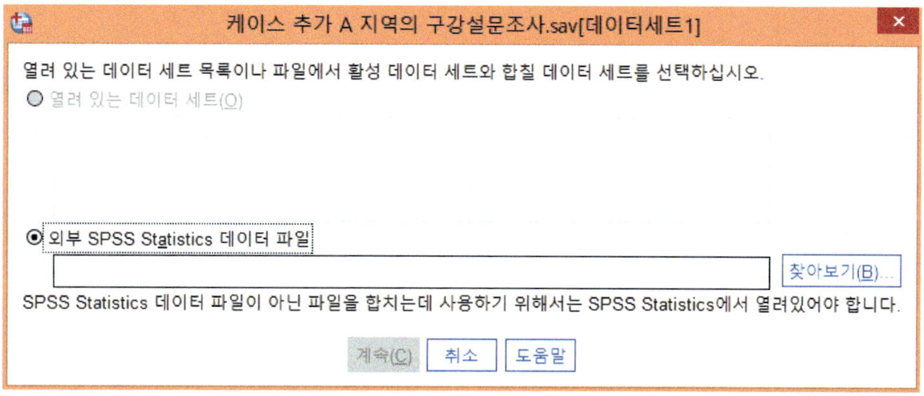

④ [케이스 추가: 파일 읽기] 상자에서 합쳐야 할 "B지역의 구강설문조사"의 파일을 선택하고, <열기>를 클릭한다.

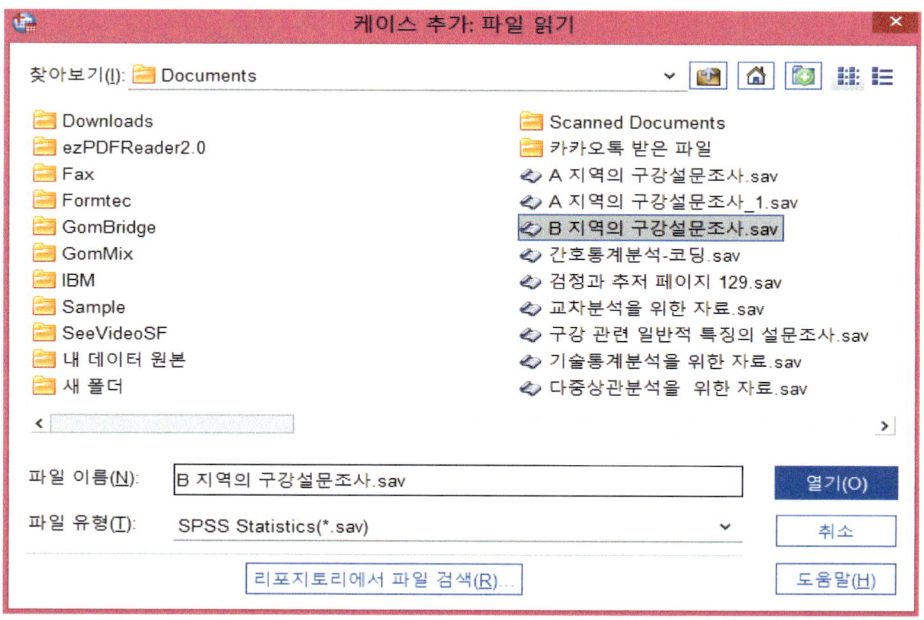

⑤ [케이스 추가 B 지역의 구강설문조사] 창에서 [계속] 버튼을 클릭하면, A지역의 구강설문조사의 파일과 B지역의 구강설문조사의 합쳐진 파일을 나타난다.

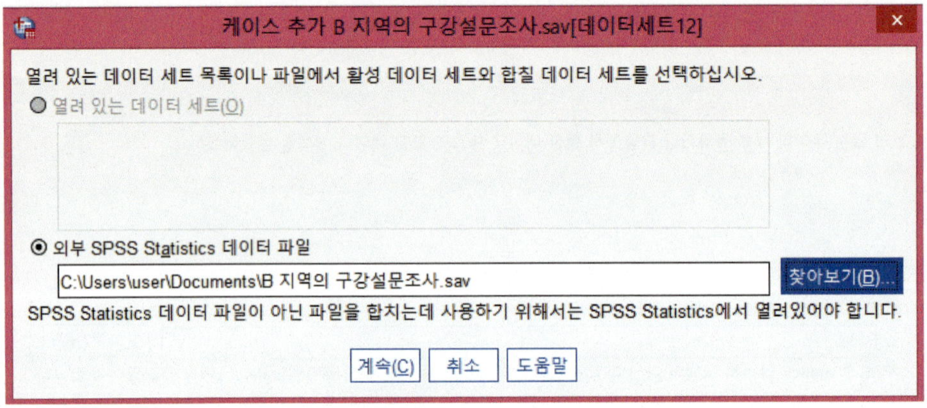

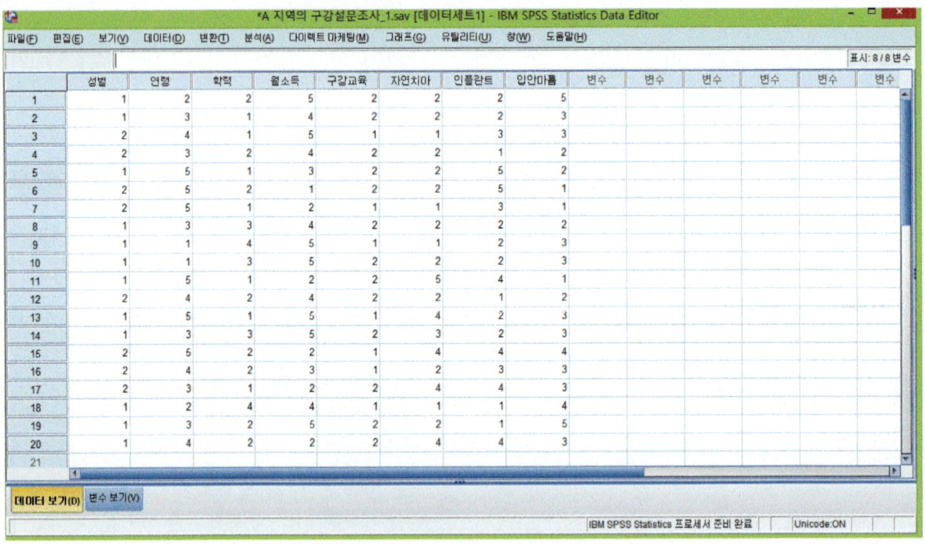

제6장 정리

01 다음의 용어들을 설명하시오.

- SPSS
- 데이터 보기
- 변수보기
- 창
- 유티리티
- 대화상자
- 파일
- 편집
- 보기
- 데이터

02 SPSS의 원어를 표기하고, 우리말로 번역하시오.

03 맨 처음에 SPSS 데이터 편집기창을 어떻게 실행하는가?

04 데이터 보기의 메뉴들 중 몇 가지 예를 들고 간단히 설명하시오.

05 변수보기의 메뉴를 중 몇 가지 예를 들고 간단히 설명하시오.

06 Excel 파일에 저장되어 있는 데이터를 SPSS 편집기 창에 불러오려면, 어떻게 해야 하는가?

07 두 가지 선택문항을 SPSS 편집기 창에 어떻게 입력하는가?

08 다중 선택문항을 SPSS 편집기 창에 어떻게 입력하는가?

09 SPSS 편집기 창에서 파일합치기를 어떻게 하는가?

제7장

빈도분석

연구자들이 논문이나 연구보고서를 작성하기 위해 제일 먼저 설문조사를 통해 추출한 표본의 특성을 살펴보기 위해 빈도분석과 기술통계분석을 시행하게 된다.

1. 빈도분석의 개요 및 사용목적

빈도분식(frequency analysis)은 통계분석의 가장 기본적이고 첫 번째 관문에 들어서는 것이라고 할 수 있는데, 기본적인 빈도분석만 잘 해도 멋진 보고서를 작성할 수 있다. 빈도분석은 범주형 변수, 즉 명목척도와 서열척도만을 대상으로 한다. 범주형 변수의 수치(빈도와 비율)와 도수분포표를 산출하여 분석대상인 집단의 통계적 특성을 알아보는데 사용하는 통계분석을 말한다. 수치로 요약할 경우는 각 범주에 몇 명, 몇 %로 구성되었는지를 정리한 것이며, 도수분포표로 요약하는 경우는 원그래프, 막대그래프, 꺾은선 그래프 등으로 나타낸다.

[빈도분석의 사용목적]

① 분석하고자 하는 변수는 범주형 변수이다.
② 범주의 빈도(몇 명)와 비율(몇 %)을 산출할 때 주로 이용한다.
③ 그래프에 의한 시각적으로 나타낼 수 있다.
④ 변수의 잘못 입력된 값, 코딩오류, 결측치 등을 점검하는데 사용된다.

[도수분포표]

① 원그래프(pie chart)
원그래프는 전체에 대한 각 부분의 비율을 부채꼴 모양으로 백분율로 나타낸 그래프인데, 각 부채꼴의 중심각이 전체에서 차지하는 비율을 나타내며, 비율을 한 눈에 볼 수 있다.

② 막대그래프(bar graph)
막대그래프는 관측치 값에 비례하여 높이와 길이로 나타내는 직사각형 막대로 범주형 변수를 표현하는 차트나 그래프를 말한다.

③ 꺾은선그래프(polygonal line chart)
꺾은선그래프 또는 선 그래프는 수량을 점으로 표시하고 그 점들을 선으로 이어 그린 그래프를 말하는데, 연속적인 자료에 대해 일련의 관찰대상의 추이를 비교할 경우, 추세(trend)를 관찰할 경우에 활용하는 그래프이다.

2. 빈도분석의 SPSS 통계분석 실행

2.1 단수반응 빈도분석

1) SPSS 통계분석을 위한 실습자료

단수반응 빈도분석이란 하나의 설문항목에 하나의 응답을 할 수 있는 범주형 변수의 범주별 빈도와 비율을 산출하여 그 특성을 파악하는 통계분석방법을 말한다. 『30명을 대상으로 다음의 설문항목을 설정하고 설문조사를 실시하였다.』 이 실습자료를 통해 성별, 연령별, 그리고 학력별에 따라 통계적 특성을 살펴보자.

▸ 단수반응 설문항목

Q1: 귀하의 성별은 무엇입니까?
① 남자　② 여자

Q2: 귀하의 연령은 다음 중 어디에 해당합니까?
① 40대 이하　② 50대　③ 60대　④ 70대　⑤ 70대 이상

Q3: 귀하의 최종학력은 무엇입니까?
① 초등학교 졸업 이하　② 중학교 졸업
③ 고등학교 졸업　④ 대학교 졸업
⑤ 대학교 졸업 이상

▸ 단수반응 설문코딩

ID	성별	연령	학력	ID	성별	연령	학력
1	1	1	5	16	1	3	2
2	2	3	3	17	2	4	1
3	1	2	4	18	1	5	1
4	1	4	2	19	2	1	4
5	2	1	3	20	1	3	2
6	1	4	2	21	2	5	3
7	2	4	3	22	1	2	5
8	1	3	3	23	2	4	3
9	1	5	1	24	2	3	4
10	2	2	2	25	1	2	3
11	1	4	3	26	2	5	2
12	2	5	1	27	1	1	5
13	1	2	4	28	2	4	2
14	2	4	2	29	1	4	3
15	1	3	3	30	1	5	1

2) 단수반응 빈도분석의 실행

① [파일－열기－데이터]로 들어가 SPSS에 이미 저장된 파일을 불러들여 실행하는 경우와 설문조사한 결과를 코딩한 다음에 처음에 실행하는 경우는 [변수 보기]에서 [이름]의 세로 열에 변수명(성별, 연령, 학력)을 입력하고, [데이터 보기]에서 성별, 연령, 학력의 각 셀에 자료를 입력한다. 그 다음 [열기] 버튼을 클릭한다.

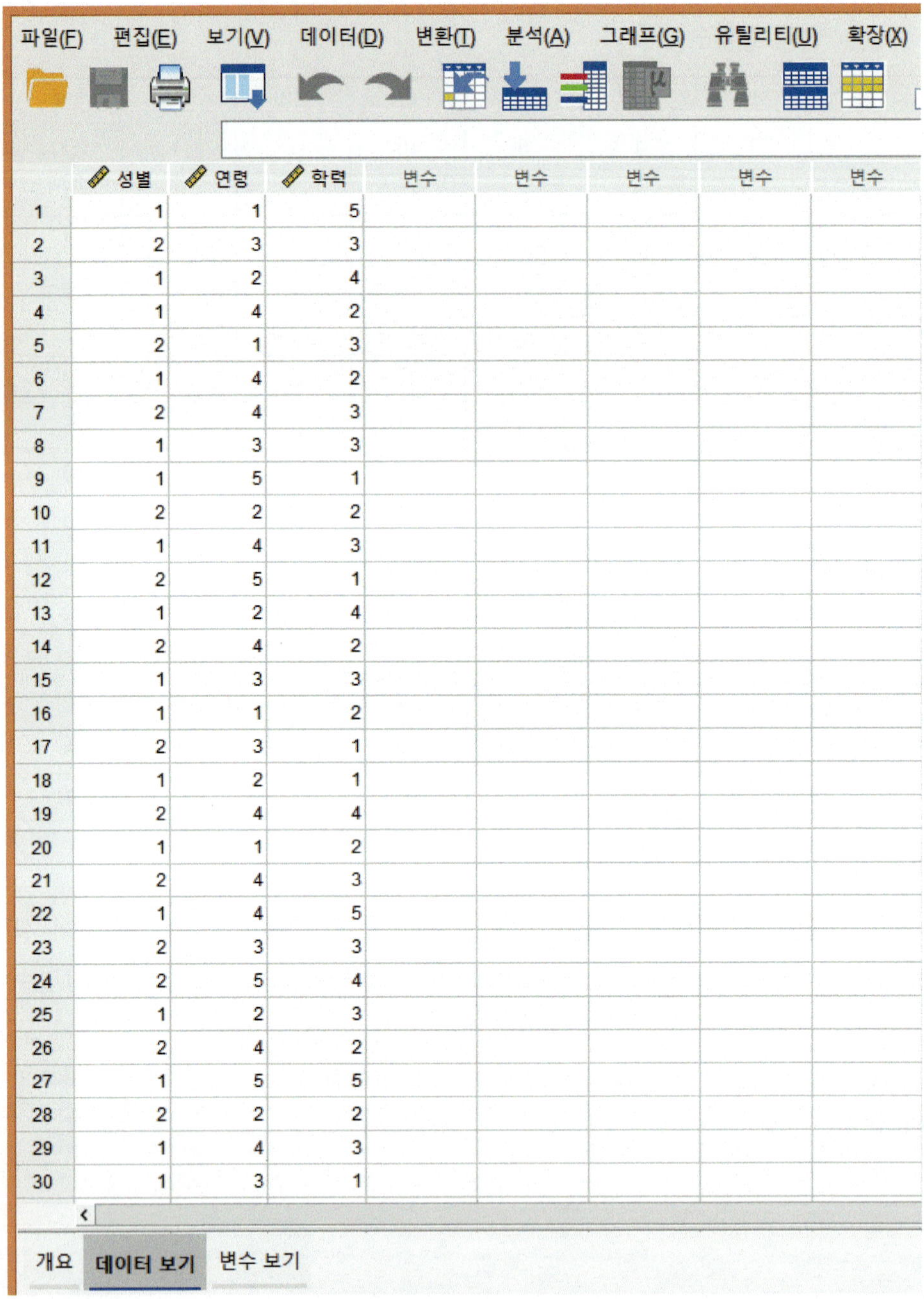

	성별	연령	학력	변수	변수	변수	변수	변수
1	1	1	5					
2	2	3	3					
3	1	2	4					
4	1	4	2					
5	2	1	3					
6	1	4	2					
7	2	4	3					
8	1	3	3					
9	1	5	1					
10	2	2	2					
11	1	4	3					
12	2	5	1					
13	1	2	4					
14	2	4	2					
15	1	3	3					
16	1	1	2					
17	2	3	1					
18	1	2	1					
19	2	4	4					
20	1	1	2					
21	2	4	3					
22	1	4	5					
23	2	3	3					
24	2	5	4					
25	1	2	3					
26	2	4	2					
27	1	5	5					
28	2	2	2					
29	1	4	3					
30	1	3	1					

② [분석－기술통계량－빈도분석]을 차례로 클릭하여 [빈도분석] 창을 연다.

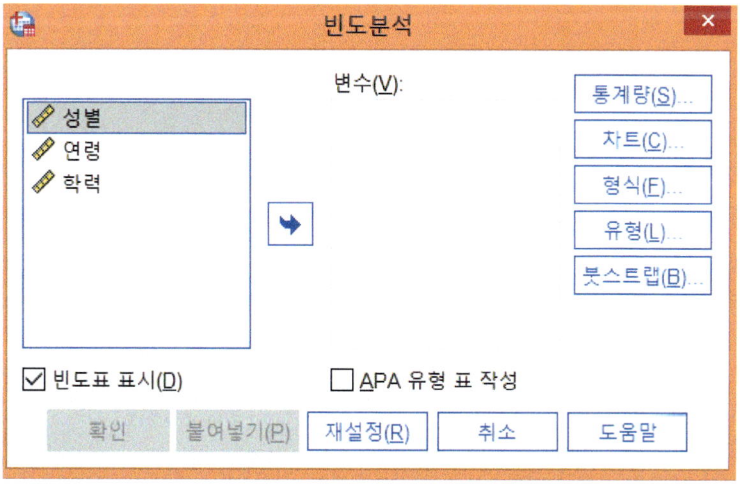

③ [빈도분석] 창에서 분석하고자하는 변수 [성별], [연령], [학력]을 다음과 같이 오른쪽으로 옮긴다.

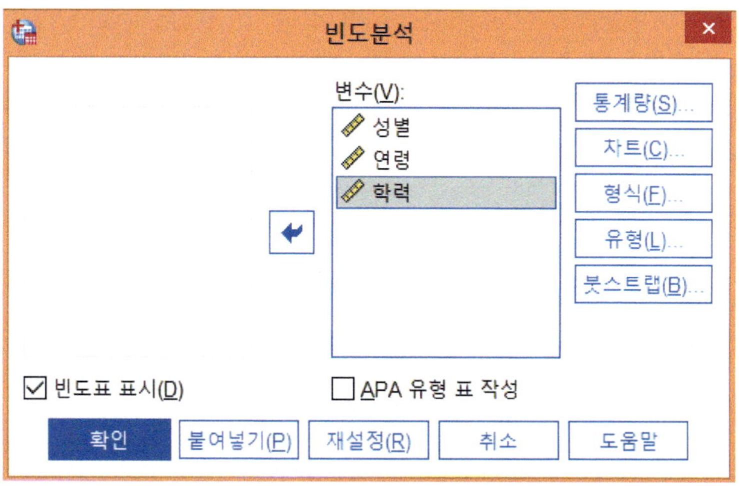

④ [빈도분석]에서 [통계창] 창을 클릭하면, [빈도분석: 통계창]에서 연구자가 필요한 항목들을 선택하고 [계속] 버튼을 클릭한다.

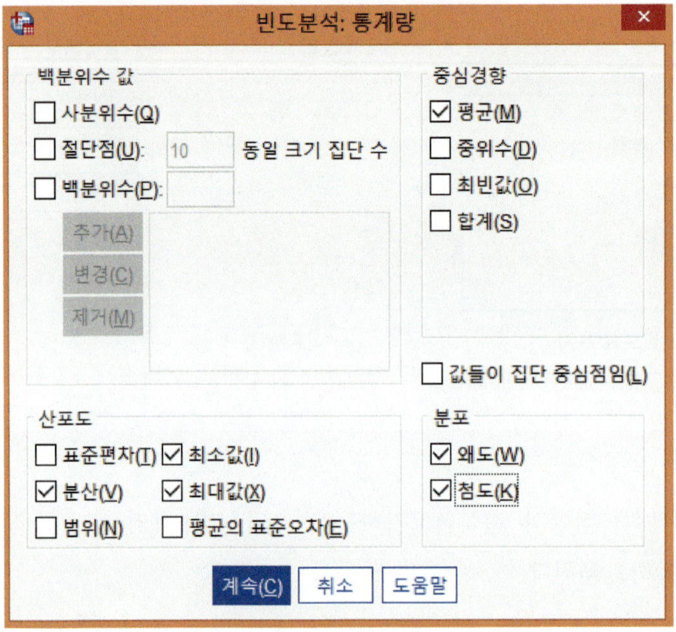

⑤ [빈도분석]에서 [차트] 창을 클릭하면, 도표의 유형으로 막대형 차트(bar chart), 원형 차트(pie chart), 히스토그램(histogram)이 나타나는데, 연구자가 원하는 하나를 선택한다. 예를 들면, [막대형 차드]를 선택하고, [계속] 버튼을 클릭한다.

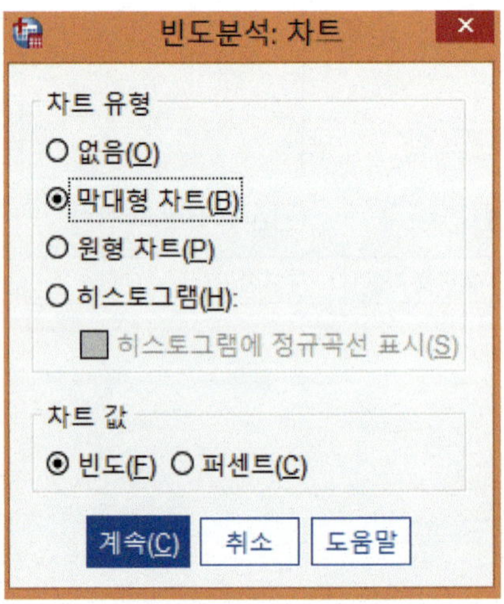

⑥ 마지막으로 [확인] 버튼을 클릭하면 분석결과가 나타난다.

3) 주요 분석결과

▸ 빈도표(frequency table)

성별

		빈도	퍼센트	유효 퍼센트	누적 퍼센트
유효	1	17	56.7	56.7	56.7
	2	13	43.3	43.3	100.0
	전체	30	100.0	100.0	

연령

		빈도	퍼센트	유효 퍼센트	누적 퍼센트
유효	1	4	13.3	13.3	13.3
	2	6	20.0	20.0	33.3
	3	6	20.0	20.0	53.3
	4	10	33.3	33.3	86.7
	5	4	13.3	13.3	100.0
	전체	30	100.0	100.0	

학력

		빈도	퍼센트	유효 퍼센트	누적 퍼센트
유효	1	5	16.7	16.7	16.7
	2	8	26.7	26.7	43.3
	3	10	33.3	33.3	76.7
	4	4	13.3	13.3	90.0
	5	3	10.0	10.0	100.0
	전체	30	100.0	100.0	

▸ 도표(bar graph)

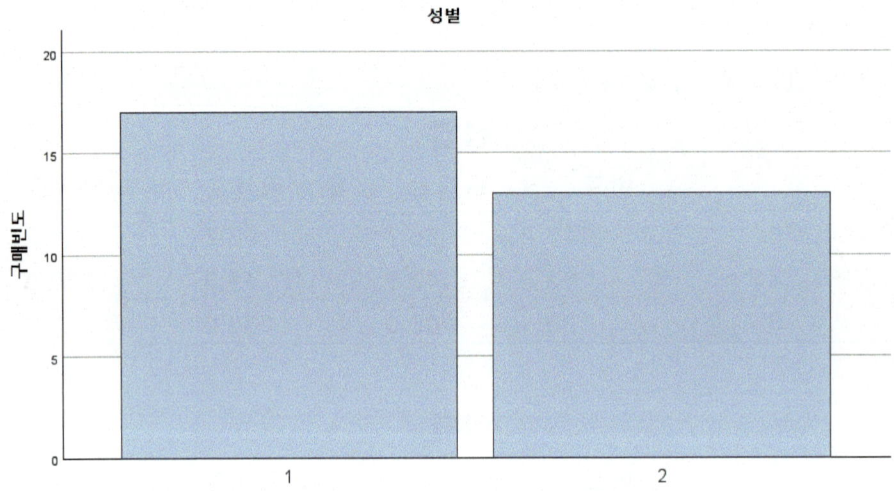

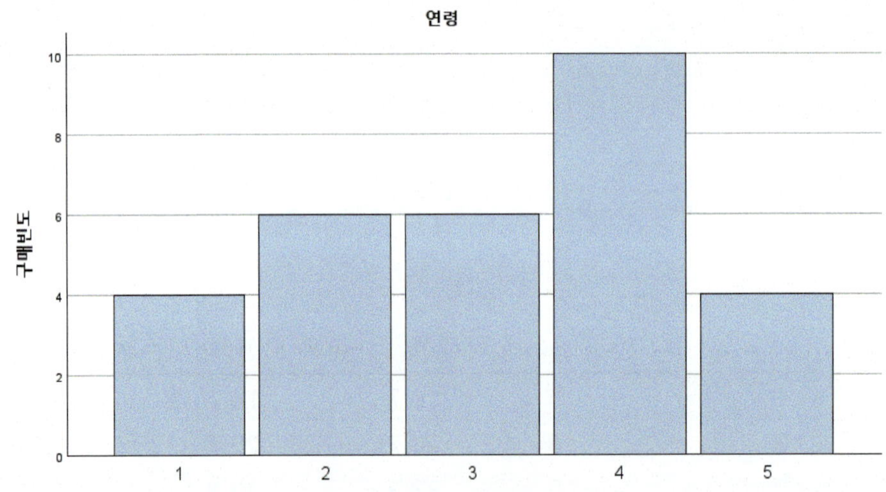

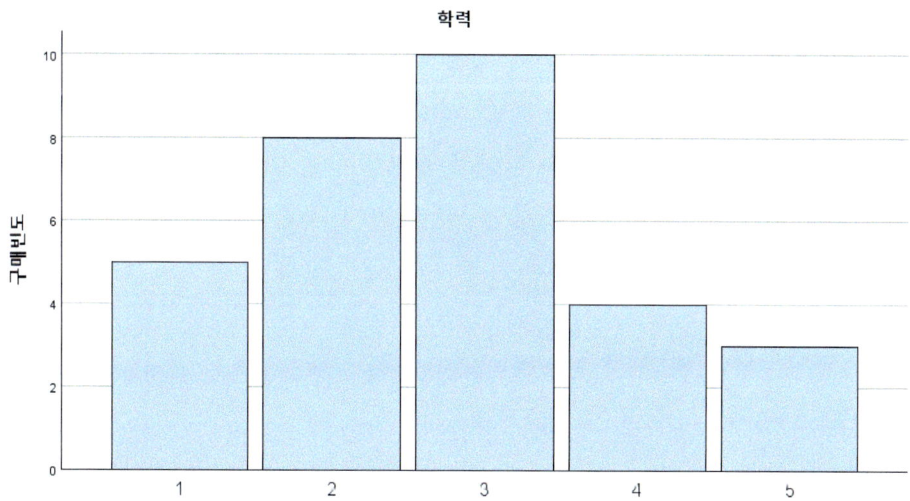

4) 빈도분석의 결과표 해석

빈도분석의 결과는 SPSS의 출력결과들 중에서 연구자가 필요한 내용(빈도와 비율(%))를 중심으로 제시하면 된다.

(N=30)

변수		빈도	비율
성별	남자	17	56.7
	여자	13	43.4
연령	40대이하	4	13.4
	50대	5	16.7
	60대	6	20.0
	70대	9	30.0
	70대이하	6	20.0
학력	초등졸 이하	5	16.7
	중졸	8	26.7
	고졸	10	33.4
	대졸	4	13.4
	대졸이상	3	10.0
전체		30	100

빈도분석 결과에서 보면, 전체 조사대상자 30명 중에서 성별로 남자가 17명(56.7%)이고, 여자가 13명(43.4%)으로 성별 차이는 크지 않았다. 연령별로는 40대 이하가 4명(13.4%), 50대가 5명(16.7%), 60대가 6명(20.0%), 70대가 9명(30.0%), 70대 이하가 6(20.0%)으로 60대와 70대가 절반 이상을 차지하였다. 학력별을 보면, 초등졸 이하가 5명(16.7%), 중졸이 8명(26.7%), 고졸이 10명(33.4%), 대졸이 4명(13.4%), 대졸 이상이 3명(10.0%)으로 고졸이 가장 많은 것으로 나타났다.

2.2 다중반응 빈도분석

1) SPSS 통계분석을 위한 실습자료

다중반응 빈도분석(multiple response frequency analysis)이란 하나의 설문문항에서 2개 이상 응답을 할 수 있는 범주형 변수의 범주별 빈도와 비율을 산출하여 그 특성을 파악하는 통계분석방법을 말한다. 다중반응 설문문항에 따른 코딩방식은 첫째, 응답자가 설문문항에서 정해진 만큼 선택하는 경우이다. 둘째, 응답자가 설문문항들 중에서 원하는 만큼 모두 선택하는 경우다. 셋째, 응답자가 설문문항들 중에서 우선순위에 따라 선택하는 경우이다. 여기에서는 응답자가 설문문항들 중에서 2가지만 선택하는 경우만을 SPSS에서 실행하기로 한다.

▸ 복수반응 설문항목

Q: 다음 중에서 귀하가 좋아하는 운동경기는 무엇입니까? (2가지만 선택)

① 축구 ② 배구 ③ 농구

④ 탁구 ⑤ 테니스 ⑥ 배드민턴

▸ 복수반응 설문코딩

ID	운동경기1	운동경기2	ID	운동경기1	운동경기2
1	3	2	16	2	4
2	1	4	17	4	6
3	4	3	18	3	1
4	5	1	19	5	4
5	1	6	20	1	2
6	2	2	21	4	5
7	4	4	22	2	1
8	6	1	23	6	6
9	1	4	24	4	4
10	6	2	25	1	1
11	2	3	26	2	4
12	1	4	27	6	6
13	4	1	28	3	1
14	6	6	29	4	5
15	4	3	30	1	2

2) 복수응답 빈도분석 실행

① 단수반응 빈도분석의 실행과 같이 [파일－열기－데이터]로 들어가 SPSS에 이미 저장된 파일을 불러들여 실행하는 경우와 설문조사한 결과를 코딩한 다음에 처음에 실행하는 경우는 [변수보기]에서 [이름]의 세로 열에 변수명(운동경기1, 운동경기2)을 입력하고, [데이터 보기]에서 운동경기1, 운동경기2의 각 셀에 자료를 입력한다. 그 다음 [열기] 버튼을 클릭한다.

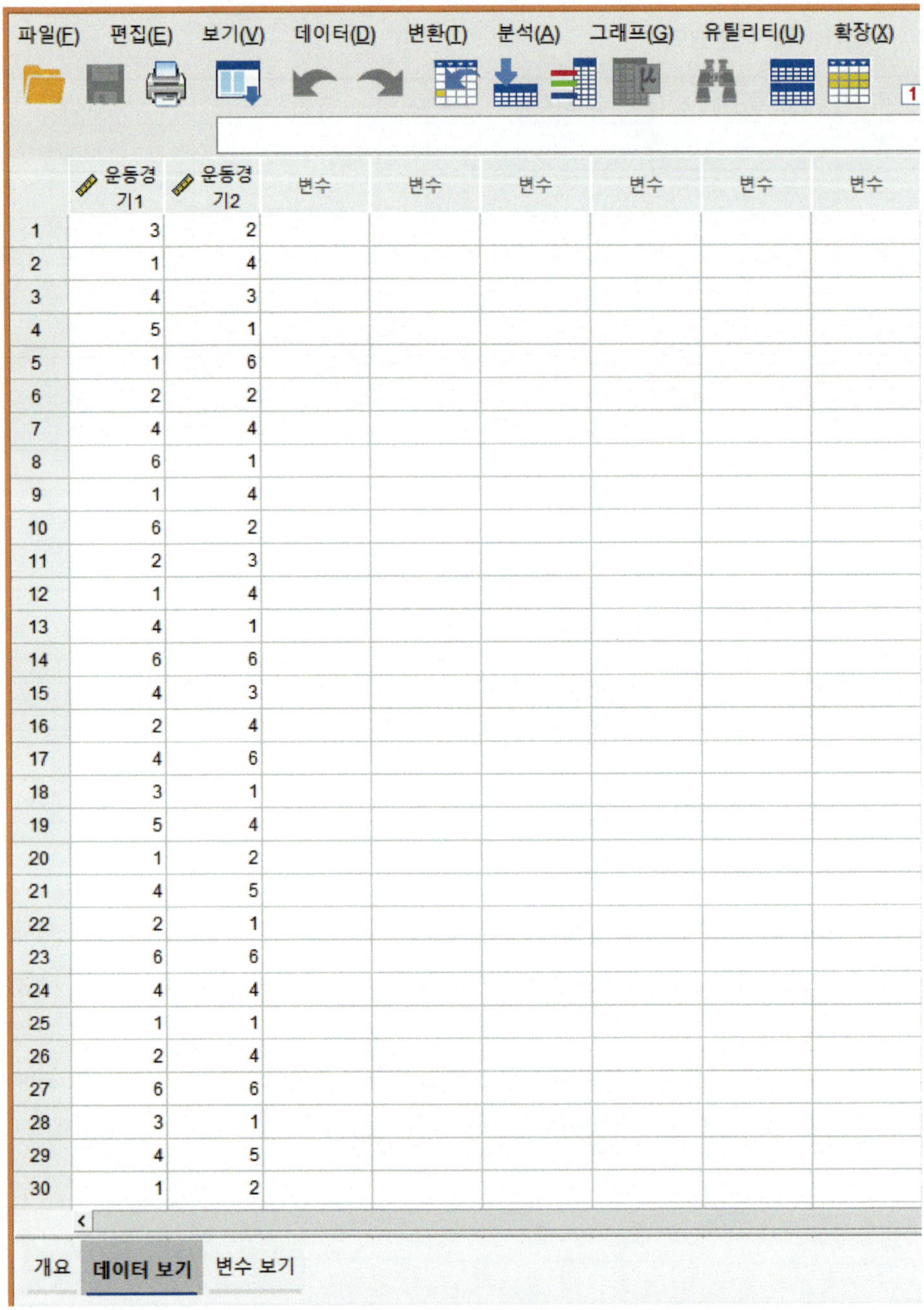
파일(F) 편집(E) 보기(V) 데이터(D) 변환(T) 분석(A) 그래프(G) 유틸리티(U) 확장(X)
운동경기1 운동경기2 변수 변수 변수 변수 변수 변수
1 3 2
2 1 4
3 4 3
4 5 1
5 1 6
6 2 2
7 4 4
8 6 1
9 1 4
10 6 2
11 2 3
12 1 4
13 4 1
14 6 6
15 4 3
16 2 4
17 4 6
18 3 1
19 5 4
20 1 2
21 4 5
22 2 1
23 6 6
24 4 4
25 1 1
26 2 4
27 6 6
28 3 1
29 4 5
30 1 2
개요 데이터 보기 변수 보기

② [분석–다중반응]–[다중반응 변수군 정의]를 클릭한다. [다중반응 변수군 정의] 창에서 [변수군 정의]에 있는 두 개의 변수들인 [운동경기1]과 [운동경기2]를 [변수군에 포함된 변수]로 이동한다. [변수들의 코딩형식]에서 [범주형]을 선택하고, 설문문항에서 선택지가 6개, 즉 운동경기 변수의 범주가 6개이기 때문에 [범위]를 1에서 6으로 입력한다. [이름] 란에는 「운동경기」로 적고 [레이블] 란에는 「좋아하는 운동경기 종류」를 입력한다.

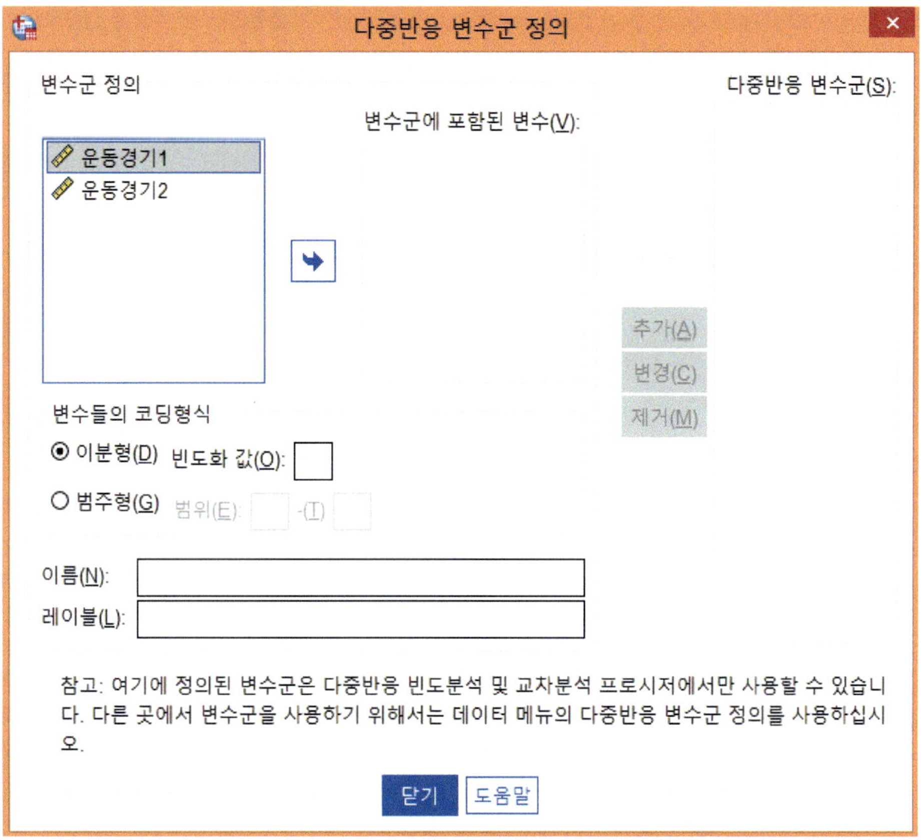

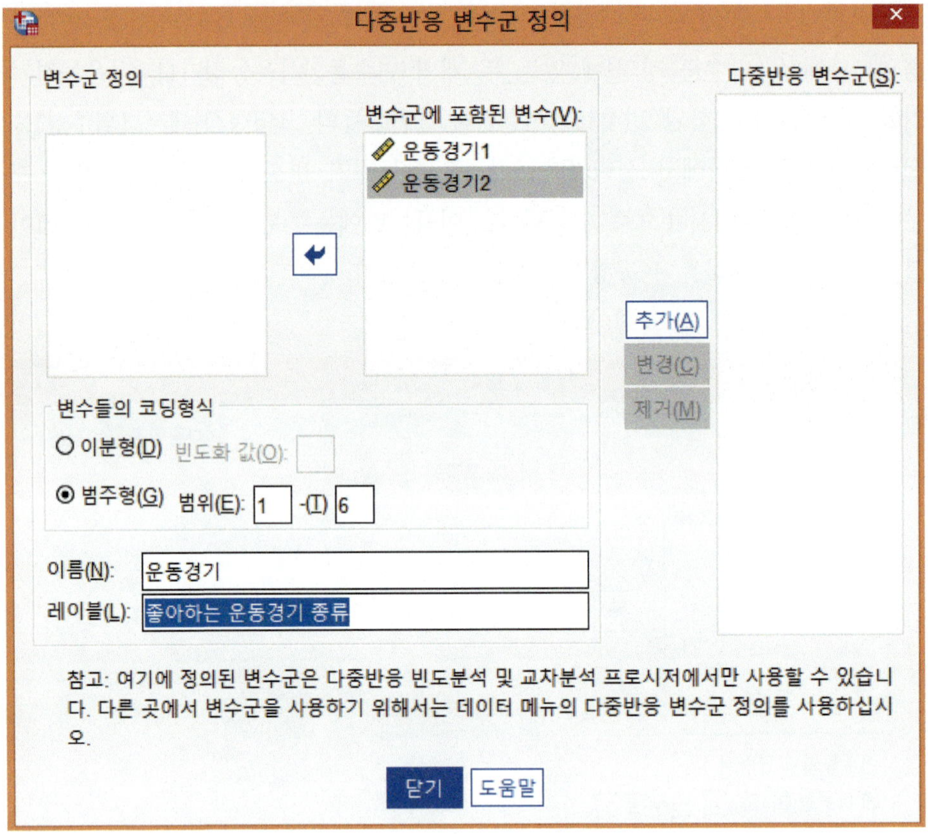

③ [다중반응 변수군 정의] 창에서 [추가] 버튼을 클릭하면, [다중반응 변수군]에 「$운동경기」라는 변수가 생성된다. [닫기] 버튼을 클릭하면 변수군 정의가 완료되며 분석결과가 나타난다.

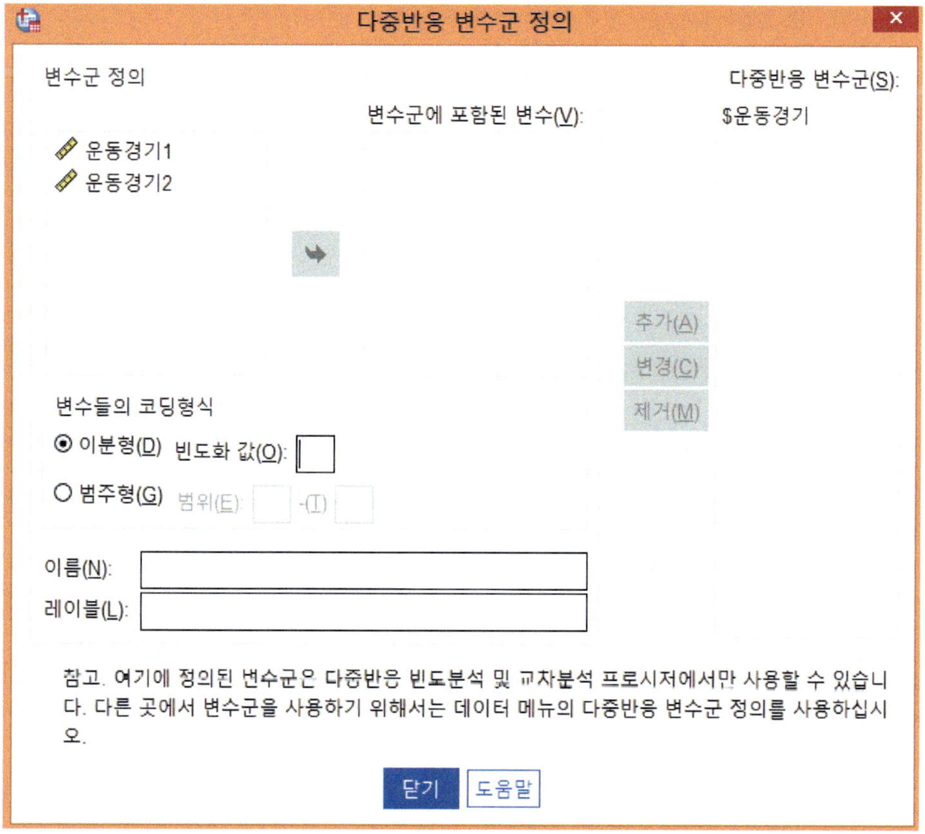

3) 주요 분석결과

케이스 요약

	케이스					
	유효함		결측값		총계	
	N	퍼센트	N	퍼센트	N	퍼센트
$운동경기[a]	30	100.0%	0	0.0%	30	100.0%

a. 그룹

$운동경기 빈도

		반응		케이스의 퍼센트
		N	퍼센트	
좋아하는 운동경기 종류[a]	1	14	23.3%	46.7%
	2	10	16.7%	33.3%
	3	6	10.0%	20.0%
	4	16	26.7%	53.3%
	5	4	6.7%	13.3%
	6	10	16.7%	33.3%
총계		60	100.0%	200.0%

a. 그룹

4) 복수응답 빈도분석의 결과 해석

운동경기 종류	응답		케이스 중 비율
	빈도	비율	
축구	14	23.3	46.7
배구	10	16.7	33.3
농구	6	10.0	20.0
탁구	16	26.7	53.3
테니스	4	6.7	13.3
배드민턴	10	16.7	33.3
전체	60	100	200

응답자 30명에게 운동경기(축구, 배구, 농구, 탁구, 테니스, 배드민턴) 중에서 2개를 복수응답하게 한 복수반응 빈도분석의 결과를 보면, 탁구를 16명(53.3%), 축구를 14명(46.7%)이 응답하여 가장 좋아하는 운동경기 임을 알 수 있다. 반면, 배구와 배드민턴은 모두 10명(33.3%)을 차지하고 있으며, 농구는 6명(20.0%), 테니스는 4명(13.3%)이 응답하여 상대적으로 덜 좋아하는 운동경기인 것으로 나타났다.

제7장 정리

01 통계분석에서 빈도분석을 왜 하는가?

02 빈도분석의 사용목적을 설명하시오.

03 원그래프, 막대그래프, 그리고 꺾은선 그래프는 각각 어떠한 장점을 지니고 있는가?

04 다음의 단수반응 빈도분석을 시행하고 분석결과를 해석하시오.

▸ 단수반응 설문항목

Q1: 귀하의 성별은 무엇입니까?
① 남자 ② 여자
Q2: 귀하의 연령은 다음 중 어디에 해당합니까?
① 40대 이하 ② 50대 ③ 60대
④ 70대 ⑤ 70대 이상
Q3: 귀하의 최종학력은 무엇입니까?
① 초등학교 졸업 이하 ② 중학교 졸업 ③ 고등학교 졸업
④ 대학교 졸업 ⑤ 대학교 졸업 이상
Q4: 귀하의 자연치아는 몇 개 입니까?
① 30개 이상 ② 33~30개 ③ 29~25개
④ 24~21개 ⑤ 20개 이하

▸ 단수반응 설문코딩

ID	성별	연령	학력	자연치아	ID	성별	연령	학력	자연치아
1	1	1	5	1	16	1	3	2	3
2	2	3	3	1	17	2	4	1	2
3	1	2	4	1	18	1	5	1	2
4	1	4	2	3	19	2	1	4	1
5	2	1	3	2	20	1	3	2	1
6	1	4	2	5	21	2	5	3	3
7	2	4	3	3	22	1	2	5	4
8	1	3	3	2	23	2	4	3	2
9	1	5	1	5	24	2	3	4	5
10	2	2	2	3	25	1	2	3	3
11	1	4	3	3	26	2	5	2	2
12	2	5	1	1	27	1	1	5	1
13	1	2	4	1	28	2	4	2	1
14	2	4	2	4	29	1	4	3	3
15	1	3	3	4	30	1	5	1	4

05 다음의 복수반응 빈도분석을 시행하고 분석결과를 해석하시오.

▸ 복수반응 설문항목

Q: 다음 중에서 귀하가 간호학과를 졸업하고 진료를 원하는 기관은 어디입니까? (3가지만 선택)

① 종합병원 ② 보건소 ③ 보건교사
④ 일반병원 ⑤ 대학원진학 ⑥ 간호장교

▸ 복수반응 설문코딩

ID	선택 1	선택 2	선택 3	ID	선택 1	선택 2	선택 3
1	3	2	6	16	2	4	1
2	1	4	5	17	4	6	2
3	4	3	4	18	3	1	3
4	5	1	5	19	5	4	5
5	1	6	2	20	1	2	6
6	2	2	3	21	4	5	2
7	4	4	4	22	2	1	3
8	6	1	1	23	6	6	5
9	1	4	1	24	4	4	2
10	6	2	2	25	1	1	4
11	2	3	3	26	2	4	6
12	1	4	1	27	6	6	1
13	4	1	2	28	3	1	1
14	6	6	4	29	4	5	2
15	4	3	2	30	1	2	3

06 다음은 심장 스탠트(stent)를 삽입해야 하는 15명의 환자들에게 필요한 관의 길이(cm)를 측정한 것이다. 또한 환자들의 키와 몸무게도 같이 측정하였는데, 3변수에 대한 빈도분석을 시행하고 분석결과를 해석하시오.

ID	키(cm)	몸무게(kg)	관의 길이(cm)
1	145	55	34
2	163	65	33
3	170	75	44
4	167	77	53
5	177	65	25
6	156	73	43
7	165	65	56
8	177	73	76
9	155	68	44
10	167	63	56
11	178	58	53
12	148	69	45
13	155	70	34
14	163	71	36
15	174	66	34

제8장

기술통계분석

1. 기술통계분석의 개념과 사용목적

기술통계분석(descriptive statistic analysis)은 빈도분석과 비슷하지만, 빈도분석은 주로 명목변수나 서열변수와 같은 이산적(discrete) 자료를 분석할 때 주로 사용하지만, 기술통계분석의 경우는 등간변수와 비율변수와 같은 연속적(continuous) 자료를 분석할 때 주로 사용한다. 다시 말하면, 기술통계분석은 연속형 변수의 기술통계량을 산출하는 통계방법인데, 주요 기술통계량으로는 중심화 경향(평균, 중앙값, 최빈값, 사분위수, 백분위수), 산포도(범위, 분산, 표준편차, 최대값, 최소값), 분포도(왜도, 첨도)가 있다. 기술통계분석에서는 빈도분석처럼 도수분포표로 나타낼 수 없다. 이미 제2장에서 통계분석의 가장 기초가 되는 기술통계량을 살펴보았는데, 여기에서는 기술통계분석의 SPSS 통계실습을 위한 중요한 표본의 기술통계량을 요약하면 다음과 같다.

표 8-1 기술통계분석을 위한 주요 표본의 기술통계량

옵션		내용	계산공식
중심화 경향	산술평균 ($\bar{x}$)	산술평균(관측치의 총합/관측치의 수)	
	중앙값	관측치들을 순서로 배열할 때 가장 중앙에 위치한 값	가장 중앙에 위치한 값
	최빈값	관측치들 중에서 가장 빈도가 많이 나타나는 값	가장 많이 나타나는 값
	사분위수	관측치들을 순서로 배열할 때 25번째, 50번째, 75번째의 값	예를 들면, 50번째 사분위수(Q_2) = (50/100) × 관측치 수
	백분위수	관측치들을 순서로 배열할 때 100등분한 값	100등분한 경우의 수
산포도	범위	관측치들의 최대값에서 최소값을 뺀 값	범위 = 최대값 − 최소값
	평균편차	평균을 중심으로 관측치들이 어느 정도 떨어져 있는가를 측정하는 통계량	
	분산 (σ^2)	평균을 중심으로 관측치들이 어느 정도 떨어져 있는가를 측정하는 통계량	
	표준편차 (s)	평균을 중심으로 관측치들이 어느 정도 퍼져 있는가를 측정하는 통계량	
	최대값	관측들 중에서 가장 큰 값	가장 큰 값
	최소값	관측들 중에서 가장 작은 값	가장 작은 값
분포도	왜도	관측치들 분포의 좌우로 치우침을 나타내는 통계량	$S = 3(M - Me)/s$ (M: 평균, Me: 중앙값, s: 표준편차)
	첨도	관측치들 분포의 뾰쪽한 정도를 나타내는 통계량	$K = m_4/s$ (m_4: 평균에 관한 4차 적률, s: 표준편차)

[기술통계분석의 사용목적]

① 연속적 관측치(자료)의 중심(평균값), 관측치의 퍼짐, 좌·우 치우침과 뾰족함 등의 특성을 파악하기 위한 통계량

② 연구자들이 가장 많이 활용하는 분석방법이다.

2. 기술통계량의 SPSS 통계분석

2.1 SPSS 통계분석을 위한 설문조사와 실습자료

▸ 설문항목

Q1: 귀하의 성별은 무엇입니까? ⇒ 범주형 변수
① 남자 ② 여자
Q2: 귀하의 연령은 다음 중 어디에 해당합니까? ⇒ 범주형 변수
① 40대 이하 ② 50대 ③ 60대
④ 70대 ⑤ 70대 이상
Q3: 귀하의 최종학력은 무엇입니까? ⇒ 범주형 변수
① 초등학교 졸업 이하 ② 중학교 졸업 ③ 고등학교 졸업
④ 대학교 졸업 ⑤ 대학교 졸업 이상
Q4: 귀하의 간호업무만족도는 어느 정도 입니까? (100점 만점) ⇒ 연속형 변수
( )
Q5: 귀하의 월평균 급여는 얼마입니까? ⇒ 연속형 변수
( )

▸ 설문코딩

ID	성별	연령	학력	간호 만족도	월평균 급여	ID	성별	연령	학력	간호 만족도	월평균 급여
1	1	1	5	78	400	16	1	3	2	77	400
2	2	3	3	80	300	17	2	4	1	80	300
3	1	2	4	50	250	18	1	5	1	66	410
4	1	4	2	90	300	19	2	1	4	60	290
5	2	1	3	77	350	20	1	3	2	58	300
6	1	4	2	87	200	21	2	5	3	70	210
7	2	4	3	63	440	22	1	2	5	68	220
8	1	3	3	55	300	23	2	4	3	78	250
9	1	5	1	75	200	24	2	3	4	90	280
10	2	2	2	43	250	25	1	2	3	55	310
11	1	4	3	50	280	26	2	5	2	43	320
12	2	5	1	65	290	27	1	1	5	39	400
13	1	2	4	56	300	28	2	4	2	40	270
14	2	4	2	70	310	29	1	4	3	80	400
15	1	3	3	80	400	30	1	5	1	74	390

2.2 기술통계분석의 SPSS 통계프로그램 실행

① [파일－열기－데이터]로 들어가 SPSS에 이미 저장된 파일을 불러들여 실행하는 경우와 설문조사한 결과를 코딩한 다음에 처음에 실행하는 경우는 [변수 보기]에서 [이름]의 세로 열에 변수명(성별, 연령, 학력, 간호만족도, 월평균급여)을 입력하고, [데이터 보기]에서 성별, 연령, 학력, 간호만족도, 월평균급여의 각 셀에 자료를 입력한다. 그 다음 [열기] 버튼을 클릭한다.

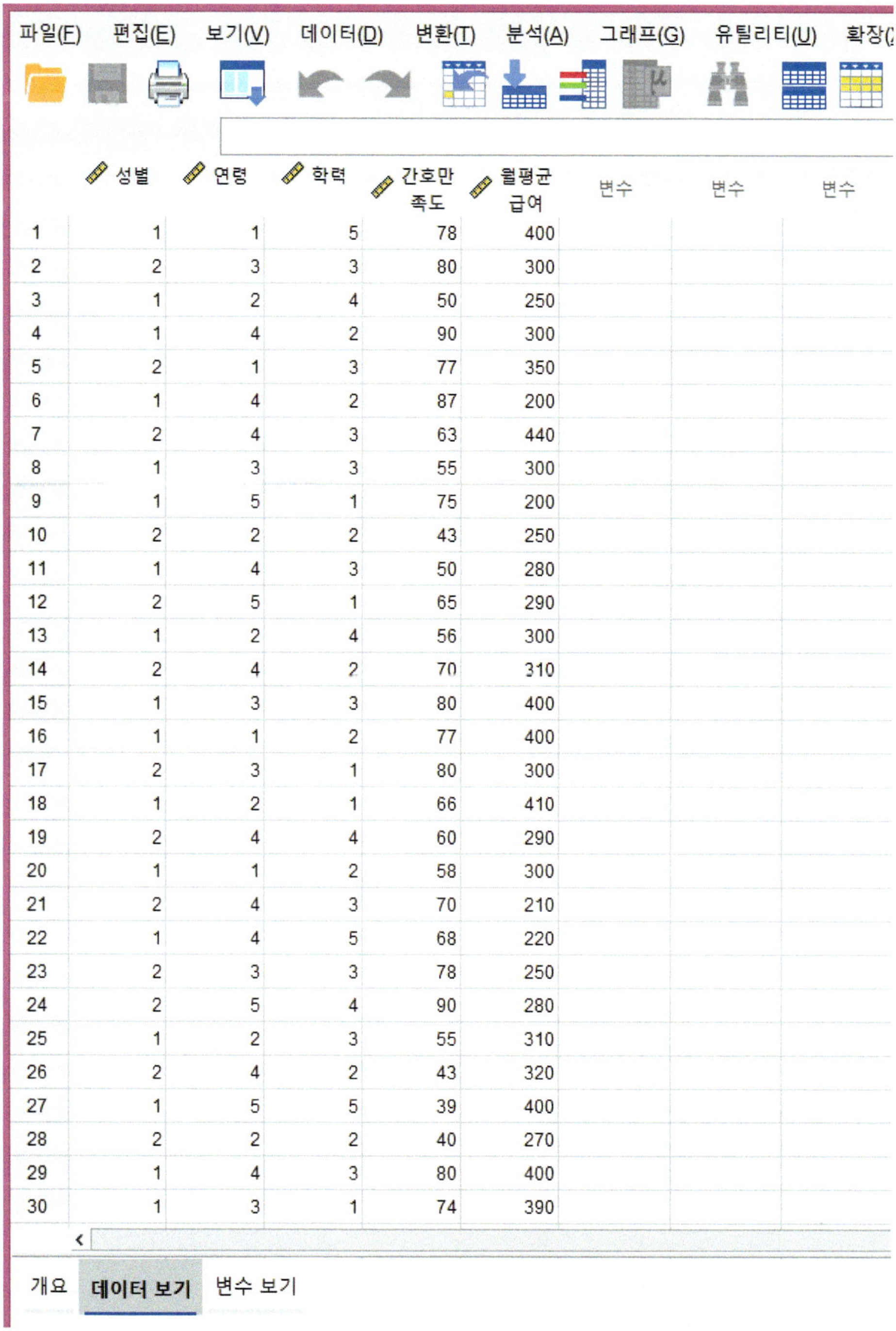

	성별	연령	학력	간호만족도	월평균급여	변수	변수	변수
1	1	1	5	78	400			
2	2	3	3	80	300			
3	1	2	4	50	250			
4	1	4	2	90	300			
5	2	1	3	77	350			
6	1	4	2	87	200			
7	2	4	3	63	440			
8	1	3	3	55	300			
9	1	5	1	75	200			
10	2	2	2	43	250			
11	1	4	3	50	280			
12	2	5	1	65	290			
13	1	2	4	56	300			
14	2	4	2	70	310			
15	1	3	3	80	400			
16	1	1	2	77	400			
17	2	3	1	80	300			
18	1	2	1	66	410			
19	2	4	4	60	290			
20	1	1	2	58	300			
21	2	4	3	70	210			
22	1	4	5	68	220			
23	2	3	3	78	250			
24	2	5	4	90	280			
25	1	2	3	55	310			
26	2	4	2	43	320			
27	1	5	5	39	400			
28	2	2	2	40	270			
29	1	4	3	80	400			
30	1	3	1	74	390			

② [분석－기술통계량－기술통계]를 차례대로 클릭하여 [기술통계] 창을 연다.

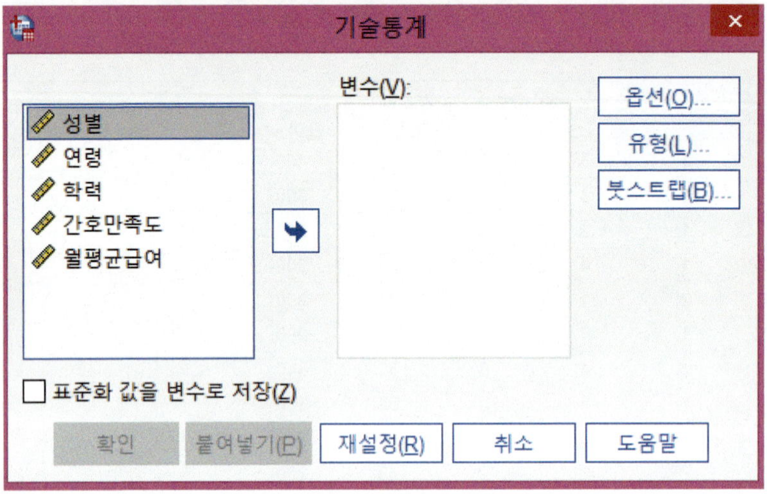

③ [기술통계] 창에서 연속형 변수인 [간호만족도]와 [월평균급여]를 오른쪽의 변수상자로 이동한다.

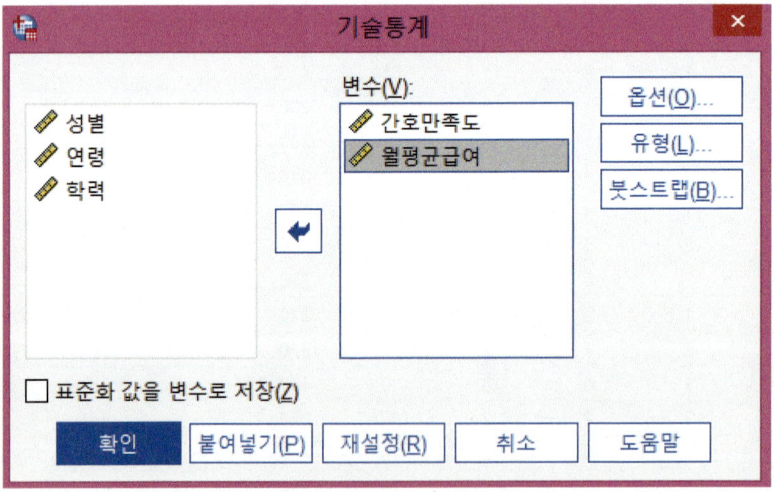

③ [옵션]을 클릭하면, 다음과 같은 [기술통계: 옵션] 창에서 연구자가 출력하기를 원하는 기술통계량을 선택하고 [계속] 버튼을 클릭한다.

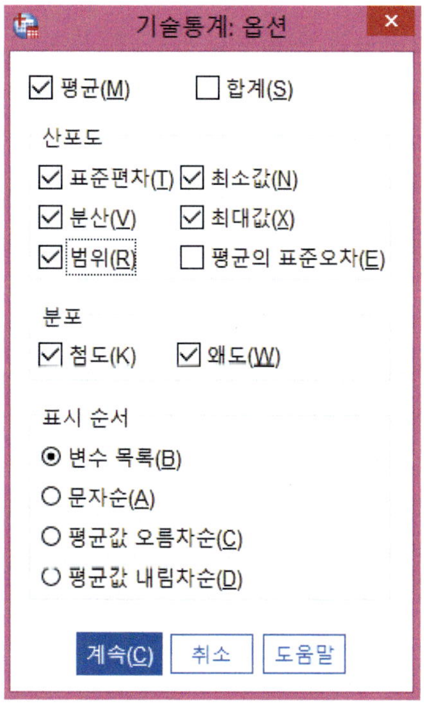

④ 마지막으로 [확인] 버튼을 클릭하여 기술통계분석을 마친다.

2.3 주요 분석결과

연구자가 출력하기를 원하는 범위, 최소값, 최대값, 평균, 표준오차, 왜도와 첨도에 대한 통계량의 분석결과가 제시된다.

기술통계량

	N	범위	최소값	최대값	평균	표준편차	분산	왜도		첨도	
	통계량	통계량	통계량	통계량	통계량	통계량	통계량	통계량	표준오차	통계량	표준오차
간호만족도	30	51	39	90	66.57	14.977	224.323	-.329	.427	-.916	.833
월평균급여	30	240	200	440	310.67	67.820	4599.540	.234	.427	-.824	.833
유효 N(목록별)	30										

2.4 기술통계분석의 결과표 해석

기술통계분석을 위한 SPSS의 출력결과들 중에서 연구자가 필요한 통계량인 표본 수, 최소값, 최대값, 평균, 표준편차 등을 중심으로 제시하면 된다.

(N=30)

변수	범위	최소값	최대값	평균	표준편차
간호만족도	51	39	90	66.57	14.977
월평균소득	240	200	440	310.67	67.820

무작위추출한 분석대상인 간호사 30명을 대상으로 간호사들의 간호만족도와 월평균급여에 대해 설문조사를 실행하였다고 하자. 그 설문조사의 자료를 통해 기술통계분석을 한 결과는 간호사들의 간호만족도는 평균은 66.57점(표준편차 14.977)이며, 최소값 39점과 최대값은 90점으로 그 격차(범위)는 51점으로 나타났다. 또한 간호사의 월평균소득은 평균 310.67만원(표준오차 67.820)이며, 최소값 200만원과 최대값은 440만원으로 그 격차(범위)는 240만원으로 나타났다. 또한 왜도와 첨도의 절대값이 각각 2와 7 이하의 값을 가질 때 관측치(데이터)는 정규분포를 따른다고 알려져 있다. 따라서 간호만족도와 월평균소득의 변수들은 정규분포를 하고 있음을 알 수 있다.

제8장 정리

01 다음의 용어들을 설명하시오.

- 빈도분석
- 기술통계분석
- 산술평균
- 중앙값
- 최빈값
- 사분위수
- 백분위수
- 범위
- 평균편차
- 분산
- 표준편차
- 최대값
- 최소값
- 왜도
- 첨도

02 빈도분석은 주로 어떠한 자료를 분석하기 위해 활용되는가?

03 빈도분석은 주로 무엇들을 확인하기 위해 분석하는가?

04 기술통계분석은 주로 어떠한 자료를 분석하기 위해 활용되는가?

05 기술통계분석의 기본 통계량은 무엇들이 있는가?

06 빈도분석과 기술통계분석의 차이점을 설명하시오.

07 다음의 설문항목에 대한 설문 코딩한 자료를 통해 SPSS 기술통계분석을 실행하고 그 결과를 해석하시오.

▸ 설문문항

귀하는 현재 재학 중인 간호학과에 어느 정도 만족하고 있습니까? (100점 만점)

▸ 설문코딩

60 70 77 89 56 43 90 50 66 67 87 94 34 77 45
53 52 77 87 56 34 20 56 76 89 23 54 76 78 98

08 다음의 설문조사 자료를 통해 기술통계분석을 실행하고, 그 결과표를 제시하고 해석하시오.

▸ 설문문항

Q1: 귀하는 현재 재학 중인 대학교에 어느 정도 만족하고 있습니까? (100점 만점)
Q2: 귀하는 현재 재학 중인 간호학과에 어느 정도 만족하고 있습니까? (100점 만점)

▸ 설문코딩

60	70	77	89	56	43	90	50	66	67	87	94	34	77	45
53	52	77	87	56	34	20	56	76	89	23	54	76	78	98
50	70	55	64	76	88	34	45	44	65	67	89	70	75	66
66	75	74	43	54	56	67	44	56	66	68	73	45	64	66

제9장

교차분석

1. 교차분석의 개념과 사용목적

교차분석(cross tabulation analysis)은 빈도분석과 함께 가장 공통적으로 사용되는 통계분석방법으로 범주형 변수 즉, 명목변수(성별, 종교, 직업, 혈액형, 만족도 등)와 서열변수(학력, 건강상태, 선호도, 소득수준, 자격등급, 직위 등) 간의 서로 교차되는 빈도를 작성하고 두 변수간의 상호 독립적인 관계(독립성)인지 아니면 상호 연관관계(연관성)가 있는가를 파악하는 분석방법이다.[1] 교차분석은 교차빈도에 대한 기술통계량을 제공해 줄 뿐만 아니라, 교차빈도에 대한 통계적 유의성을 검증해 주는 통계분석 기법이다. 교차분석 방법들 중에 주로 카이제곱(χ^2) 교차분석 기법을 자주 사용한다.[2]

교차분석에서는 범주형 변수 간에 독립성(independence)이 있는가 또는 연관성(association)이 있는가를 알아보기 위해서 변수들 간의 범주를 교차시킨 교차표(cross tabulation table)를 만들고, 교차표로부터 검증통계량을 구하고 가설검증을 통해 변수들 간에 관련성이 있는가를 확인한다. 카이제곱(χ^2) 교차분석은 실제로 나온 관찰빈도(observed frequency)와 각 셀에서 통계적으로 기대할 수 있는 빈도, 즉 기대빈도(expected frequency) 간에 얼만큼의 차이가 있는지를 카이제곱(χ^2) 분포(chi-squared distribution)를 참조해 통계적으로 검증하는 통계분

1) 연속형 변수(등간변수, 비율변수) 간의 선형적인 관계는 상관분석을 적용하고, 범주형 변수(명목변수, 서열변수) 간의 연관성은 교차분석을 적용하는 것이 일반적이다.

2) 교차분석의 통계기법은 카이제곱(χ^2), 파이(Φ) 및 크레이머(Cramer)의 V, 람다(λ), 감마(γ), 켄달(Kendall)의 타우(τ)-b와 c, 에타(η) 등 다양하지만, 가장 일반적으로 사용하는 교차분석의 통계량은 카이제곱(χ^2)이다.

석방법이다. 여기서 기대빈도는 모집단의 빈도 모수(parameter)와 일치하는 값이다.

범주형 변수 들 간의 관찰빈도와 기대빈도가 거의 차이가 없다면, 두 변인은 상호 독립적인 것으로 평가할 수 있는 반면, 관찰빈도가 기대빈도와 큰 차이를 나타낸다면, 두 변수는 상호 독립적이지 않고 연관성이 있다고 평가할 수 있다. 여기서 기대빈도를 구하는 공식과 카이제곱 통계량을 도출하는 공식은 다음과 같다.

$$E = \frac{(C \times R)}{N} \qquad \chi^2 = \Sigma \frac{(O-E)^2}{E}$$

E는 기대빈도인데, 행과 열의 각 빈도 합을 곱셈한 후 총 빈도수로 나눈 것이다. C와 R은 각각 행과 열에 속한 케이스의 총합이며, N은 케이스의 총합이고 O는 관찰빈도를 나타낸다. 따라서 검증통계량인 카이제곱(χ^2)은 관찰빈도인 O와 기대빈도인 E의 차이를 제곱한 후 기대빈도로 나눈 값을 합산한 값이다. 다시 말해 카이제곱(χ^2)은 표본에서 실제로 관찰한 두 변수 간의 교차빈도가 기대빈도와 차이가 없다는 귀무가설을 참이라고 가정하면서, 관찰빈도와 기대빈도 간 차이를 수량화한 것이다. 만일 관찰빈도와 기대빈도가 정확하게 일치할 경우, 카이제곱(χ^2)은 0이 될 것이다. 이는 곧 귀무가설이 참이라는 가정 아래에서, 표본 빈도(또는 비율)와 이에 대응하는 모집단 빈도(또는 비율)가 정확하게 동일하다는 것을 의미한다.

[카이제곱(χ^2) 교차분석의 사용목적]

① 2개의 범주형 변수 간의 연관성을 파악하기 위해 사용한다.

② 인구통계적인 변수들과 주요 연구변수와의 연관성을 파악

2. 이론적 이해: 교차분석의 원리

2.1 수작업에 의한 교차분석(카이제곱검증)

1) 변수 간의 교차표

교차분석을 통해 범주형 변수 간의 연관성을 통계적으로 검증하기 위해서는 검증통계량인 카이제곱(χ^2)통계량을 산출해야 한다. 이는 설문조사를 통해 실제

로 관찰된 빈도인 관찰빈도(실제빈도)와 두 변수들 간의 독립적일 경우에 이론적으로 기대할 수 있는 빈도인 기대빈도의 차이에 의해 계산된다.

예를 들면, 어떤 연구자가 대학생들의 성별과 흡연 여부 간의 관계를 파악하려 한다고 가정해보자. 이때 성별이라는 변수는 남성과 여성이라는 두 개의 변수 값을 갖고 있고, 흡연 여부라는 변수는 흡연과 비흡연이라는 두 개의 변수 값을 갖게 된다. 대학생들의 성별과 흡연 여부 간의 관계를 파악하기 위해 50명(남학생: 30명, 여학생: 20명)에게 설문문항에 대한 참여자의 응답 결과에 대해 [표 9−1]과 같은 두 개의 변수로 이루어진 2×2 교차표를 만들 수 있다.

표 9−1 성별과 흡연 여부의 교차표

흡연 여부	성별		합계
	남학생	여학생	
흡연	21	3	24
비흡연	9	17	26
합계	30	20	50

2) 카이제곱(χ^2)검증

카이제곱(χ^2)을 계산하기 위해 관측빈도에 의해서 기대빈도를 계산하면 다음과 같다.

흡연 여부	성별		합계
	남학생	여학생	
흡연	21 (30×24)/50=14.4	3 (20×24)/50=9.6	24(48%)
비흡연	9 (30×26)/50=15.6	17 (20×26)/50=10.4	26(52%)
합계	30	20	50(100%)

$$\text{카이제곱}(\chi^2)\ \text{값} = \frac{(21-14.4)^2}{14.4} + \frac{(3-9.5)^2}{9.6} + \frac{(9-15.6)^2}{15.6} + \frac{(17-10.4)^2}{10.4}$$

$$= 14.56$$

3) 교차분석의 가설과 검증

교차분석의 검증을 위한 가설은 다음과 같다.

- 귀무가설(H_0): 두 변수는 독립적이다.
- 대립가설(H_1): 두 변수는 상호 연관성이 있다.

교차분석의 결과 검증통계량인 카이제곱(χ^2)값의 유의확률(p-value)이 유의수준 0.05보다 작으면, 귀무가설이 기각되고 대립가설이 채택된다. 교차분석의 결과표에 의하면, 대학생들의 성별과 흡연 여부관계는 서로 독립적이지 않고 상호 연관성이 있음을 알 수 있다.

위와 같이 카이제곱 교차분석을 위한 카이제곱 값을 직접 산출하여 가설과 검증을 실행하였는데, 일반적으로 SPSS 통계프로그램을 사용하면, 카이제곱(χ^2) 통계량과 유의확률을 쉽게 계산해 준다.

2.2 SPSS 통계프로그램을 통한 교차분석(카이제곱검증)

1) 교차분석을 위한 가설설정과 실습자료

『대학생 30명을 대상으로 성별(남학생, 여학생)에 따라 흡연과의 연관성이 있는지를 다음과 같이 조사되었다.』 이 실험자료를 통해 성별에 따라 흡연의 연관성을 유의수준 0.05에서 검증하시오.

▸ 가설의 설정

귀무가설(H_0): 성별(남학생, 여학생)과 흡연여부는 연관성이 없다.

대립가설(H_1): 성별(남학생, 여학생)과 흡연여부는 연관성이 있다.

▸ 설문항목

Q1: 귀하의 성별은 무엇입니까?

① 남학생　　　　② 여학생

Q2: 귀하의 흡연 여부는?

① 흡연　　　　② 비흡연

▸ 설문코딩

ID	성별	흡연여부	ID	성별	흡연여부
1	1	1	16	1	2
2	2	2	17	1	2
3	1	1	18	1	1
4	1	2	19	1	2
5	1	2	20	1	1
6	2	1	21	2	2
7	1	2	22	1	2
8	2	2	23	2	2
9	1	1	24	1	1
10	2	2	25	2	2
11	1	2	26	1	2
12	2	2	27	1	2
13	1	1	28	2	2
14	2	2	29	1	2
15	1	1	30	1	2

2) 교차분석을 위한 SPSS 통계분석 실행

① [파일－열기－데이터]로 들어가 SPSS에 이미 저장된 파일을 불러들여 실행하는 경우와 설문조사한 결과를 코딩한 다음에 처음에 실행하는 경우는 [변수 보기]에서 [이름]의 세로 열에 변수명(성별, 흡연 여부)을 입력하고, [데이터 보기]에서 성별, 흡연여부의 각 셀에 자료를 입력한다. 그 다음 [열기] 버튼을 클릭한다.

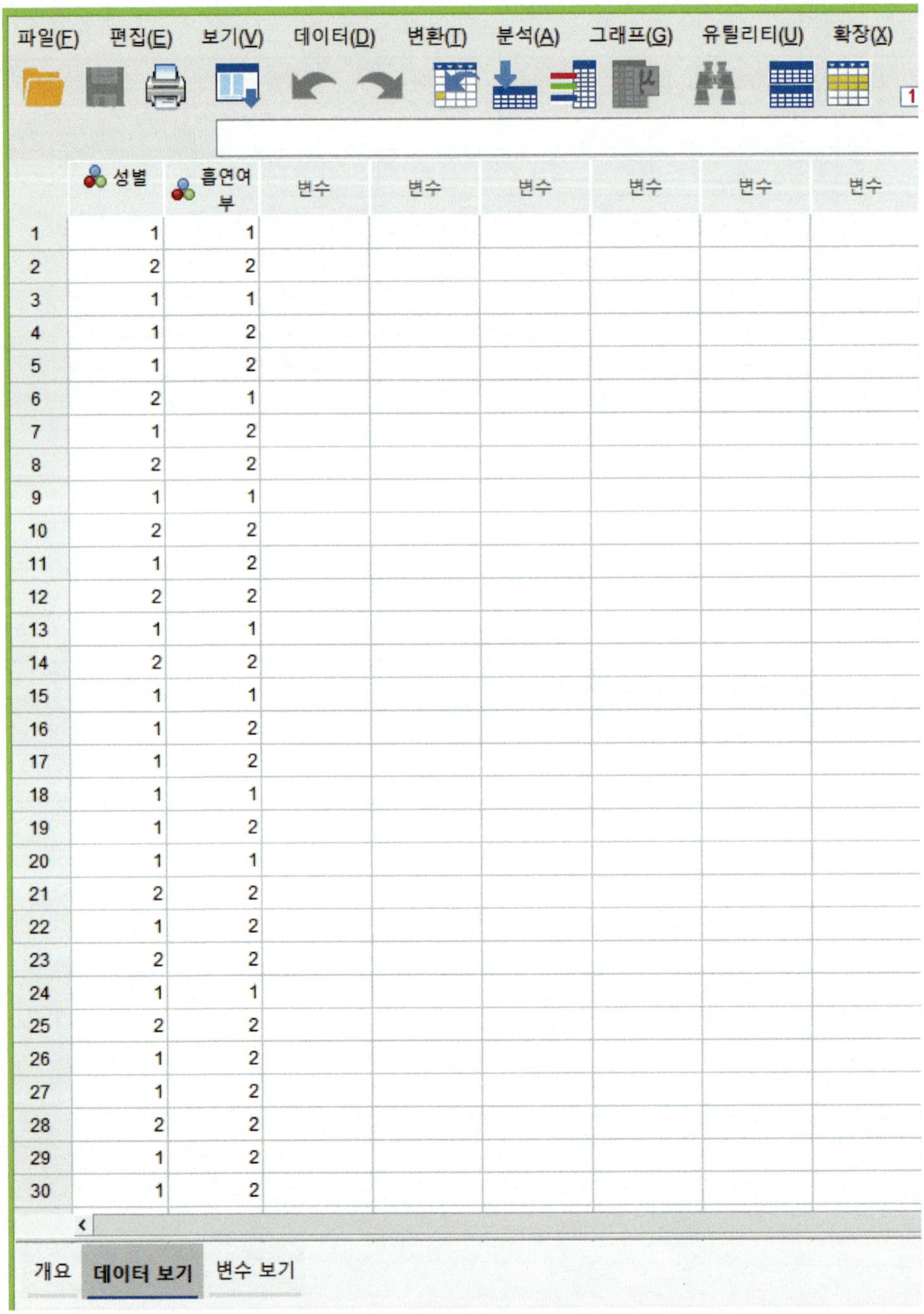
파일(F) 편집(E) 보기(V) 데이터(D) 변환(T) 분석(A) 그래프(G) 유틸리티(U) 확장(X)
성별 흡연여부 변수 변수 변수 변수 변수 변수
1 1 1
2 2 2
3 1 1
4 1 2
5 1 2
6 2 1
7 1 2
8 2 2
9 1 1
10 2 2
11 1 2
12 2 2
13 1 1
14 2 2
15 1 1
16 1 2
17 1 2
18 1 1
19 1 2
20 1 1
21 2 2
22 1 2
23 2 2
24 1 1
25 2 2
26 1 2
27 1 2
28 2 2
29 1 2
30 1 2
개요 데이터 보기 변수 보기

② [분석－기술통계량－교차분석]을 차례대로 클릭하면, 다음과 같이 [교차분석] 창이 열린다.

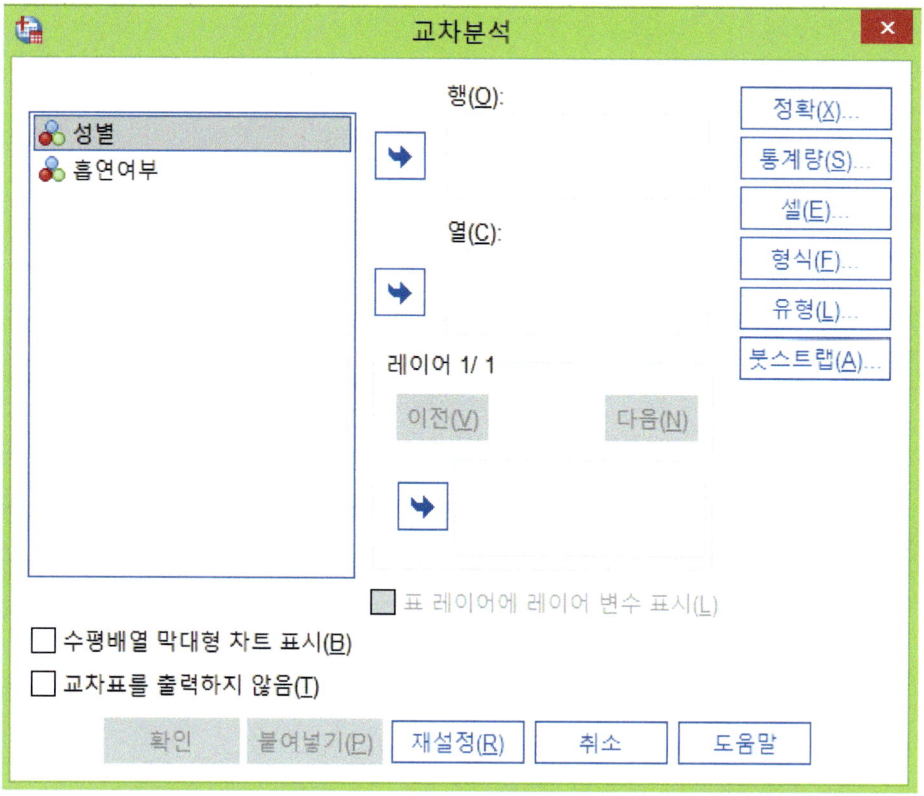

③ [교차분석] 창에서 범주형 변수인 [성별]을 오른쪽 행으로, [흡연여부]를 열로 옮긴다. 왼쪽 하단에 있는 [수평배열 막대형 차트 표시]를 체크하고 [확인]을 클릭한다. 그러면 [요약][성별 · 흡연여부 교차분석표][막대형 차트] 등이 나타난다.

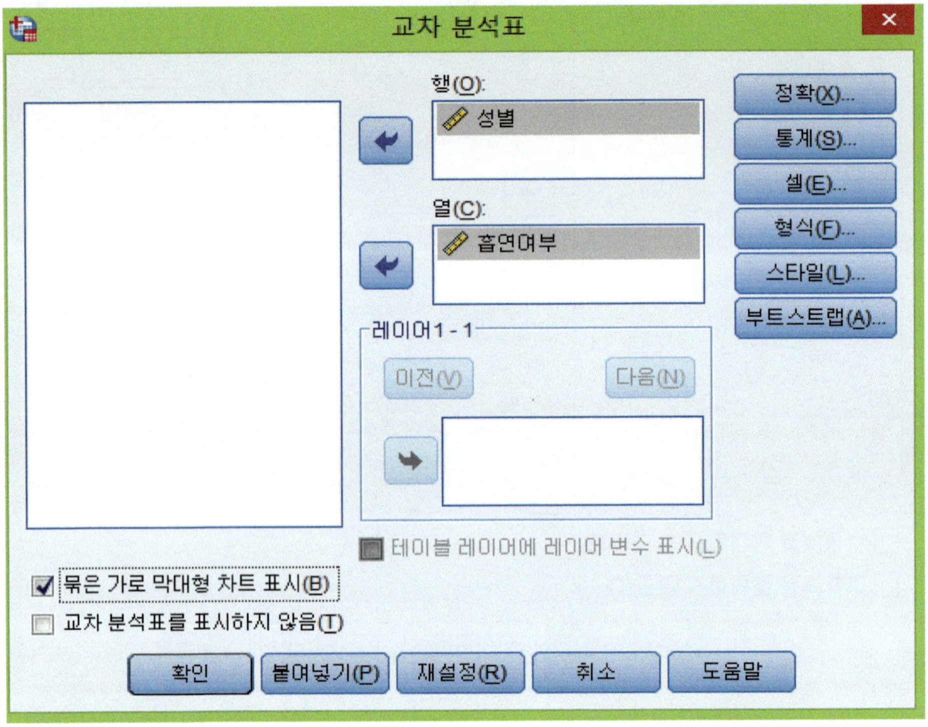

④ [교차분석: 통계량] 창에서 왼쪽 맨위에 있는 [카이제곱]을 체크하고 [계속] 버튼을 클릭한다.

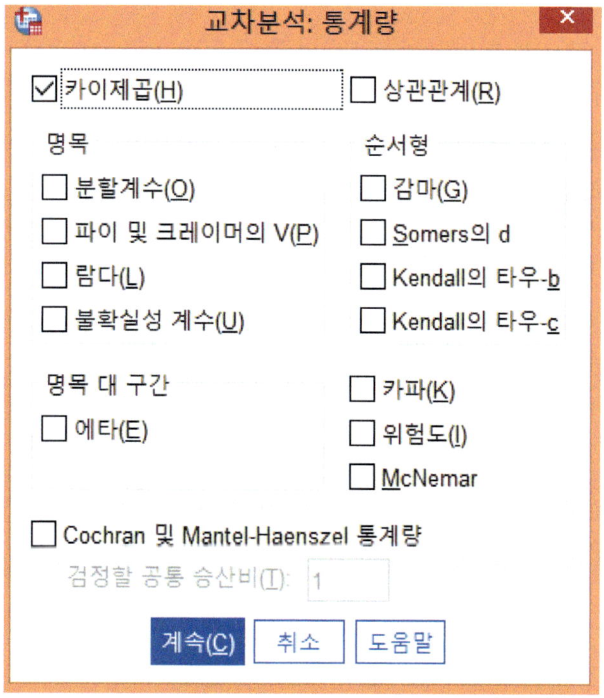

⑤ [교차분석: 셀] 창에서 빈도의 상자에서 [관측빈도]와 퍼센트의 상자에서 [행]을 체크하고 [계속] 버튼을 클릭한다.

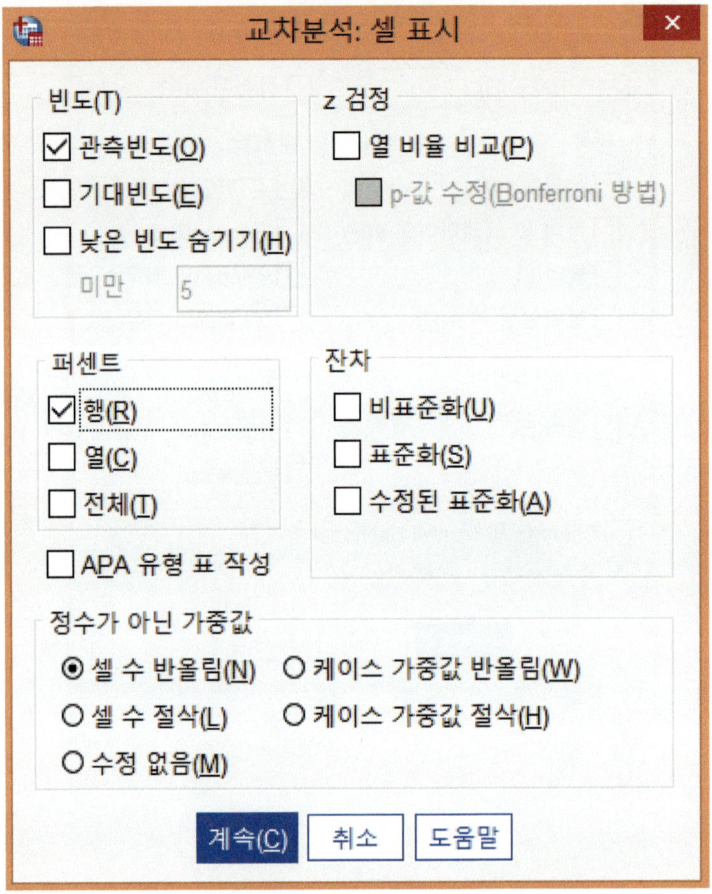

⑥ 마지막으로 [확인] 버튼을 클릭하여 교차분석을 마친다.

3) 교차분석의 주요 분석결과

성별 * 흡연여부 교차표

			흡연여부 1	흡연여부 2	전체
성별	1	빈도	8	12	20
		성별 중 %	40.0%	60.0%	100.0%
	2	빈도	1	9	10
		성별 중 %	10.0%	90.0%	100.0%
전체		빈도	9	21	30
		성별 중 %	30.0%	70.0%	100.0%

카이제곱 검정

	값	자유도	근사 유의확률 (양측검정)	정확 유의확률 (양측검정)	정확 유의확률 (단측검정)
Pearson 카이제곱	2.857[a]	1	.091		
연속성 수정[b]	1.607	1	.205		
우도비	3.230	1	.072		
Fisher의 정확검정				.204	.100
선형 대 선형결합	2.762	1	.097		
유효 케이스 수	30				

a. 1 셀 (25.0%)은(는) 5보다 작은 기대 빈도를 가지는 셀입니다. 최소 기대빈도는 3.00입니다.

b. 2x2 표에 대해서만 계산됨

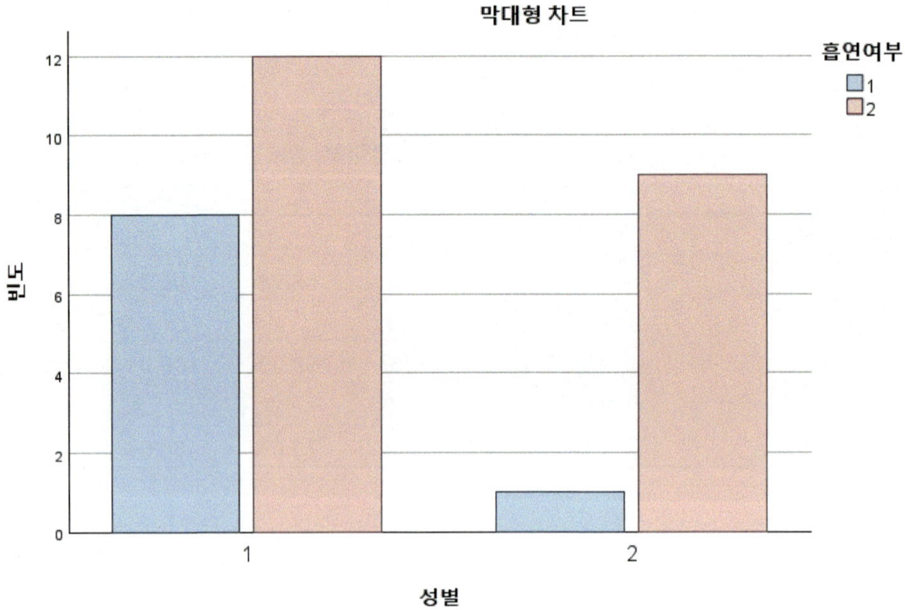

4) 교차분석의 결과표 해석

성별	흡연여부		합계
	흡연	비흡연	
남학생	8(40%)	12(60%)	20(100%)
여학생	1(10%)	9(90%)	10(100%)
합계	9(30%)	21(70%)	30(100%)

주: 가이제곱(χ^2)값=2.857, 자유도=1, p=0.091

교차분석의 검증결과를 보면, 남학생의 흡연여부는 흡연이 8명(40%)이며 비흡연이 12명(60%)이다. 그리고 여학생의 흡연여부는 흡연이 1명(10%)이고 비흡연이 9명(90%)으로 나타났다. 또한 성별과 흡연여부와 연관성이 있는가를 알아보기 위해 카이제곱검증을 실시한 결과를 보면, 카이제곱(χ^2)값=2.857($df=1$, $p=0.091$)로 나타났다. 따라서 카이제곱(χ^2)값 2.857에 대한 유의확률(p)=0.091은 유의수준(α)=0.05보다 크기 때문에 성별과 흡연여부는 상호 연관성이 없다는 귀무가설(H_0)이 채택되고, 성별과 흡연여부는 상호 연관성이 있다는 대립가설(H_1)은 기각된다.

제9장 정리

01 교차분석의 개념과 사용목적을 설명하시오.

02 200명을 대상으로 고혈압 여부와 당뇨 여부를 조사한 결과가 다음과 같았다. 고혈압 유무와 당뇨 여부의 연관성을 카이제곱(χ^2)검증하여라.

고혈압	당뇨		합계
	있음	없음	
있음	21	12	33
없음	40	127	167
합계	61	139	200

03 우리나라 사람들에게 당뇨환자와 소득수준과의 연관성을 알아보기 위해 A지역의 200백 명을 대상으로 설문조사한 결과는 다음과 같다. 당뇨와 소득수준과의 연관성을 검증하라.

당뇨	소득수준			합계
	상	중	하	
있음	42	37	26	105
없음	27	37	31	95
합계	69	74	57	200

04 A지역과 B지역에 대해 각각 150명의 사망원인을 조사한 결과 다음과 같았다고 하자. A지역과 B지역 간의 사망원인에 대한 연관성이 있는지를 검증하라.

지역	악성종양	뇌혈관질환	관상동맥질환	교통사고	합계
A	45	40	30	25	140
B	45	53	30	22	160
합계	90	93	60	47	300

제10장

t검증분석

1. t검증분석의 개념과 사용목적

t검증분석(t – test analysis)은 t분포를 기준으로 가설을 검증하는 분석방법인데, 즉 두 개의 집단 간의 평균을 비교하여 그 평균의 차이가 통계적으로 유의한지를 검증하는 방법이다. 만약 표본 수가 충분히 크다면 t분포는 표준정규분포와 일치하기 때문에 실제로 t검증은 정규분포를 기준으로 판단하게 된다. 하지만 표본의 수가 적을 때에는 정규분포가 아닌 t분포에 따라 가설을 검증하게 된다.

t검증분석의 유형은 표본집단의 평균과 모집단의 평균과의 비교에는 일표본 t검증분석이 적용되고, 두 개의 독립된 표본집단의 평균을 비교할 때는 독립표본 t검증분석이 적용된다. 그리고 동일한 표본집단에서의 사전집단과 사후집단의 평균을 비교하는 경우에는 대응표본 t검증분석을 활용한다.

[t검증분석의 개념과 사용목적]

① 독립된 두 집단의 평균에 대한 차이가 통계적으로 유의한가를 검증할 때 사용
② 일표본 t검증분석: 표본집단의 평균과 모집단의 평균이 같은지를 검증
③ 독립표본 t검증분석: 독립된 두 개의 표본평균이 같은지를 검증
④ 대응표본 t검증분석: 동일한 표본집단에서의 사전집단과 사후집단의 평균 차이를 검증

2. 일표본(하나의 표본집단) t검증분석(one-sampke t-test analysis)

이미 알려진 또는 알고 있는 모집단의 평균과 그 모집단에서 추출한 하나의 표본집단의 평균이 같은지를 가설을 통해 검증하는 분석방법이다. 이미 알려진 모집단의 평균과 그 모집단으로부터 추출한 표본집단의 평균 차이가 통계적으로 유의하다면, 표본집단의 평균과 모집단의 평균은 다르다고 결론을 내릴 수 있다.[1)]

[일표본 t검증분석의 사용목적]

① 표본집단의 평균과 모집단의 평균이 같은지를 검증
② 모집단에서 알려진 또는 소문난 값(평균값)이 현재에도 사실인지 아닌지를 해당 모집단에서 추출한 표본집단의 평균값을 통해 확인하는 통계방법

2.1 이론적 이해

이미 알려진 모집단의 평균과 그 모집단에서 추출한 하나의 표본집단(일표본)의 평균과의 차이가 있는가를 검증하기 위해 가설의 설정, 검증통계량의 계산, 가설검증, 결과해석 등을 살펴보자.

▸ 가설의 설정

귀무가설(H_0): 표본집단의 평균과 모집단의 평균차이가 없다.

대립가설(H_1): 표본집단의 평균과 모집단의 평균차이가 있다.

▸ 검증통계량인 t값의 계산

일반적으로 SPSS 통계프로그램을 사용하면, t검증을 실시할 때 t값에 해당하는 유의확률인 p값을 동시에 제공하기 때문에 t값보다는 p값을 사용해 가설검증을 수행하면 된다. 여기에서는 이해를 돕기 위해 일표본 t검증분석에 사용되는 t값이 어떻게 산출되는지를 살펴보자. 일표본 t검증분석에서 귀무가설(표본

---

1) 일표본 t검증분석을 위한 전제조건은 첫째, 모집단의 정규성검증(normality test)이다. ① 모집단의 분포가 정규분포를 따른다는 가정을 전제로 하기 때문에 t검증분석을 하기 전에 정규성검증(normality test)을 수행해야 한다. 일반적으로 왜도의 절대값이 2, 첨도의 절대값이 7 미만이면 정규분포를 따른다고 가정한다. ② 모집단의 정규성검증 결과 정규분포를 하지 않으면 비모수통계방법을 사용하거나 관측치인 자료의 변환 작업을 수행해야 한다. 둘째, 분산의 동질성검증을 해야한다. 이는 t검증의 분석결과에서 Levene의 등분산가정에 대한 결과를 보고 확인하면 된다.

집단의 평균과 모집단의 평균차이가 없다)과 얼마나 다른가를 판단하는 검증통계량인 t값(t-value)을 계산하는 공식은 다음과 같다.

$$t = \frac{\overline{X} - \mu_0}{S/\sqrt{n}} = \frac{\text{표준평균} - \text{알려진 값}}{\text{표준오차}}$$

여기서, $\overline{X}$: 표본 X의 평균, μ_0: 이미 알려진 모집단의 평균(비교값)
S: 표본의 표준편차, n: 표본 수

예를 들면, 우리나라의 간호학과 학생들의 평균 체중이 58kg으로 알려져 있다. 이를 확인하기 위해 K대학교의 간호학과 40명을 대상으로 측정한 평균 체중은 56.kg이고, 표준편차는 5.0이다. 일표본 t검증을 위한 검증통계량 t값을 계산해 보자.

$$t = \frac{56.6 - 58}{5/\sqrt{40}} = \frac{-1.40}{5/6.325} = -1.78$$

- 가설검증

검증통계량인 t값이 기준(임계치)보다 작은가 큰가에 따라서 해당 가설을 채택 또는 기각하게 된다. 신뢰구간이 95%일 때 임계치는 ±1.96이 된다.

- 결과해석

t값 = −1.78은 채택역에 있기 때문에 귀무가설(표본집단의 평균과 모집단의 평균차이가 없다)이 채택된다. 따라서 K대학교 간호학생들의 평균 체중은 지금 까지 알려진 간호학과 학생들의 평균 체중과 차이가 없다고 말할 수 있다.

2.2 SPSS 통계프로그램을 통한 t검증

1) 일표본 t검증분석을 위한 가설설정과 실습자료

『우리나라의 간호학과 학생들의 평균 체중이 58kg으로 알려져 있다』고 하자. 이를 검증하기 위해 A대학교의 간호학과 40명을 대상으로 설문조사한 설문항목과 설문코딩은 다음과 같다. 이 실습자료를 통해 A대학교의 간호학과 40명의 평균체중과 우리나라 간호학과의 평균체중과 차이가 있는지를 유의수준 0.05에서 검증하라.

▸ 가설의 설정

귀무가설(H_0): A대학교의 간호학과 40명의 평균체중은 우리나라 간호학과 학생들의 평균체중과 차이가 없다.

대립가설(H_1): A대학교의 간호학과 40명의 평균체중은 우리나라 간호학과 학생들의 평균체중과 차이가 있다.

▸ 설문항목

Q: 귀하의 체중은 얼마입니까? (   )

▸ 설문코딩

ID	체중	ID	체중
1	60	21	60
2	50	22	54
3	70	23	57
4	51	24	75
5	61	25	65
6	48	26	56
7	72	27	55
8	49	28	63
9	62	29	59
10	52	30	56
11	73	31	76
12	55	32	55
13	57	33	49
14	65	34	57
15	49	35	62
16	74	36	57
17	61	37	78
18	67	38	55
19	53	39	54
20	55	40	50

2) 일표본 t검증분석을 위한 SPSS 통계분석 실행

① [파일－열기－데이터]로 들어가 SPSS에 이미 저장된 파일을 불러들여 실행하는 경우와 설문조사한 결과를 직접 코딩한 다음에 처음에 실행하는 경우는 [변수보기]에서 [이름]의 세로 열에 변수명(체중)을 입력하고, [데이터 보기]에서 체중의 각 셀에 자료를 입력한다. 그 다음 [열기] 버튼을 클릭한다.

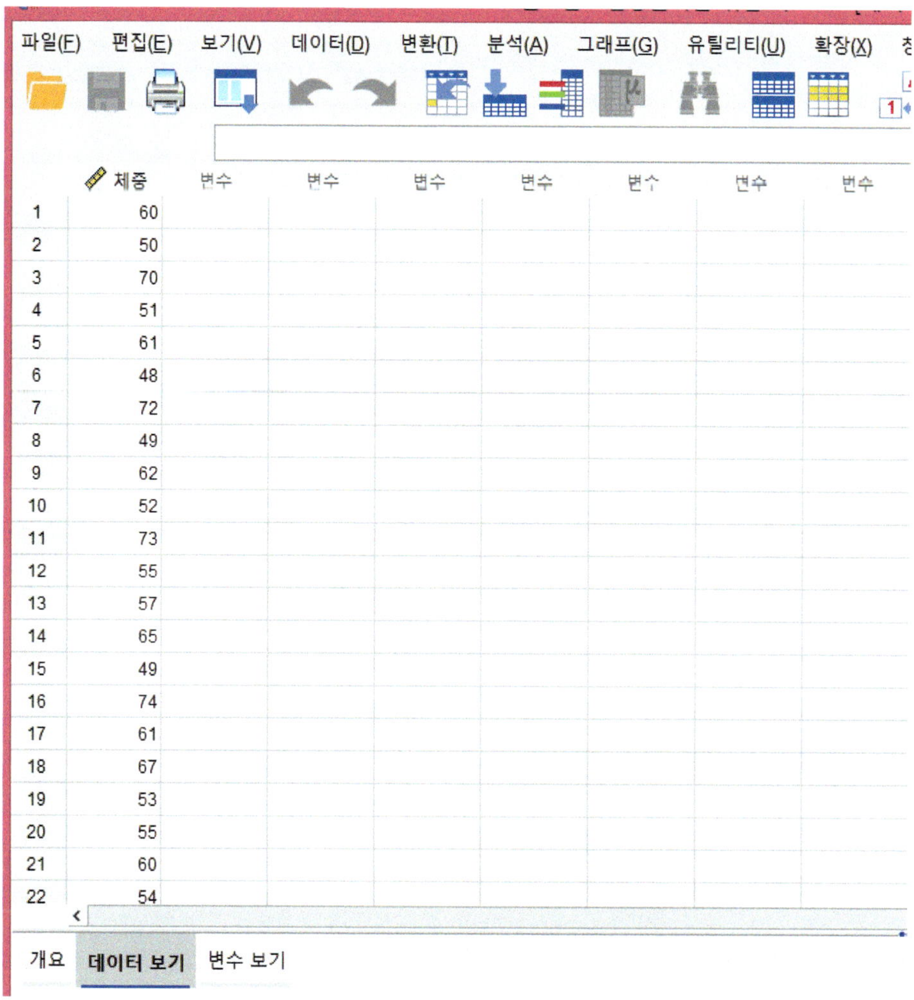

② [분석－기술통계량－기술통계]를 클릭하고, [기술통계] 창이 나타나면 [체중]을 선택한 후 체중을 오른쪽으로 이동시킨다.

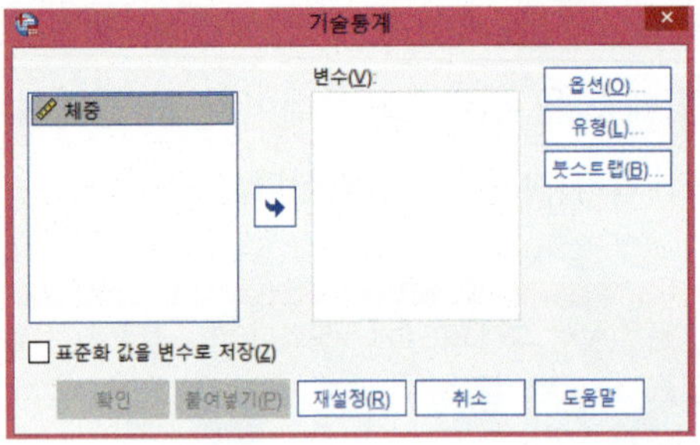

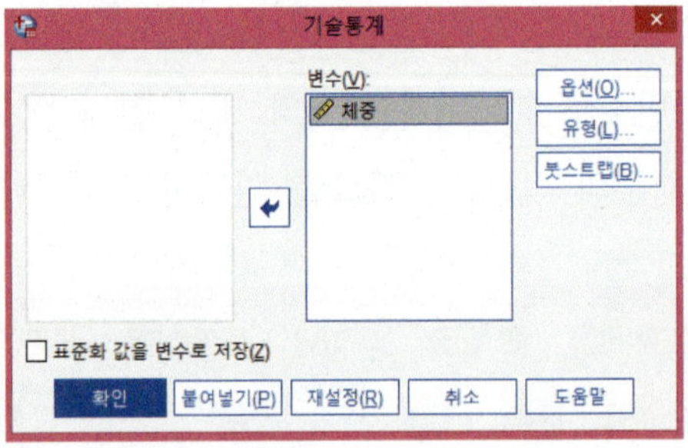

③ [기술통계] 창에서 [옵션]을 클릭하면, [기술통계: 옵션] 창에서 평균, 산포도에서 표준편차, 최소값, 최대값, 그리고 분포도에서 첨도와 왜도를 체크하고 [계속] 버튼을 클릭하고 [확인] 버튼을 클릭하여 분석을 수행한다.

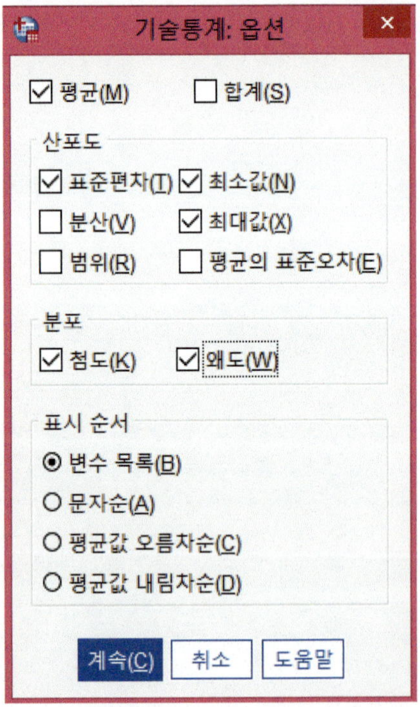

④ [분석－평균 및 비율비교－일표본 t검증]을 클릭하여 [일표본 t검증] 창을 연다. 왼쪽에 있는 [체중]을 오른쪽 [검증변수]로 이동시킨다. 그리고 [검증값]에는 알려진 비교값인 [58]을 입력한 후 [확인] 버튼을 클릭하며, 다음과 같은 분석결과가 나타난다.

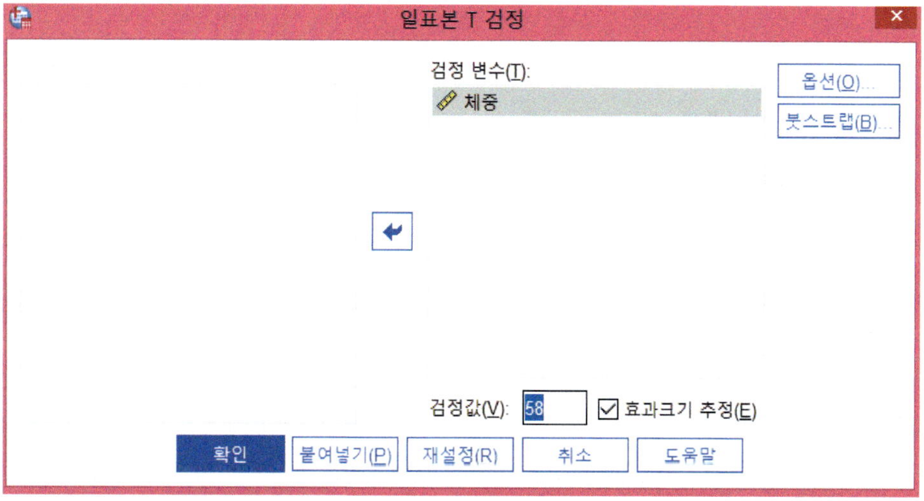

3) 일표본 t검증분석의 주요 분석 결과

기술통계량

	N	최소값	최대값	평균	표준편차	왜도		첨도	
	통계량	통계량	통계량	통계량	통계량	통계량	표준오차	통계량	표준오차
체중	40	48	78	59.43	8.299	.739	.374	-.360	.733
유효 N(목록별)	40								

일표본 통계량

	N	평균	표준편차	평균의 표준오차
체중	40	59.43	8.299	1.312

일표본 검정

	검정값 = 58						
			유의확률			차이의 95% 신뢰구간	
	t	자유도	단측 확률	양측 확률	평균차이	하한	상한
체중	1.086	39	.142	.284	1.425	-1.23	4.08

4) 일표본 t검증분석의 결과표 해석

기술통계량의 표를 보면, 표본집단의 체중 변수는 40명인데, 최소값은 48kg, 최대값은 78kg, 40명의 평균체중은 59.43kg이다. 왜도가 0.739, 첨도가 −0.360으로 기준값 미만(왜도와 첨도의 절대값이 각각 2와 7 이하인 경우에 관측치들은 정규분포를 따름)으로 대략 정규분포를 하고 있음을 알 수 있다. 또한 일표본 t검증을 수행한 결과를 요약하면 [표 10−1]과 같다.

표 10−1 일표본 t검증분석의 결과표 해석

구분	평균	표준편차	t값	p값
체중	59.43	8.299	1.086	0.284

평균차이는 알려진 모집단의 검증값(평균값)과 표본집단으로부터 산출되는 평균의 차이를 말하며, t검증통계량은 1.086이며 유의확률은 0.284이므로 유의수준 0.05보다 크기 때문에 귀무가설이 채택되고, 대립가설이 기각된다. 따라서 A 대학교의 간호학과 학생들의 평균체중과 우리나라 간호학과 학생들의 평균체중은 차이가 없음을 알 수 있다.

3. 독립표본 t검증분석

독립표본 t검증(independent sample t−test)이란 두 표본집단 간에 평균이 같은지, 아니면 어떤 표본집단의 평균이 다른 표본집단의 평균보다 큰지 작은지를 검토할 때 사용한다. 다시 말하면, 독립표본 t검증이란 두 표본집단 간의 평균차이를 검증하는 통계방법이라고 할 수 있다. 따라서 독립변수는 두 집단으로 구성된 범주형 자료이어야 하고, 평균의 차이를 검증하려고 하는 종속변수는 연속형 자료가 되어야 한다.[2)]

2) 독립표본 t검증분석은 ① 독립성, 정규성 및 등분산성을 모두 만족해야한다. ② 독립성만 만족하고, 정규성과 등분산성의 가정을 만족되지 못하면 비모수통계방법으로 맨−휘트니검증을 사용한다. 여기서 정규성 역시 일반적으로 왜도의 절대값이 2, 첨도의 절대값이 7 미만이면 정규분포를 따른다고 가정한다. ③ 두 개 집단 간의 평균 차이를 검증하는 것이므로 t값은 두 개 집단 중에서 앞의 평균이 크면 양수 값을, 뒤의 평균이 크면 음수 값을 갖게 된다.

독립표본 t검증에 사용되는 몇 가지 사례를 보면, 성별에 따른 월 평균 소득 차이, 성별에 따른 학과 성적의 차이, 성별에 따른 음식중독증 차이, 고학력과 저학력 간의 소비지출의 차이, 한국과 일본의 의료관광객 서비스만족도 차이 등을 들 수 있다.

[독립표본 t검증분석의 사용목적]

① 독립표본 t검증이란 두 표본집단 간의 평균 차이를 검증하는 통계방법
② 독립변수는 두 집단으로 구성된 범주형 자료이어야 하고
③ 평균의 차이를 검증하려고 하는 종속변수는 연속형 자료가 되어야 한다.

3.1 이론적 이해

독립표본 t검증분석을 위한 가설설정, 검증통계량의 계산공식, 가설검증, 그리고 결과해석을 이론적인 측면에서 살펴보자.

▸ 가설의 설정

귀무가설(H_0): A집단과 B집단의 평균은 차이가 없다.

대립가설(H_1): A집단과 B집단의 평균은 차이가 있다.

▸ 검증통계량인 t값의 계산공식

일반적으로 SPSS 통계프로그램을 사용하면, t검증을 실시할 때 t값에 해당하는 유의확률인 p값을 동시에 제공하기 때문에 t값보다는 p값을 사용해 가설검증을 수행하면 된다. 여기에서는 이해를 돕기 위해 독립표본 t검증분석에 사용되는 t값이 어떻게 산출되는지를 살펴보자.

$$t = \frac{\overline{X_1} - \overline{X_2}}{\sqrt{\frac{S_1^2}{n_1} + \frac{S_2^2}{n_2}}} = \frac{\text{두 집단의 평균의 차이}}{\text{두 집단의 차이의 결합 표준오차}}$$

▸ 가설검증

검증통계량인 t값이 기준(임계치)보다 작은가 큰가에 따라서 해당 가설을 채택 또는 기각하게 된다. 신뢰구간이 95%일 대 임계치는 ±1.96이 된다.

▸ 결과해석

독립표본 t검증분석의 결과를 연구자가 필요한 내용만 표를 통해 제시한다.

3.2 SPSS 통계프로그램을 통한 t검증

1) 독립표본 t검증분석을 위한 가설설정과 실습자료

『남자간호사 22명과 여자간호사 18명을 대상으로 월평균소비지출을 조사하였다.』 이 실습자료를 통해 남자간호사와 여자간호사의 월평균소비지출에 차이가 있는지를 유의수준 0.05에서 검증하라.

▸ 가설의 설정

귀무가설(H_0): 남자간호사와 여자간호사의 월평균지출은 차이가 없다.

대립가설(H_1): 남자간호사와 여자간호사의 월평균지출은 차이가 있다.

▸ 설문항목

Q1: 귀하의 성별은 무엇입니까?

① 남성 ② 여성

Q2: 귀하의 월평균 소비지출은 얼마입니까?

( ) 원

▸ 설문코딩

ID	성별	평균지출	ID	성별	평균지출
1	1	120	21	2	140
2	2	110	22	1	110
3	1	140	23	2	170
4	2	260	24	1	210
5	2	210	25	2	210
6	1	210	26	1	156
7	2	170	27	2	302
8	1	120	28	1	410
9	2	240	29	2	303
10	1	313	30	1	320
11	2	150	31	2	180
12	1	331	32	1	120
13	2	300	33	2	190
14	1	330	34	2	210
15	2	401	35	1	201
16	1	410	36	2	120
17	1	110	37	1	301
18	1	233	38	1	120
19	1	313	39	1	340
20	2	331	40	1	410

2) 독립표본 t검증분석을 위한 SPSS통계분석 실행

① 처음 SPSS 통계프로그램을 실행하는 경우는 먼저 PC의 바탕화면에 내장되어 있는 [IBM SPSS Statistics]을 클릭한다. 그리고 [SPSS Statistics Data Editor(SPSS 데이터 편집기)] 창에서 하단에 있는 [변수보기]에서 [이름]의 세로열에 변수명(성별, 평균지출)을 입력하고, [데이터 보기] 창에서 성별, 평균지출에 해당하는 설문조사한 코딩한 자료들을 각 셀에 입력한다. [SPSS Statistics Data Editor(SPSS 데이터 편집기)] 창의 좌측 맨 위에 있는 [파일]→[저장]→

[파일이름] 란에 연구자가 원하는 자료의 명을 입력한다. 그 다음 [저장]을 클릭하면 자료는 [SPSS 통계프로그램]에 저장된다. 이미 [SPSS 통계프로그램]에 저장되어 있는 경우는 [파일－열기－데이터]로 들어가 SPSS에 이미 저장된 파일을 불러들여 실행하면 된다.

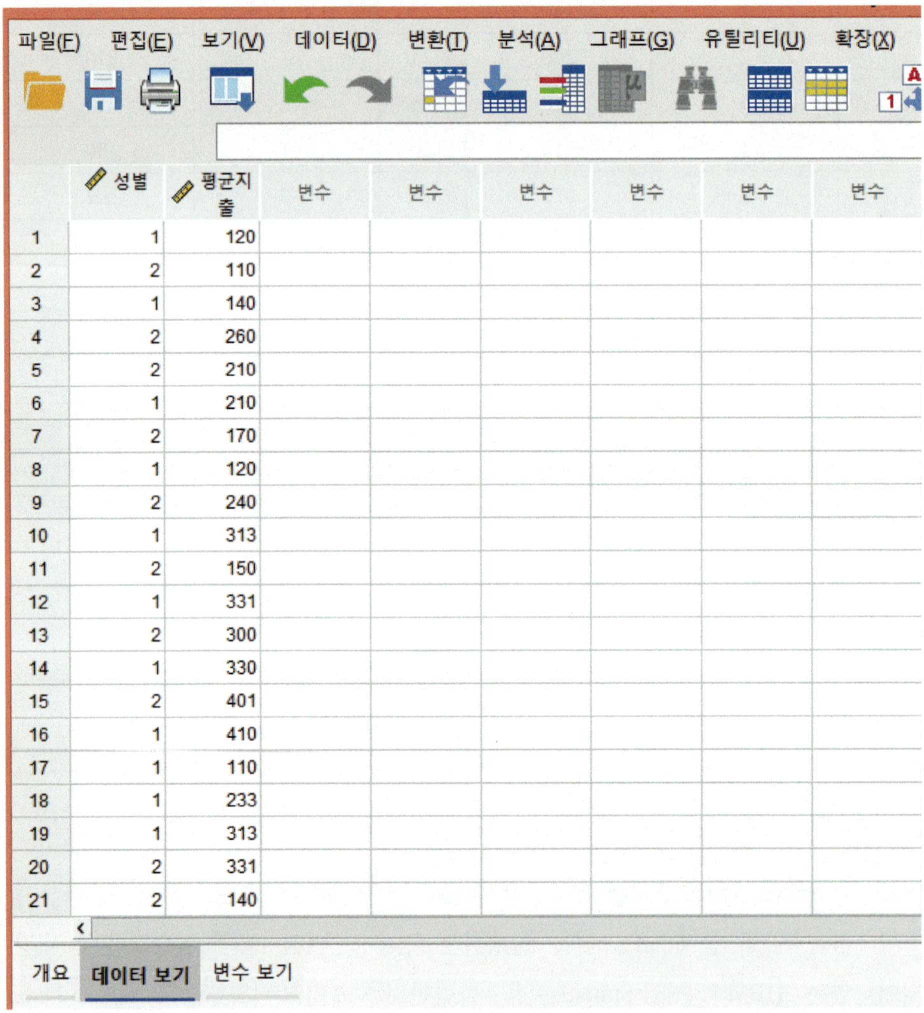

	성별	평균지출	변수	변수	변수	변수	변수	변수
1	1	120						
2	2	110						
3	1	140						
4	2	260						
5	2	210						
6	1	210						
7	2	170						
8	1	120						
9	2	240						
10	1	313						
11	2	150						
12	1	331						
13	2	300						
14	1	330						
15	2	401						
16	1	410						
17	1	110						
18	1	233						
19	1	313						
20	2	331						
21	2	140						

② [분석-기술통계량-데이터 탐색]을 클릭하여 [데이터 탐색] 창을 연다. 왼쪽에 있는 [성별]을 오른쪽 [요인]으로, [평균지출]을 [종속변수]로 이동하고 [확인] 버튼을 클릭하면 기술통계량이 출력된다.

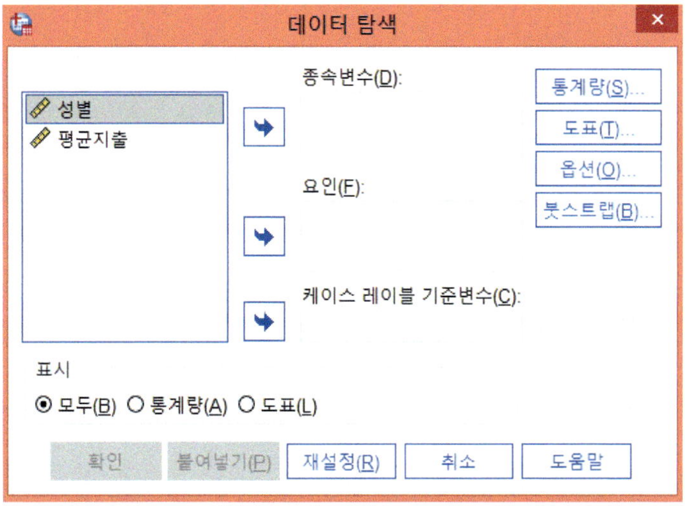

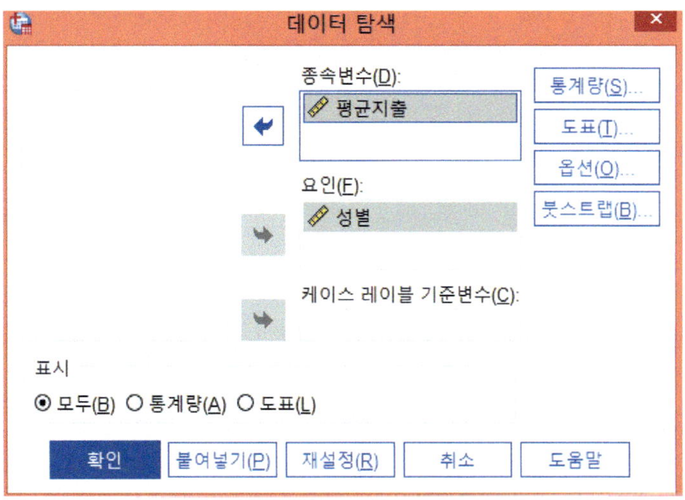

③ [분석－평균 및 비율 비교－독립표본 t검증]을 클릭하고 [독립표본 t검증] 창을 연다. 왼쪽에 있는 [성별]을 오른쪽 [집단변수]로, 그리고 [평균지출]을 [검증변수]로 이동시킨다.

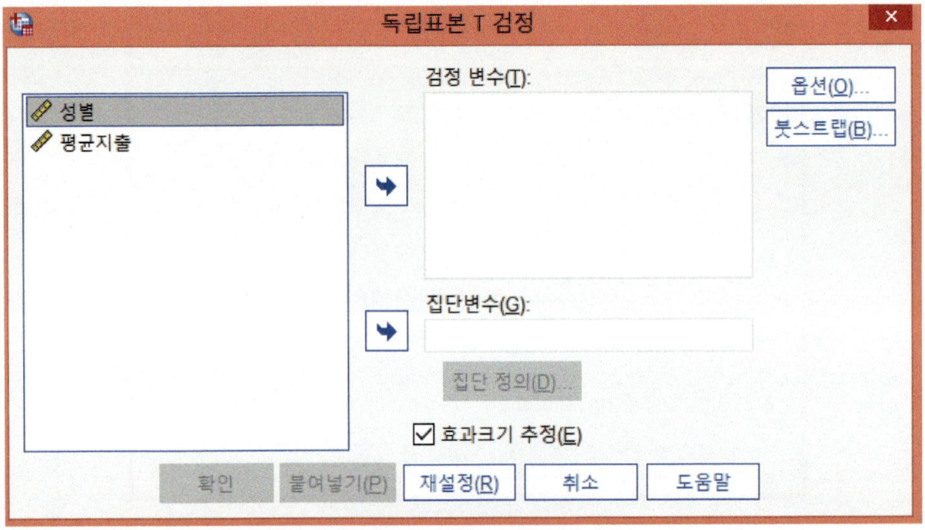

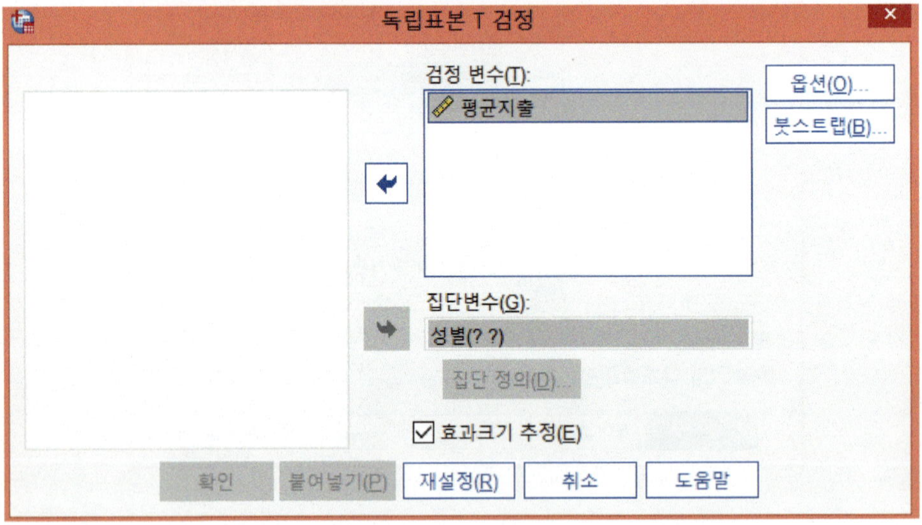

④ [독립표본 t검증] 창에서 [집단정의]를 클릭해 [집단1]에는 1을, [집단2]에는 2를 입력하고 [계속] 버튼을 클릭한다.

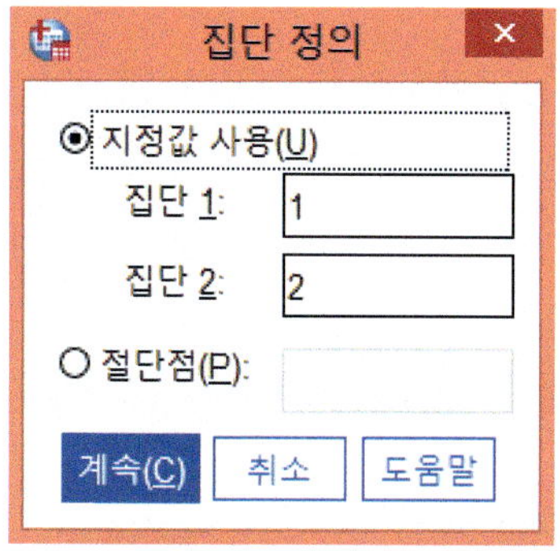

⑤ 마지막으로 [독립표본 t검증] 창에서 [확인] 버튼을 클릭하면, 분석 결과가 출력된다.

3) 독립표본 t검증분석의 주요 분석결과

케이스 처리 요약(O)

		케이스(S)					
		유효		결측값		총계	
	성별	N(C)	퍼센트(C)	N(C)	퍼센트(C)	N(C)	퍼센트(C)
평균소득	1	22	100.0%	0	0.0%	22	100.0%
	2	18	100.0%	0	0.0%	18	100.0%

기술통계

	성별			통계	표준오차
평균소득	1	평균		242.18	23.056
		평균의 95% 신뢰구간	하한	194.24	
			상한	290.13	
		5% 절사평균		240.20	
		중위수(D)		221.50	
		분산(V)		11694.346	
		표준편차		108.140	
		최소값(U)		110	
		최대값(X)		410	
		범위(R)		300	
		사분위수 범위		210	
		왜도(W)		.171	.491
		첨도(K)		-1.459	.953
	2	평균		227.06	17.850
		평균의 95% 신뢰구간	하한	189.40	
			상한	264.72	
		5% 절사평균		223.90	
		중위수(D)		210.00	
		분산(V)		5735.232	
		표준편차		75.731	
		최소값(U)		110	
		최대값(X)		401	
		범위(R)		291	
		사분위수 범위		131	
		왜도(W)		.671	.536
		첨도(K)		.045	1.038

집단통계량

	성별	N	평균	표준편차	평균의 표준오차
평균지출	1	22	246.73	117.248	24.997
	2	18	227.06	75.731	17.850

독립표본 검정

		Levene의 등분산 검정		평균의 동일성에 대한 T 검정							
						유의확률				차이의 95% 신뢰구간	
		F	유의확률	t	자유도	단측 확률	양측 확률	평균차이	표준오차 차이	하한	상한
평균지출	등분산을 가정함	6.361	.016	.614	38	.271	.543	19.672	32.040	-45.190	84.533
	등분산을 가정하지 않음			.640	36.237	.263	.526	19.672	30.716	-42.610	81.953

4) 독립표본 t검증분석의 결과표 해석

(N=40)

변수		N	평균	표준편차	t값	p값
평균소득	남성	22	242.18	24.997	0.614	0.543
	여성	18	227.06	17.850		

성별 집단에 따라 평균지출이 차이가 있는가를 알아보기 위해 독립표본 t검증을 실시한 결과를 보면, t값 0.614에 대한 유의확률(p)값이 0.543이므로 유의수준 0.05수준보다 크다. 따라서 성별 집단에 따라 평균지출이 차이가 없다는 귀무가설을 채택되고, 성별 집단에 따라 평균지출이 차이가 있다는 대립가설을 기각된다. 실습자료를 근거로 한 독립표본 t검증분석의 결과는 남자간호사와 여자간호사의 월평균지출에 차이가 없다고 말할 수 있다.

4. 대응표본 t검증분석

대응표본 t검증분석(paired sampies t-test analysis)은 일반적으로 동일한 표본집단에서 시점을 달리한 측정(사전측정-사후측정)한 후에 두 사전측정집단과 사후측정집단 간의 평균값에 차이가 있는지의 여부를 판단하는 분석방법이다. 다시 말하면, 두 집단의 연속형 변수간의 평균 차이를 검증하는 분석방법이다.[3] 그러나 반드시 사전측정집단과 사후측정집단의 변수만이 아니라 어떤 제품에 대한 만족도와 중요도 간의 차이를 파악하는 분석에도 활용된다.

대응표본 t검증에 사용되는 몇 가지 사례를 보면, 전년도 영양제 복용과 올해 영양제 복용 후의 건강상태 비교, 기존의 대면 강의와 현재의 온라인 강의에 따른 교육성과 비교, 회사의 생산라인 변경에 따른 전후 생산량 비교, 제품의 만족도와 중요도 간의 차이 비교 등을 들 수 있다.

[대응표본 t검증분석의 사용목적]

① 동일한 표본집단에서 시점을 달리한 사전측정집단과 사후측정집단 간의 평균값에 차이를 검증

② 연속형 변수의 정규성이 만족해야 하지만, 등분산성은 필요하지 않다.

4.1 이론적 이해

대응표본 t검증분석을 위한 가설설정, 검증통계량의 계산공식, 가설검증, 그리고 결과해석을 이론적인 측면에서 살펴보자.

▸ 가설의 설정

귀무가설(H_0): 이전과 이후의 독립변수 평균은 차이가 없다.

대립가설(H_1): 이전과 이후의 독립변수 평균은 차이가 있다.

▸ 검증통계량인 t값의 계산공식

대응표본 t검증분석을 위한 검증통계량인 t값($t-$value)을 계산하는 공식은 다음과 같다.

3) 대은표본 t검증분석은 ① 연속형 변수의 정규성이 충족되어야 한다. 정규성은 대응차(사전측정집단−사후측정집단)를 대상으로 수행한다. ② 정규성을 만족하지 못하는 경우는 비모수통계방법인 윌콕슨 부호순위검증(Wilcoxon signed rank test)을 사용한다. ③ 서로 다른 표본집단이 아닌 동일한 표본집단의 시간 차에 따른 평균값 비교이기 때문에 등분산성의 가정은 필요하지 않다.

$$t = \frac{\overline{d}}{S/\sqrt{n}}$$

여기서, $\overline{d}$: 대응차(사전점수 평균 – 사후점수 평균)
S: 대응차(사전과 사후 점수차이)의 표준편차
n: 표본 수

▸ 가설검증

검증통계량인 t값이 기준(임계치)보다 작은가 큰가에 따라서 해당 가설을 채택 또는 기각하게 된다. 신뢰구간이 95%일 때 임계치는 ± 1.96이 된다.

▸ 결과해석

대응표본 t검증분석의 결과를 연구자가 필요한 내용만 표를 통해 제시한다.

4.2 SPSS 통계프로그램을 통한 t검증

1) 대응표본 t검증분석을 위한 가설설정과 실습자료

『새로 개발된 혈압약이 효과가 있는지의 여부를 확인하기 위해 30명을 대상으로 혈압약이 개발되기 전 직후에 혈압을 측정하였고, 혈압약이 개발된 이후 혈압약의 복용 후의 혈압을 측정하였다.』 이 새로 개발된 혈압약의 효과(평균)에 대해 차이가 있는지를 유의수준 0.05에서 검증하라.

▸ 가설의 설정

귀무가설(H_0): 신규 혈압약의 복용전과 복용후에 혈압약의 효과(평균)는 차이가 없다.

대립가설(H_1): 신규 혈압약의 복용전과 복용후에 혈압약의 효과(평균)는 차이가 있다.

▸ 설문항목

Q1: 귀하는 새로운 혈압약이 개발되기 전에 혈압은 얼마였습니까?

(   )

Q2: 귀하는 새로운 혈압약을 복용한 이후에 혈압은 얼마였습니까?
( )

▸ 설문코딩

ID	복용전	복용후	ID	복용전	복용후
1	150	130	16	144	103
2	165	132	17	153	114
3	156	100	18	149	99
4	130	93	19	144	100
5	168	132	20	169	134
6	129	89	21	145	105
7	142	98	22	129	99
8	152	120	23	139	98
9	169	132	24	161	123
10	170	150	25	166	180
11	152	133	26	149	112
12	143	100	27	135	99
13	130	99	28	142	98
14	135	111	29	130	100
15	160	120	30	133	110

2) 대응표본 t검증분석을 위한 SPSS통계분석 실행

① 처음 SPSS 통계프로그램을 실행하는 경우는 먼저 PC의 바탕화면에 내장되어 있는 [IBM SPSS Statistics]을 클릭한다. 그리고 [SPSS Statistics Data Editor(SPSS 데이터 편집기)] 창에서 하단에 있는 [변수보기]에서 [이름]의 세로열에 변수명(복용전, 복용후)을 입력하고, [데이터 보기] 창에서 복용전, 복용후에 해당하는 설문조사한 코딩한 자료들을 각 셀에 입력한다. [SPSS Statistics Data Editor(SPSS 데이터 편집기)] 창의 좌측 맨 위에 있는 [파일] → [저장] → [파일이름] 란에 연구자가 원하는 자료의 명을 입력한다. 그 다음 [저장]을 클릭하면 자료는 [SPSS 통계프로그램]에 저장된다. 이미 [SPSS 통계프로그램]에 저

장되어 있는 경우는 [파일 – 열기 – 데이터]로 들어가 SPSS에 이미 저장된 파일을 불러들여 실행하면 된다.

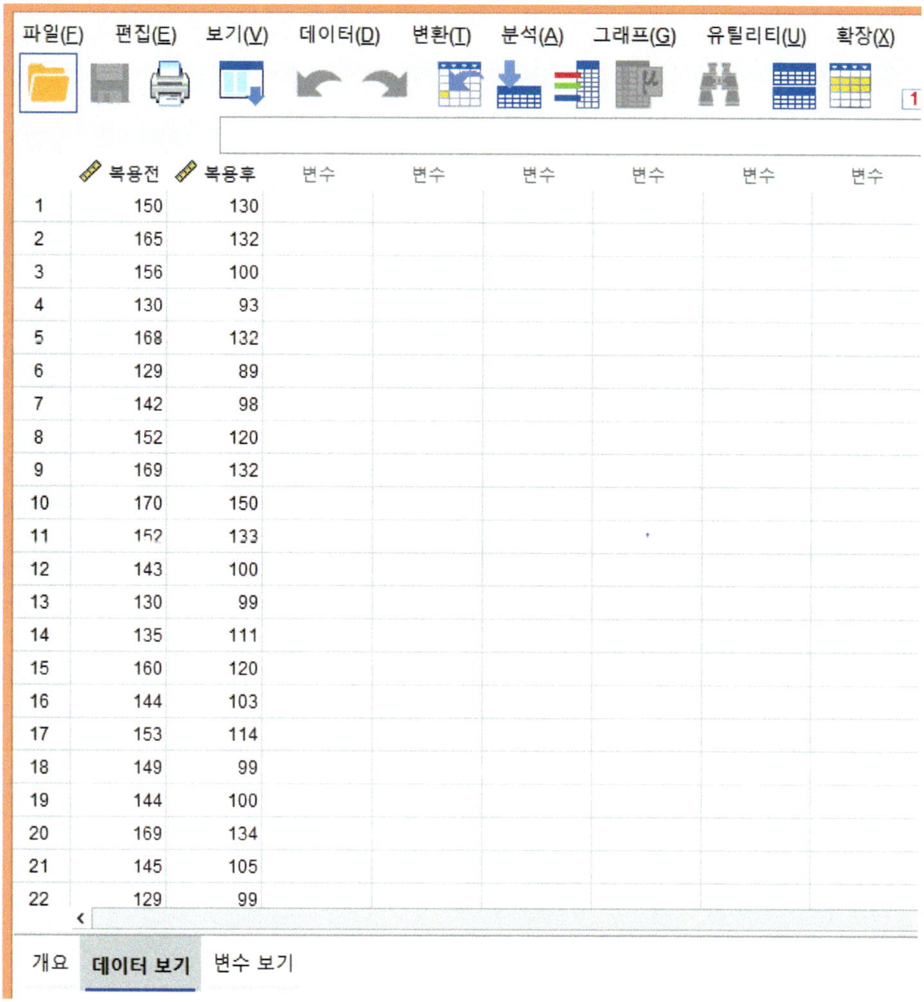

	복용전	복용후	변수	변수	변수	변수	변수	변수
1	150	130						
2	165	132						
3	156	100						
4	130	93						
5	168	132						
6	129	89						
7	142	98						
8	152	120						
9	169	132						
10	170	150						
11	152	133						
12	143	100						
13	130	99						
14	135	111						
15	160	120						
16	144	103						
17	153	114						
18	149	99						
19	144	100						
20	169	134						
21	145	105						
22	129	99						

② [변환－변수 계산]을 클릭하여 [변수 계산] 창을 연다. [목표변수]에 [대응차]라고 입력한다. [숫자표현식]에 [복용전－복용후]를 입력한다. [확인] 버튼을 체크한다.

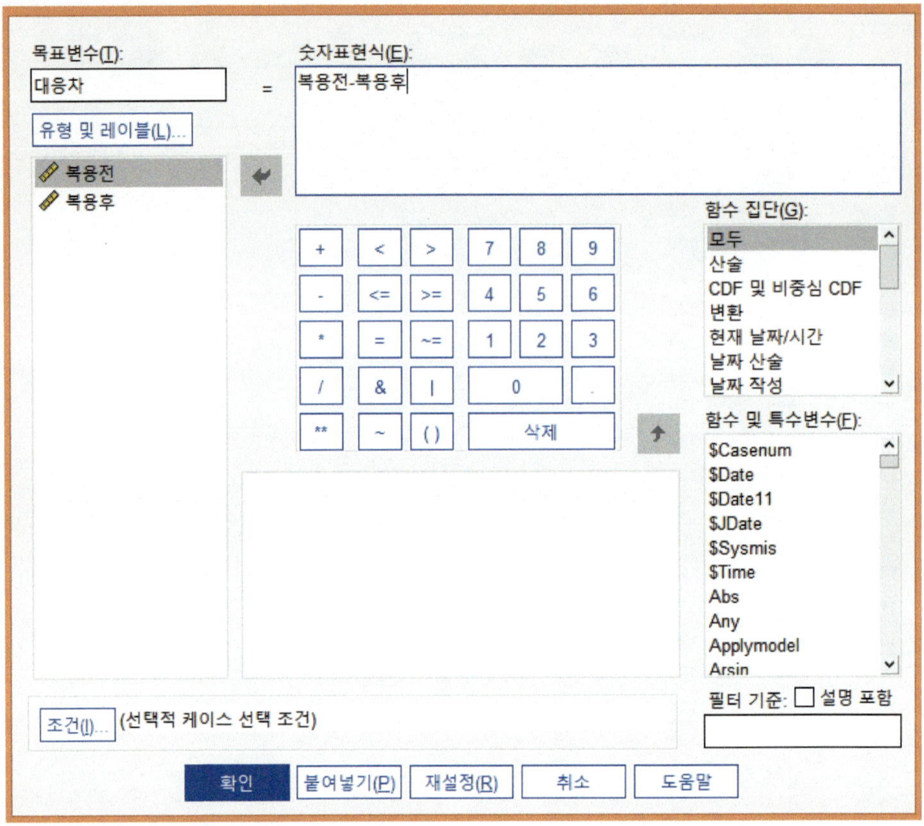

③ 데이터 입력창에서 [복용전] [복용후] 다음에 [대응차]라는 새로운 변수가 만들어 진다. 그리고 데이터 입력창의 하단에 있는 [변수보기]에 들어가서 실습자료에 소수점이 없기 때문에 [소수점이하]를 각 셀을 클릭하여 [0]으로 변경한다.

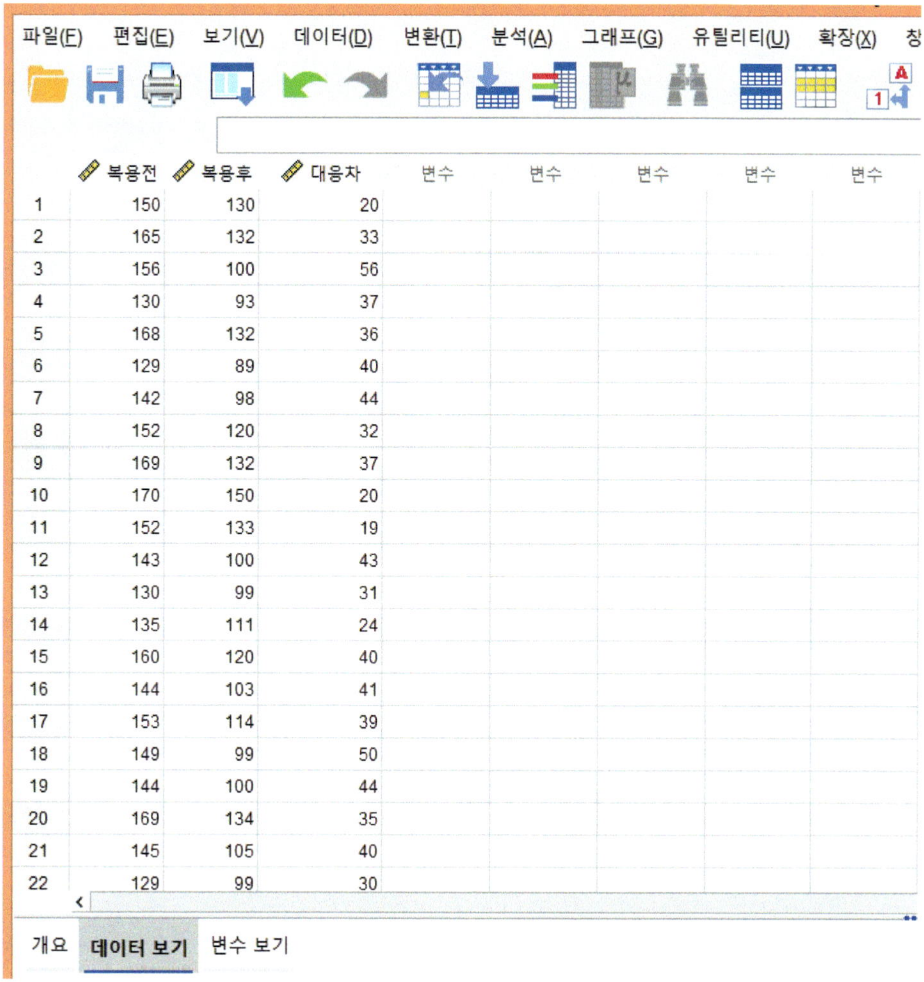

④ 대응표본 t검증분석은 동일한 표본을 대상으로 검증하기 때문에 등분산성의 검증은 필요하지 않지만, 정규성의 가정은 만족해야 한다. 따라서 정규성의 검증을 위해 [분석－비모수검증－레거시 대화상자－일표본K－S]를 차례대로 클릭하여 [일표본 Kolmogorov－Smirnov] 창을 연다.

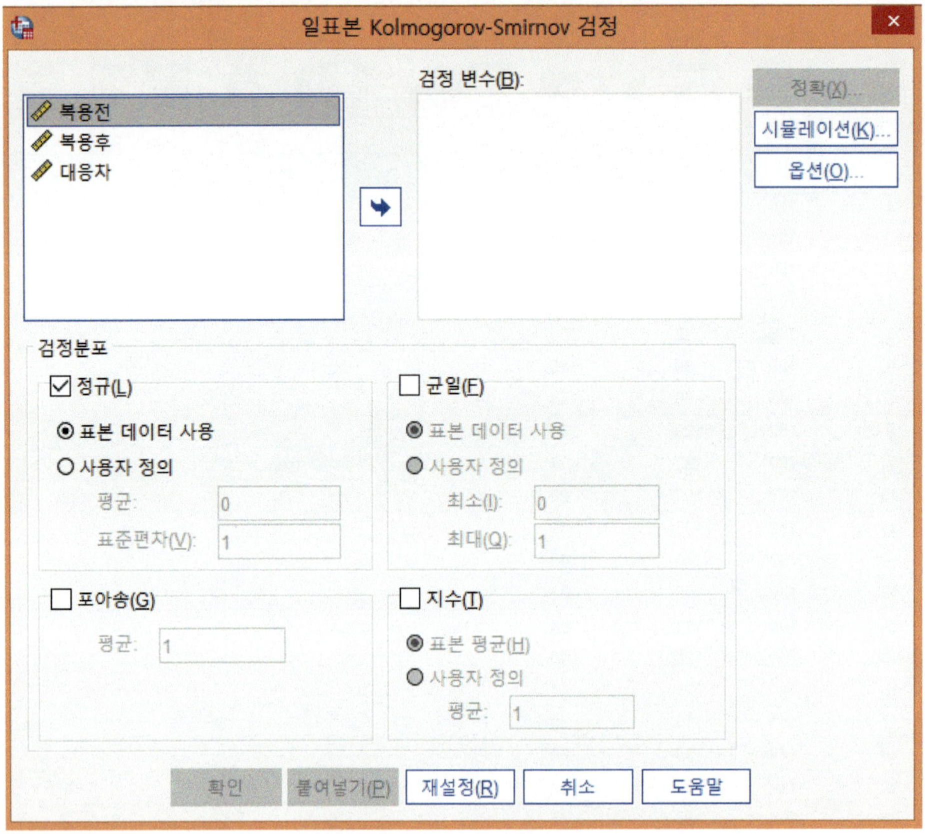

⑤ 왼쪽에 있는 [대응차]를 오른쪽 [검증변수] 란으로 이동시킨다. 그리고 [검증분포]에는 [정규]를 체크한 후 [확인] 버튼을 클릭한다. 그러면 정규성의 검증에 대한 분석결과가 나타난다.

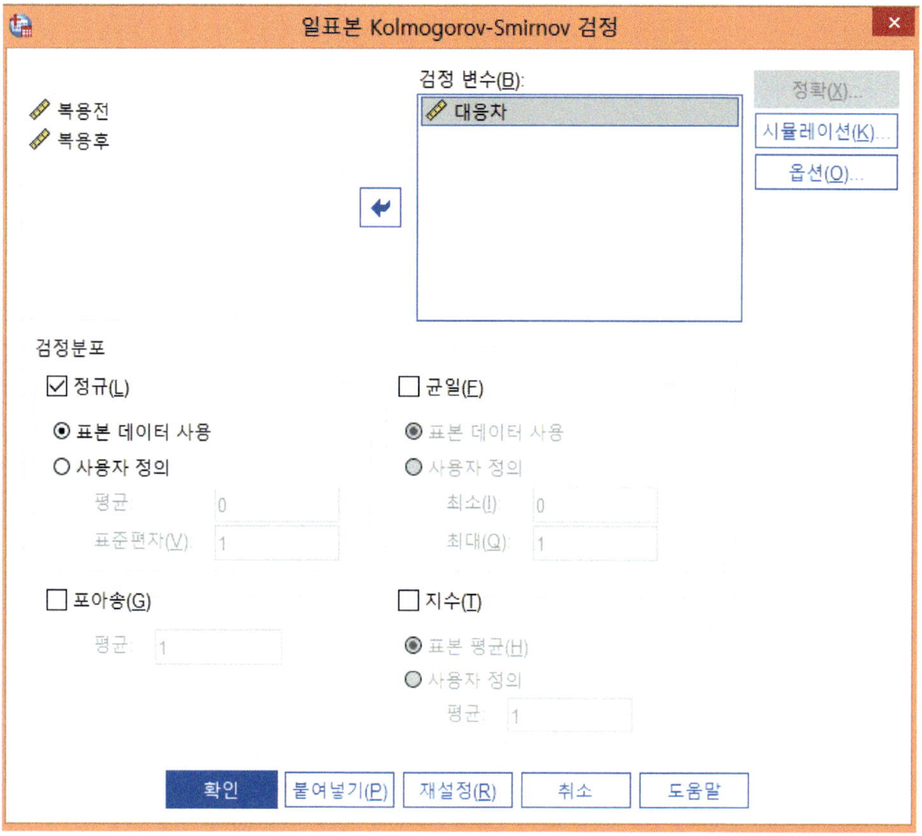

⑥ 이제 대응표본 t검증을 하기 위해 [분석-평균 및 비율비교-대응표본 t검증]을 클릭하여 [대응표본 t검증] 창을 연다. 그리고 왼쪽에 있는 [복용전]과 [복용후]를 오른쪽 [대응변수] 란에 이동시킨다. 끝으로 [확인] 버튼을 클릭하면, 대응표본 t검증의 분석결과가 출력된다.

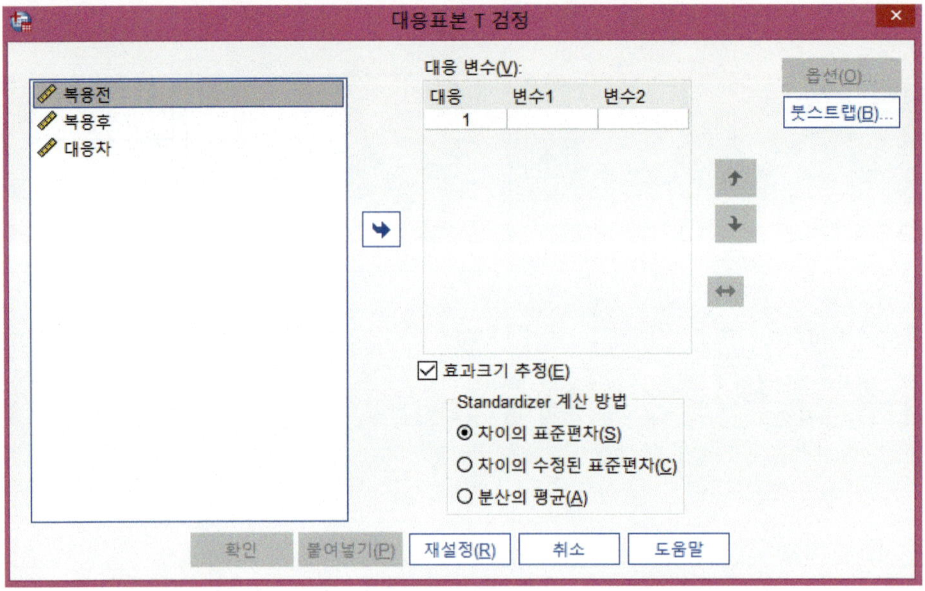

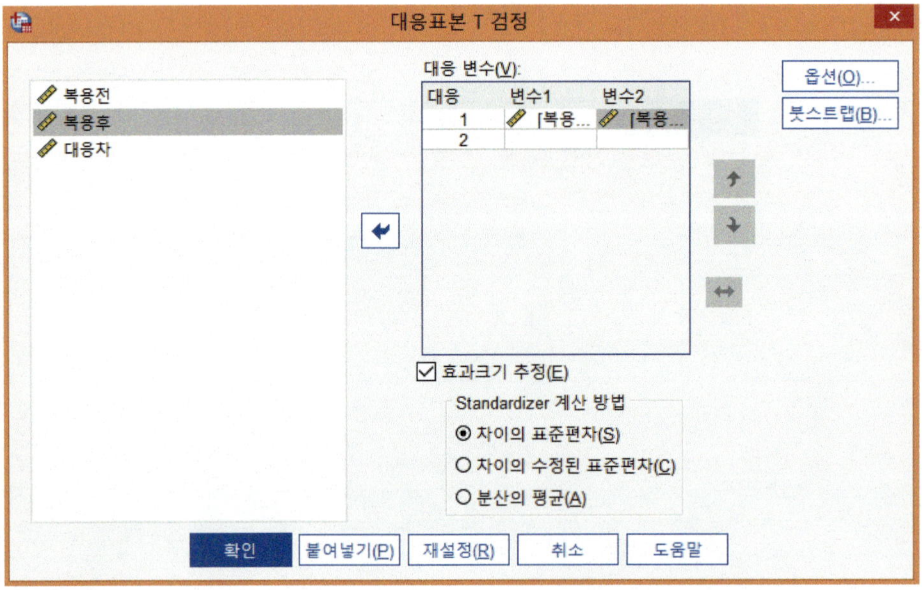

3) 대응표본 t검증분석의 주요 분석결과

(1) 정규성검증의 결과

일표본 Kolmogorov-Smirnov 검정

			대응차
N			30
정규 모수[a,b]	평균		35.20
	표준편차		9.412
최대극단차이	절대값		.134
	양수		.108
	음수		-.134
검정 통계량			.134
근사 유의확률 (양측)[c]			.180
Monte Carlo 유의확률 (양측)[d]	유의확률		.182
	99% 신뢰구간	하한	.172
		상한	.191

a. 검정 분포가 정규입니다.

b. 데이터로부터 계산.

c. Lilliefors 유의확률 수정

d. 난수 시작값이 2000000인 Monte Carlo 표본 10000개를 기준으로 하는 Lilliefors 방법입니다.

일표본Kolmogorov－Smirnov검증을 통해 복용전과 복용후의 차로 만들어진 [대응차] 변수의 정규성을 검증한 결과를 보면, 검증통계량이 0.134이며, 근사유의확률(양측)이 0.180으로 유의수준 0.05보다 크다. 따라서 “대응차 변수는 정규분포를 한다”는 귀무가설을 기각할 수 없음을 알 수 있다. “대응차 변수는 정규분포를 이룬다”고 할 수 있다.

(2) 대응표본 t검증분석

대응표본 통계량

		평균	N	표준편차	평균의 표준오차
대응 1	복용전	147.97	30	13.512	2.467
	복용후	112.77	30	17.057	3.114

대응표본 상관계수

		N	상관관계	유의확률	
				단측 확률	양측 확률
대응 1	복용전 & 복용후	30	.835	<.001	<.001

대응표본 검정

		대응차					t	자유도	유의확률	
		평균	표준편차	평균의 표준오차	차이의 95% 신뢰구간					
					하한	상한			단측 확률	양측 확률
대응 1	복용전 - 복용후	35.200	9.412	1.718	31.686	38.714	20.485	29	<.001	<.001

4) 대응표본 t검증분석의 결과표 해석

변수		평균	표준편차	평균대응차	상관계수
대응	복용전	147.97	13.512	35.200	0.835
	복용후	112.77	17.057		

새로 개발된 혈압약의 효과를 분석하기 위해 무작위로 추출한 30명에게 대응표본 t검증을 수행한 결과는 다음과 같다.

① 새로 개발된 혈압약에 대해 복용전의 평균 혈압은 147.97(표준편차 13.512)이며, 복용후의 평균 혈압은 112.77(표준편차 17.057)로 혈압이 저하되었음을 알 수 있다.

② 상관계수는 복용전과 복용후의 상관관계 정도를 나타내는데, 상관계수는 −1에서 +1 사이의 값을 가지며, 절대값이 1에 가까울수록 상관관계의 정도가 높다는 것을 의미한다. 상관계수가 0.835로 상관관계가 높게 나타났다.

③ 대응표본 t검증 결과를 보면, t값은 20.485로 크며, 유의확률이 0.001으로서 0.05 미만이므로 "신규 혈압약의 복용전과 복용후에 혈압약의 효과(평균)는 차이가 없다." 귀무가설이 기각된다. 따라서 신규 개발된 혈압약은 혈압을 낮추는 데 효과가 있다고 판단할 수 있다.

제10장 정리

01 통계분석에서 t검증분석을 하는 목적은 무엇이며, 어떠한 분석들이 있는가?

02 일표본 t검증분석의 사용목적은 무엇인가?

03 독립표본 t검증분석의 사용목적은 무엇인가?

04 대응표본 t검증분석의 사용목적은 무엇인가?

05 『우리나라의 간호학과 학생들의 평균 용돈이 100만원으로 알려져 있다』 이를 검증하기 위해 H대학교의 간호학과 20명을 대상으로 설문조사한 내용은 다음과 같다. 유의수준 0.05에서 검증해 보라.

ID	용돈	ID	용돈
1	70	11	110
2	60	12	100
3	120	13	90
4	90	14	60
5	55	15	70
6	130	16	90
7	200	17	100
8	98	18	110
9	90	19	90
10	70	20	80

06 K대학교의 간호학과 20명과 E대학교의 간호학과 20명의 기본간호학 중간고사 시험의 점수가 다음과 같다. 두 간호학과의 학생 간 기본간호학 중간고사 시험에 대해 유의수준 0.05에서 차이가 있는지를 검증하라.

K	60	90	87	86	65	76	90	95	80	98
	89	78	86	69	77	98	69	80	75	88
E	77	88	97	68	60	98	90	90	89	97
	66	88	76	79	98	90	90	88	77	67

07 알콜성 환자 20명을 대상으로 새로운 약물치료를 하기 전과 후의 SGPT(iu/L)를 측정한 결과이다. 다음의 자료를 통해 새로운 약물치료를 시행한 전과 후에 SGPT에 대해 0.01과 0.05에서 차이가 있는지를 검증하라.

전	98	101	112	130	144	129	169	154	149	125
	170	103	110	122	134	132	116	118	120	143
후	168	154	155	165	176	110	98	142	123	119
	120	122	110	109	117	173	128	129	144	146

제11장

분산분석

1. 분산분석의 개요

1.1 분산분석의 개념과 사용목적

t검증분석은 두 집단간(표본집단과 모집단, 독립된 2개의 표본집단, 동일한 표본집단에서의 사전집단과 사후집단)의 평균 차이를 검증을 통해 파악하는 데에 적용하는 반면, 분산분석(analysis of variance, ANOVA)은 세 표본집단 이상의 평균의 차이를 검증을 통해 파악하는 데에 적용하는 분석방법이다. t검증분석을 통해 세 집단 간의 평균 차이를 검증하는 경우는 분석절차가 복잡하고 모집단의 추정 시 오차가 커지기 때문에 세 개 이상일 경우 평균 차이 검증을 위해 분산분석이 고안된 것이다. 분산분석에서 독립변수는 범주형 변수여야 하고, 종속변수는 연속형 변수여야 한다.

[분산분석의 개념과 사용목적]

① 세 표본집단 이상의 평균의 차이를 검증을 통해 파악할 때 사용
② 일원분산분석(one-way ANOVA): 하나의 독립변수(요인)가 3개의 집단 간 평균 차이를 비교하는 방법이다.
③ 이원분산분석(two-way ANOVA): 두 개의 독립변수가 종속변수에 미치는 영향을 동시에 분석하고, 두 독립변수 간의 상호작용 효과를 확인하는 방법이다.

1.2 분산분석의 유형

통계분석에서 가장 많이 사용하는 분산분석의 유형은 일원분산분석(one-way ANOVA), 이원분산분석(two-way ANOVA), 반복측정분산분석(repeated measures ANOVA), 공분산분석(ANCOVA) 등 다양한데, 분산분석의 유형들 중에서 현실적으로 통계적 분석에서는 통계추정의 오류, 분석 및 결과의 복잡성 등으로 인해 독립변수가 1개인 일원분산분석을 주로 활용하고 있다. 따라서 분산분석의 유형들을 간략하게 살펴보고, 일원분산분석(one-way ANOVA)만을 대상으로 SPSS 통계프로그램을 실행한다.

1) 일원분산분석(one-way ANOVA)

하나의 독립변수(요인)가 3개의 집단 간 평균 차이를 비교하는 방법이다. 예를 들면, 세 가지 다른 교육방법(독립변수)을 적용했을 때 교육받은 학생들의 시험성적(종속변수)을 비교하는 경우는 일원분산분석을 적용할 수 있다.

2) 이원분산분석(two-way ANOVA)

두 개의 독립변수가 종속변수에 미치는 영향을 동시에 분석하고, 두 독립변수 간의 상호작용 효과를 확인하는 방법이다. 예를 들면, 교육방법과 성별 각각의 효과뿐만 아니라 교육방법과 성별 간의 상호작용 효과도 동시에 확인할 수 있다.

3) 반복측정분산분석(repeated measures ANOVA)

동일한 집단에서 시간차이에 따라 여러 차례 측정을 수행하는 경우에 두 개 이상의 집단에 대한 평균을 비교하는 통계적 분석 방법이다. 집단 간 종속변수의 차이가 있는가? 집단 간 종속변수가 시간차이에 따라 변화하는가? 시간차이에 따라 집단 간 차이가 있는가? 또한 어느 시점에서 집단 간 차이가 있는가?를 파악하기 위한 기법이다.

4) 공분산분석(ANCOVA)

직접 통제하기 어려운 외생변수를 공변량으로 통제한 후 집단 간의 평균 차이를 검증을 통해 확인하는 통계적 방법이다. 여기서 공변량은 연속형 변수로 인구통계학적 변수가 이용된다. 예를 들면, 학생들의 사전 지식수준(공변량)을 통제하면서 교육방법이 시험 성적에 미치는 영향을 파악하기 위한 기법이다.

2. 일원분산분석(one-way ANOVA)

일원분산분석은 하나의 독립변수(요인)가 3개의 집단 간 평균 차이를 비교하는 방법이다. 예를 들면, 세 가지 다른 교육방법(독립변수)을 적용했을 때 교육받은 학생들의 시험성적(종속변수), 3개 병원에서 근무하는 간호사의 근무만족도의 비교, 3개 병원에서 입원한 환자들의 의료서비스 만족도 비교 등은 일원분산분석을 적용할 수 있다.

[일원분산분석의 사용목적]

3개 이상의 집단(응답범주)을 갖고 있는 독립변수에 대한 종속변수의 평균 차이를 검증을 통해 파악하는 통계분석방법이다.

2.1 이론적 이해

세 집단의 평균 차이를 검증하기 위해 가설의 설정, 검증통계량, 가설검증, 결과해석 등을 살펴보자.

▸ 기본가정

일원분산분석은 기본적으로 독립성, 정규성 및 등분산성 등의 가정을 만족해야 한다.

① 독립성(independence): 독립변수의 각 집단은 서로 독립적이다.

② 정규성(normality): 독립변수에 따른 종속변수는 정규분포를 해야 한다.

③ 등분산성(equal variance): 독립변수에 따른 종속변수의 분포에 대한 분산은 각 집단마다 동일해야 한다.

▸ 가설의 설정

어떤 연구자가 세 개의 병원(A, B, C)에 근무하는 간호사들에게 근무만족도가 달라지는지를 확인하기 위한 가설설정은 다음과 같다.

귀무가설(H_0): 각 병원(A, B, C)의 근무만족도는 동일하다.

귀무가설(H_1): 각 병원(A, B, C)의 근무만족도는 차이가 있다.

▸ 검증통계량(F통계량)과 유의확률(p값)

분산분석의 핵심적인 원리는 집단 간 분산(between-group variance)과 집단 내 분산(within-group variance)의 비교를 통해 평균의 차이를 확인하는 것이다.

집단 간 분산(각 집단 평균 간의 차이를 측정)과 집단 내 분산(같은 집단 내에서 관측치들이 평균에서 얼마나 분포되어 있는지를 측정)을 통해 F통계량을 산출하고 p값을 통해 판단한다.

$$\text{검증통계량}(F\text{통계량}) = \frac{\text{집단 간 분산/자유도(집단수}-1)}{\text{집단 내 분산/자유도(전체표본크기}-\text{집단수)}}$$

▸ 가설검증

유의확률(p값)이 0.05보다 적으면 통계적으로 유의미한 것으로 판단한다. 다시 말하면, F값이 클수록 또는 p값이 작을수록 집단 간 평균 차이가 통계적으로 유의미할 가능성이 있다고 판단한다.

▸ 결과해석

일원분산분석의 결과를 연구자가 필요로한 내용만을 표를 통해 제시하면 된다.

2.2 SPSS 통계프로그램을 통한 일원분산분석

1) 일원분산분석을 위한 가설설정과 실습자료

▸ 가설의 설정

어떤 연구자가 세 개의 병원(A, B, C)에 근무하는 간호사들에게 근무만족도가 달라지는지를 확인하기 위해 각 병원 15명씩 총 45명에 대해 설문조사를 실시하였다.

귀무가설(H_0): 각 집단(A, B, C)의 근무만족도는 차이가 없다.

대립가설(H_1): 각 집단(A, B, C)의 근무만족도는 차이가 있다.

▸ 설문항목

Q1: 귀하는 어느 병원에 근무하십니까?

① A병원　　　② B병원　　　③ C병원

Q2: 귀하의 근무만족도는 어느 정도 입니까? (10점 만점)

(　　　　)

▸ 설문코딩

ID	A 병원	근무만족	ID	B 병원	근무만족	ID	C 병원	근무만족
1	1	7	16	2	6	31	3	6
2	1	5	17	2	6	32	3	7
3	1	8	18	2	4	33	3	8
4	1	6	19	2	4	34	3	9
5	1	4	20	2	7	35	3	8
6	1	5	21	2	7	36	3	6
7	1	3	22	2	8	37	3	7
8	1	8	23	2	6	38	3	8
9	1	7	24	2	7	39	3	5
10	1	6	25	2	7	40	3	6
11	1	6	26	2	7	41	3	6
12	1	6	27	2	5	42	3	7
13	1	7	28	2	8	43	3	4
14	1	7	29	2	7	44	3	5
15	1	4	30	2	9	45	3	3

2) 일원분산분석을 위한 SPSS 통계분석실행

① 처음 SPSS 통계프로그램을 실행하는 경우는 먼저 PC의 바탕화면에 내장되어 있는 [IBM SPSS Statistics]을 클릭한다. 그리고 [SPSS Statistics Data Editor(SPSS 데이터 편집기)] 창에서 하단에 있는 [변수보기]에서 [이름]의 세로열에 변수명(재직병원, 근무만족도)을 입력하고, [데이터 보기] 창에서 재직병원,

근무만족도에 해당하는 설문조사한 코딩한 자료들을 각 셀에 입력한다. [SPSS Statistics Data Editor(SPSS 데이터 편집기)] 창의 좌측 맨 위에 있는 [파일]→[저장]→[파일이름] 란에 연구자가 원하는 자료의 명을 입력한다. 그 다음 [저장]을 클릭하면 자료는 [SPSS 통계프로그램]에 저장된다. 이미 [SPSS 통계프로그램]에 저장되어 있는 경우는 [파일－열기－데이터]로 들어가 SPSS에 이미 저장된 파일을 불러들여 실행하면 된다.

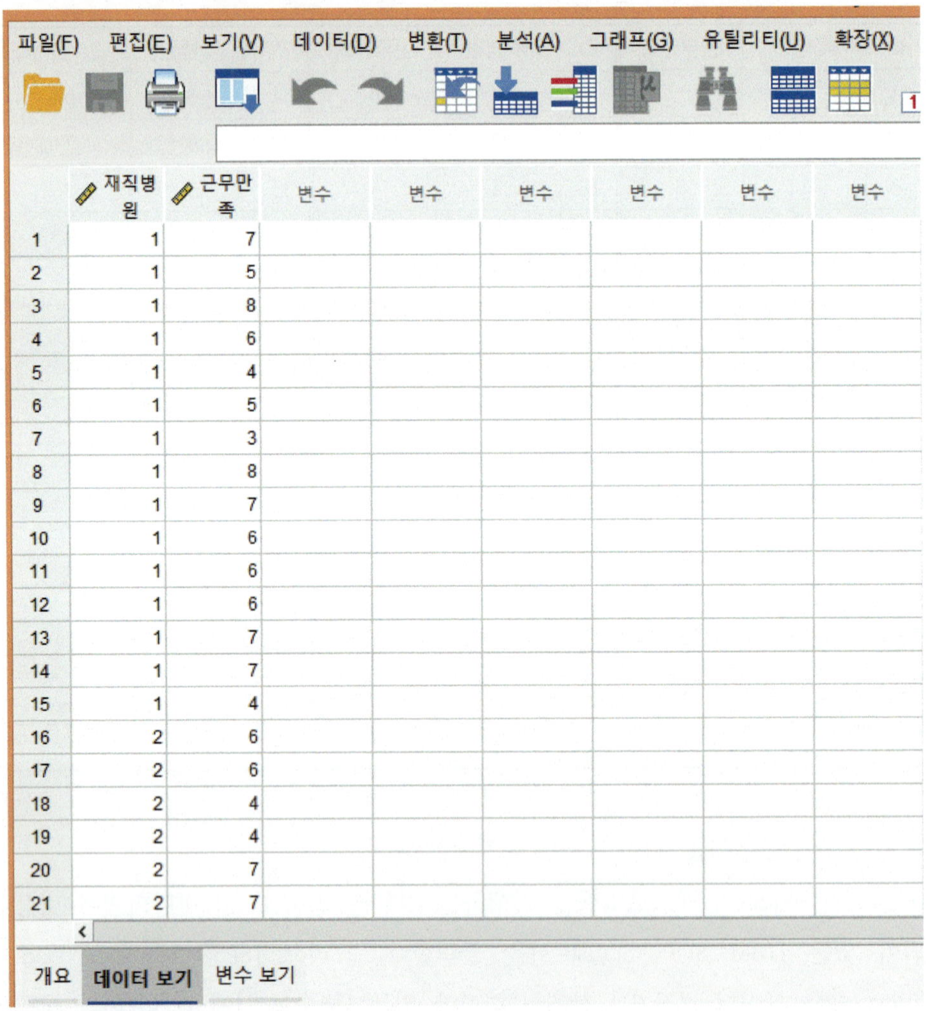

	재직병원	근무만족	변수	변수	변수	변수	변수	변수
1	1	7						
2	1	5						
3	1	8						
4	1	6						
5	1	4						
6	1	5						
7	1	3						
8	1	8						
9	1	7						
10	1	6						
11	1	6						
12	1	6						
13	1	7						
14	1	7						
15	1	4						
16	2	6						
17	2	6						
18	2	4						
19	2	4						
20	2	7						
21	2	7						

② [분석-기술통계량-데이터 탐색]을 클릭하여 [데이터 탐색] 창을 연다. 왼쪽에 있는 [재직병원]를 오른쪽 [요인]으로, 그리고 [근무만족]을 [종속변수]로 이동한다.

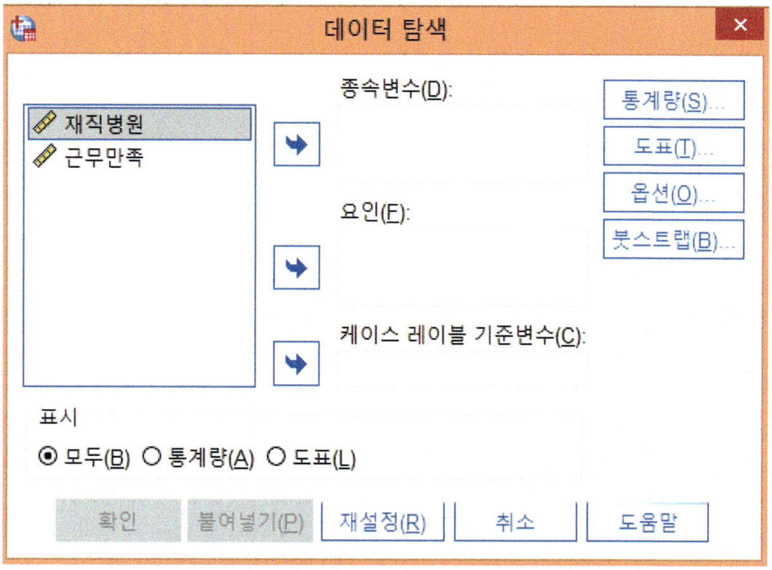

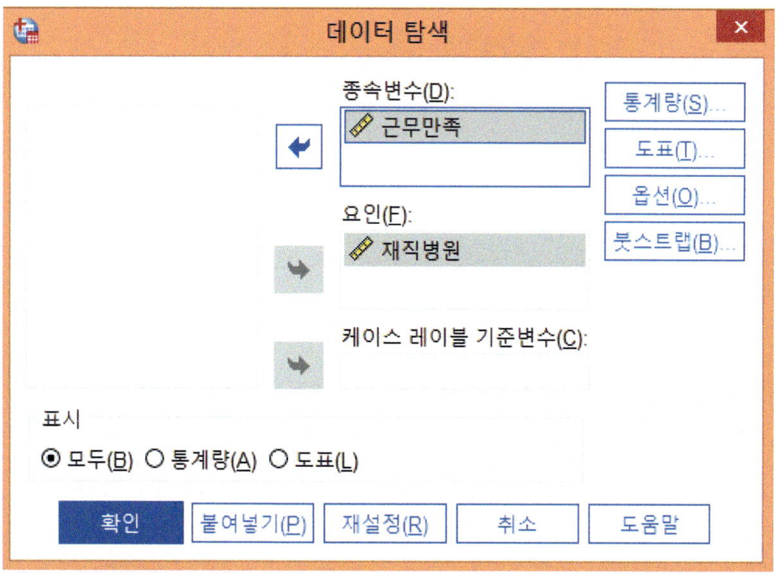

③ 먼저 일원분산분석의 기본적인 가정으로 정규성검증(normality test)을 실행해보자. [데이터 탐색] 창에서 오른쪽에 있는 [도표]를 클릭한다. [탐색: 도표] 창에서 [검증과 함께 정규분포 도표]를 체크한 후에 [계속] 버튼을 클릭한다. 그리고 [데이터 탐색] 창에서 [확인] 버튼을 클릭한다. 그러면 자료의 정규성검증에 대한 분석결과가 출력된다.

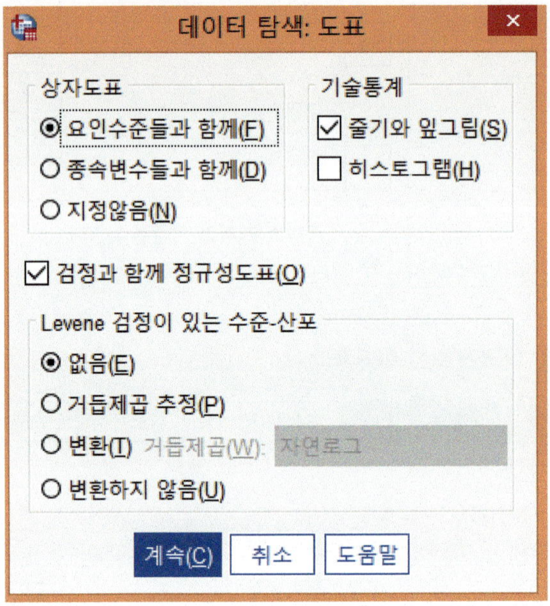

④ 이제 일원분산분석의 기본적인 가정으로 등분산성검증(equal variance test)를 실행하기 위해 [분석－평균 및 비율 비교－일원배치 분산분석]을 클릭하여 [일원배치 분산분석] 창을 연다. 왼쪽에 있는 [재직병원]을 오른쪽 [요인]으로, 그리고 [근무만족]을 [종속변수]로 이동시킨다. [일원분산분석] 창의 오른쪽에 있는 [사후분석] 창을 클릭해 자료의 등분산성은 검증하는 [Duncan]을 체크하여 선택하고 [계속] 버튼을 클릭한다.[1]

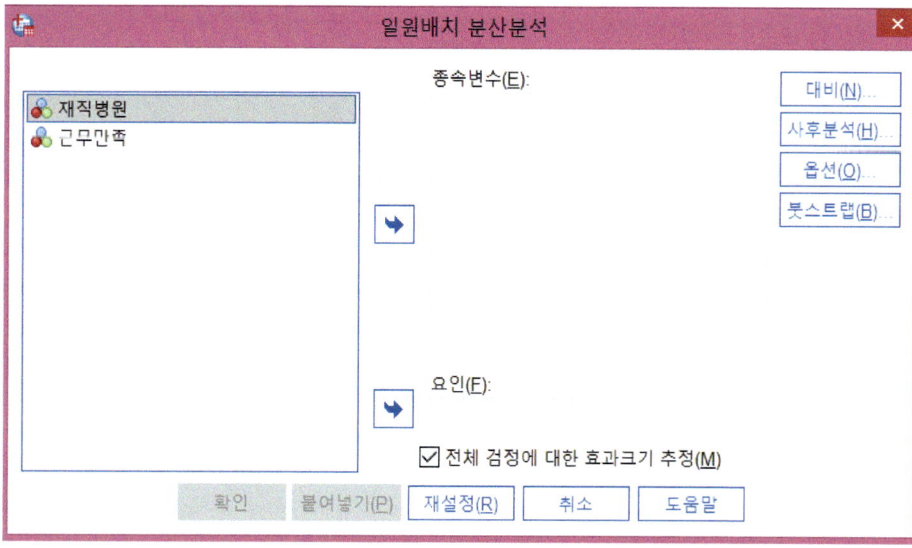

1) 등분산성의 검증을 위한 사후검증법으로 Duncan 검증법 이외에 Scheffe 검증법, Tukey 검증법, 그리고 Newman－Keuls 검증법 등이 있다. Scheffe 검증법은 유의한 F를 얻었을 때만 적용하는 전형적인 사후검증법이다. Tukey 검증법은 모든 집단의 사례 수가 같고 평균치 간의 1:1 짝의 비교를 하고자 할 때에 사용한다. Newman－Keuls 검증법은 평균치들을 낮은 것부터 높은 것으로 등위 지어 실시하는 사후 검증법이다. 만약 연구자가 원하는 검증법을 하기 위해서는[일원분산분석: 사후분석] 창에서 클릭하여 분석결과를 출력하면 된다.

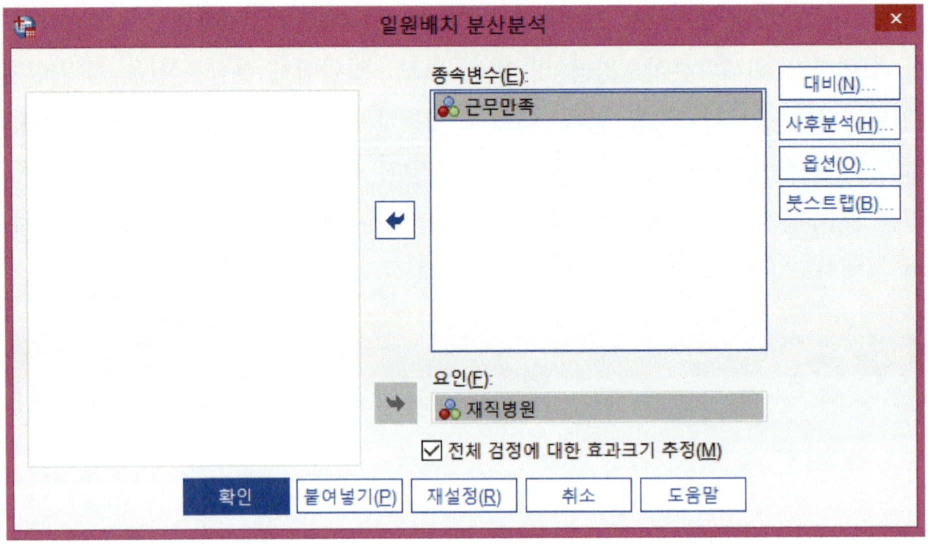
일원배치 분산분석
종속변수(E):
근무만족
대비(N)...
사후분석(H)...
옵션(O)...
붓스트랩(B)...
요인(F):
재직병원
전체 검정에 대한 효과크기 추정(M)
확인
붙여넣기(P)
재설정(R)
취소
도움말

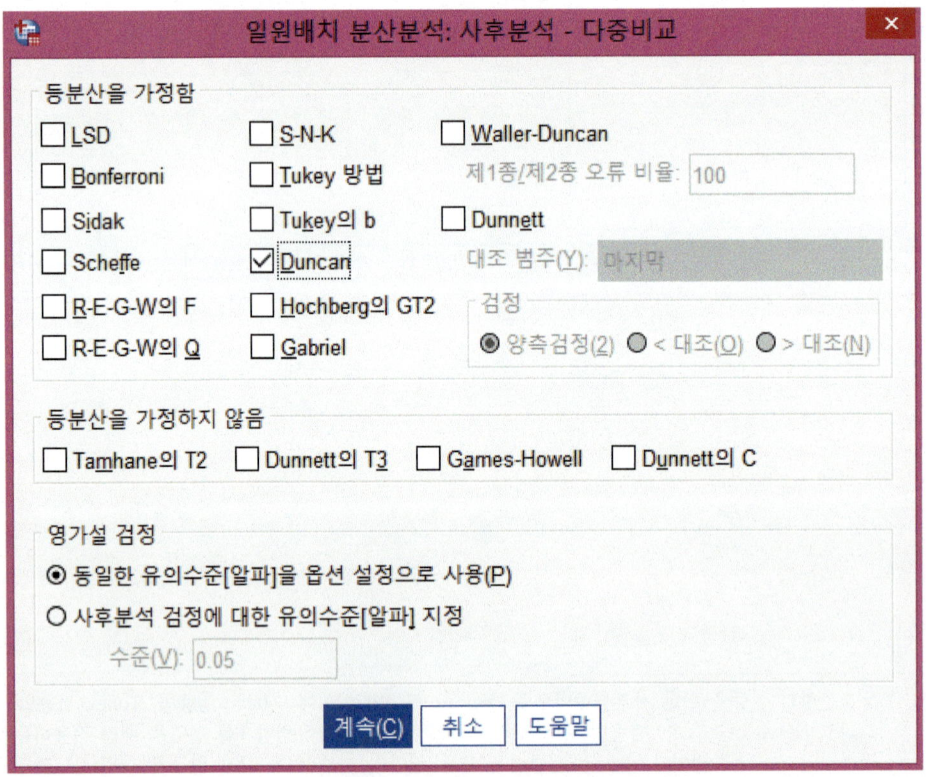
일원배치 분산분석: 사후분석 - 다중비교
등분산을 가정함
LSD
S-N-K
Waller-Duncan
Bonferroni
Tukey 방법
제1종/제2종 오류 비율:
100
Sidak
Tukey의 b
Dunnett
Scheffe
Duncan
대조 범주(Y):
마지막
R-E-G-W의 F
Hochberg의 GT2
검정
R-E-G-W의 Q
Gabriel
양측검정(2)
< 대조(O)
> 대조(N)
등분산을 가정하지 않음
Tamhane의 T2
Dunnett의 T3
Games-Howell
Dunnett의 C
영가설 검정
동일한 유의수준[알파]을 옵션 설정으로 사용(P)
사후분석 검정에 대한 유의수준[알파] 지정
수준(V):
0.05
계속(C)
취소
도움말

⑤ 마지막으로 일원분산분석을 위해 [일원배치 분산분석] 창의 [옵션] 창에서 [기술통계], [분산 동질성검증], [평균도표]를 차례대로 체크한 후 [계속] 버튼을 클릭한다. 마지막으로 [일원배치 분산분석] 창에서 [확인] 버튼을 클릭하면, 일원분산분석의 결과가 출력된다.

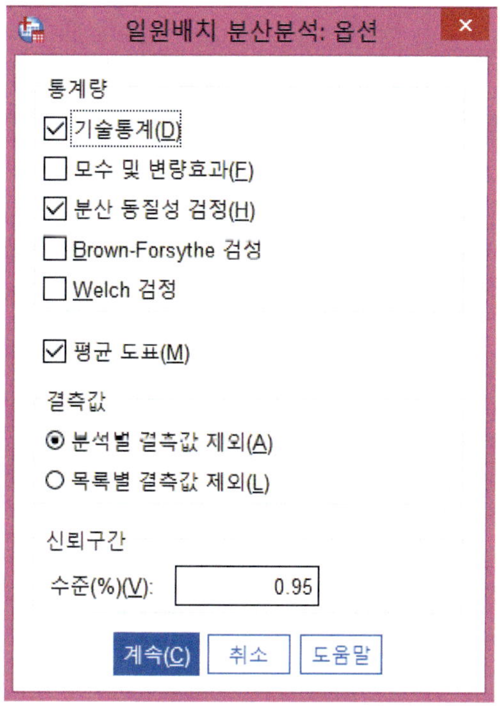

3) 일원분산분석의 주요 분석결과

일원분산분석의 SPSS 통계프로그램 실행에 따른 출력 결과는 다음과 같다.

(1) 정규성검증의 결과

A병원, B병원, C병원에 근무하는 간호사들이 근무만족도에 대한 왜도와 첨도의 절대값이 각각 2와 7 미만이므로 각 병원별 근무만족도 관측치들은 정규분포를 따른다고 할 수 있다.

기술통계

	재직병원			통계	표준오차
근무만족	1	평균		5.93	.384
		평균의 95% 신뢰구간	하한	5.11	
			상한	6.76	
		5% 절사평균		5.98	
		중위수(D)		6.00	
		분산(V)		2.210	
		표준편차		1.486	
		최소값(U)		3	
		최대값(X)		8	
		범위(R)		5	
		사분위수 범위		2	
		왜도(W)		-.472	.580
		첨도(K)		-.502	1.121
	2	평균		6.53	.363
		평균의 95% 신뢰구간	하한	5.75	
			상한	7.31	
		5% 절사평균		6.54	
		중위수(D)		7.00	
		분산(V)		1.981	
		표준편차		1.407	
		최소값(U)		4	
		최대값(X)		9	
		범위(R)		5	
		사분위수 범위		1	
		왜도(W)		-.433	.580
		첨도(K)		.003	1.121
	3	평균		6.40	.445
		평균의 95% 신뢰구간	하한	5.45	
			상한	7.35	
		5% 절사평균		6.44	
		중위수(D)		6.00	
		분산(V)		2.971	
		표준편차		1.724	
		최소값(U)		3	
		최대값(X)		9	
		범위(R)		6	
		사분위수 범위		3	
		왜도(W)		-.239	.580
		첨도(K)		-.291	1.121

(2) 등분산성검증의 결과

기술통계분석에서 Levene 분산의 동질성검증 결과를 보면, p값이 0.703으로 유의수준 0.05보다 크기 때문에 각 병원별 근무만족도의 관측치들은 등분산성의 가정을 만족하고 있다고 할 수 있다.

분산의 동질성 검정

		Levene 통계량	df1	df2	유의확률
근무만족	평균을 기준으로 합니다.	.355	2	42	.703
	중위수를 기준으로 합니다.	.393	2	42	.677
	자유도를 수정한 상태에서 중위수를 기준으로 합니다.	.393	2	40.964	.677
	절삭평균을 기준으로 합니다.	.375	2	42	.690

(3) 근무만족도 출력결과

A병원, B병원, C병원에 근무하는 간호사들의 근무만족도를 분석한 결과를 보면, 근무만족도는 B병원이 가장 높았으며, 그 다음 C병원, A병원 순으로 나타났다.

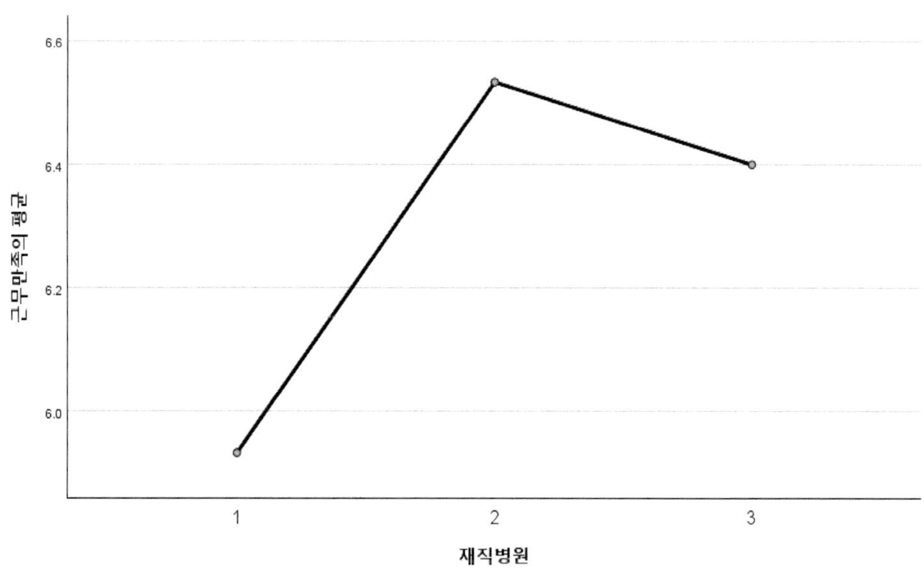

(4) 일원분산분석의 결과

기술통계

근무만족

	N	평균	표준편차	표준오차	평균의 95% 신뢰구간 하한	평균의 95% 신뢰구간 상한	최소값	최대값
1	15	5.93	1.486	.384	5.11	6.76	3	8
2	15	6.53	1.407	.363	5.75	7.31	4	9
3	15	6.40	1.724	.445	5.45	7.35	3	9
전체	45	6.29	1.532	.228	5.83	6.75	3	9

ANOVA

근무만족

	제곱합	자유도	평균제곱	F	유의확률
집단-간	2.978	2	1.489	.624	.541
집단-내	100.267	42	2.387		
전체	103.244	44			

근무만족

Duncan[a]

재직병원	N	유의수준 = 0.05에 대한 부분집합 1
1	15	5.93
3	15	6.40
2	15	6.53
유의확률		.323

동질적 부분집합에 있는 집단에 대한 평균이 표시됩니다.

a. 조화평균 표본크기 15.000을(를) 사용합니다.

일원분산분석의 결과를 보면, ① A병원, B병원, C병원에 근무하는 간호사들의 근무만족도 평균은 각각 5.93. 6.53, 6.40으로 B병원의 근무만족도가 가장 높았다.

② F값이 0.624이고, 유의확률이 0.541로 유의수준 0.05보다 크기 때문에 『각 병원(A, B, C)의 근무만족도는 동일하다.』는 귀무가설이 채택된다. 반면 『각 병원(A, B, C)의 근무만족도는 차이가 있다.』는 대립가설은 기각된다. 그러나 기술통계량에서 근무만족도 평균만으로 병원 간에 근무만족도 차이가 있는지를 구체적으로 파악할 수 없기 때문에 사후분석이 필요하다. 즉 사후분석을 통해 구체적으로 어떤 병원들 간에 통계적 유의한 차이가 있는지를 파악해야 한다.

③ 사후분석의 결과를 보면, B병원과 C병원의 근무만족도 평균의 차이는 거의 없으나, B병원과 A병원, C병원과 A병원 간에는 근무만족도 평균의 차이가 있다는 것으로 나타났다.

4) 일원분산분석의 결과요약 및 해석

구분		N	평균	표준편차	F값	p값	사후분석
근무만족도	A병원	15	5.93	1.486	0.624	0.541	B, C>A
	B병원	15	6.53	1.407			
	C병원	15	6.40	1.724			

① 일원분산분석의 전제 조건인 정규성은 왜도와 첨도가 절대값 기준치인 왜도 2, 첨도 7 미만으로 정규분포를 따르고 있다. 또한 Levene의 분산에 대한 동질성은 p값이 0.703이며, 이는 유의수준 0.05보다 크므로 각 병원의 근무만족도는 등분산 가정이 만족되었다. 따라서 모든 가정을 만족되었기 때문에 일원분산분석을 수행할 수 있다.

② 각 병원에 따른 간호사들의 근무만족도 평균은 A병원이 5.93(표준편차 1.486), B병원이 6.53(표준편차 1.407), 그리고 C병원이 6.40(표준편차 1.724)로 나타났다. 또한 병원별 통계적으로 유의한 평균 차이가 있는지를 알아보기 위해 Duncan에 의한 사후검증을 수행한 결과를 보면, B병원과 C병원의 근무만족도 평균의 차이는 없으나, B병원과 C병원의 근무만족도는 A병원의 근무만족도가 높다는 것을 알 수 있다.

제11장 정리

01 분산분석의 개념과 사용목적을 설명하시오.

02 분산분석의 유형은 어떠한 것들이 있는가?

03 일원분산분석은 어떤 상황에서 사용하는 통계분석인가?

04 일원분산분석에서 사용하는 검증통계량은 무엇인가?

05 다음은 비만환자의 체중에 따라 세 집단(A, B, C)으로 분류하여 각 집단 15명에게 똑같은 식이요법을 시행하였다. 1년 동안 식이요법을 시행했을 때 체중감량에 대해 다음과 같은 결과를 얻게 되었다. 식이요법에 따른 체중감량의 효과에 차이가 있는지를 귀무가설과 대립가설을 설정하고, 유의수준 0.05에서 검증하라.

ID	A집단	체중감량	ID	B집단	체중감량	ID	C집단	체중감량
1	1	3	16	2	0	31	3	1
2	1	4	17	2	4	32	3	3
3	1	2	18	2	6	33	3	5
4	1	3	19	2	3	34	3	2
5	1	5	20	2	3	35	3	0
6	1	0	21	2	3	36	3	0
7	1	5	22	2	2	37	3	4
8	1	3	23	2	4	38	3	3
9	1	5	24	2	5	39	3	5
10	1	6	25	2	6	40	3	3
11	1	7	26	2	5	41	3	4
12	1	4	27	2	4	42	3	4
13	1	3	28	2	4	43	3	3
14	1	4	29	2	3	44	3	2
15	1	5	30	2	4	45	3	4

06 한 의학연구에서 정상발달아동, 자폐스펙트럼장애아동, 지적장애아동에 대한 혈청 항원의 농도에 대해 조사한 결과는 다음과 같다.

ID	정상아	자폐아	지진아
1	280	700	300
2	290	765	564
3	300	400	510
4	189	543	190
5	321	467	121
6	198	398	342
7	220	490	105
8	330	415	700
9	219	400	351
10	230	190	296
11	330	341	155
12	205	400	241
13	210	450	254
14	305	610	211
15	310	550	345

(1) 귀무가설과 대립가설을 설정하라.

(2) 유의수준 0.05에서 검증하라.

제12장

신뢰도분석과 요인분석

1. 타당성과 신뢰성의 개념

신뢰도분석과 요인분석을 위한 사전적이 개념으로 신뢰성과 타당성에 대한 개념을 살펴보자. 어떤 연구자가 연구문제에 대해 설문조사나 검사를 통해 자료를 얻게 되는데, 그 자료가 모두 의미 있는 것은 아니며, 그 중 일부는 쓸모없는 설문조사나 검사일 수도 있다. 이는 설문조사나 검사의 내적인 문제 때문일 수 있다. 그렇다면 어떤 설문조사나 검사에서 활용한 측정도구인 설문지의 설문문항에 문제가 있는지 없는지를 어떻게 판단하는가? 그 여부를 판단하는 기준이 바로 신뢰성과 타당성이다.

신뢰성(reliability)과 타당성(validity)은 설문조사의 측정방법에 대한 적합성을 평가하는 서로 다른 방법이지만, 밀접하게 관련되어 있다.

신뢰성은 설문조사를 통해 얻게 되는 자료의 일관성, 정확성, 안정성, 예측가능성 등과 관련된 개념이다. 신뢰성은 설문응답의 일관성이나 정확성과 관련된 것으로 응답자에게 반복해서 동일한 설문문항을 가지고 질문해도 동일한 측정치를 얻을 가능성을 말한다. 따라서 설문응답의 일관성 정도가 높을수록 신뢰성은 높아진다.

타당성이란 연구자가 어떤 연구문제에 대해 설문조사, 검사를 실시했을 때 그 자료가 얼마나 정확하게 측정되었는가를 판단하는 기준으로, 설문대상자에게 측정하려는 것을 정확하게 측정했는가를 의미한다. 이는 요인분석을 통해 확인할 수 있다.[1] 다시 말하면, 요인분석은 측정방법의 타당성을 검증하는 방법으로 많

1) 요인분석의 유형은 탐색적 요인분석(exploratory factor analysis)과 확인적 요인분석(confirmator factor

이 활용되고 있다. 측정방법의 타당성은 동일한 대상을 측정한 변수들 간에는 당연히 상관관계가 높아야 하고 동일 대상을 측정하는 변수들이 동일한 요인으로 묶이는지를 확인함으로써 검증할 수 있다.

2. 신뢰도분석

2.1 신뢰도분석의 개념과 사용목적

신뢰도(reliability)란 설문조사 때 응답자에게 측정도구인 설문지의 설문문항을 반복해서 질문해도 동일한 응답을 할 가능성을 말한다. 또는 설문지의 설문문항에 대한 표현은 달라도 그 내용적인 측면에서 같다면 응답자는 동일한 응답을 할 가능성을 말한다.

예를 들면, 설문문항A: 귀하(간호사)는 간호업무에 만족하십니까?

① 전혀 아니다　② 아니다　③ 보통이다
④ 그렇다　⑤ 매우 그렇다

위의 설문지의 설문문항에서 어떤 간호사가 한 달 전에 「③ 보통이다」라고 응답했다면, 현재에도 「③ 보통이다」라고 응답한 경우에 신뢰도가 있다고 평가하고, 만약 「③ 보통이다」 이외에 응답한 경우에는 신뢰도가 낮다고 평가한다.

또는, 설문문항A: 귀하(간호사)는 간호업무에 만족하십니까?

① 전혀 아니다　② 아니다　③ 보통이다
④ 그렇다　⑤ 매우 그렇다

설문문항B: 귀하(간호사)는 간호사란 직업에 만족하십니까?

① 전혀 아니다　② 아니다　③ 보통이다
④ 그렇다　⑤ 매우 그렇다

---

analysisy) 등으로 분류되며, 일반적으로 요인분석이라고 할 때 탐색적 요인분석을 의미한다. 요인분석과 군집분석과의 차이는 요인분석은 여러 개의 변수들을 몇 개의 요인으로 묶는 방법이며, 군집분석(cluster analysis)은 설문자의 케이스를 동질적인 집단으로 묶는 방법이다. 요인분석과 유사한 주성분분석(Principal Component Analysis)은 많은 정보를 함유하고 있는 여러 변수들에서 공통된 정보를 추출하여 자료의 차원을 줄이는 방법이다.

위의 설문문항A와 설문문항B는 표현의 차이가 있지만 내용은 동일한 질문인데, 어떤 간호사가 설문문항A에서 「④ 그렇다」라고 응답하고, 설문문항B 역시 「④ 그렇다」라고 응답하면 신뢰도가 있다고 평가하고, 설문문항A와 설문문항B에서 각각 다르게 응답하면, 신뢰도가 낮다고 평가한다.

동일한 설문문항 또는 표현의 차이는 있지만 내용이 같은 설문문항을 똑같은 사람이 여러 번, 누가 하더라도 같은 응답한 결과가 도출되면 신뢰도가 있다고 평가한다. 따라서 신뢰도분석은 설문지의 설문문항이 측정도구일 때 이 설문문항에 대해서 응답자가 일관되는 응답을 하는지에 대한 일관성을 확인하는 분석이라고 할 수 있다.

신뢰도의 두 가지의 기본 개념은 첫째, 동일한 집단에 대해 동일한 설문조사를 반복시행하거나 이미 실시한 설문조사의 응답결과와 현재 실시한 설문조사의 응답결과에 대한 측정값 간에 상관관계를 추정하는 방법, 둘째, 동일한 집단에 대해 여러 번 설문조사를 반복 수행했을 때 측정값들이 같다면 신뢰도가 1이 되기 때문에 측정의 오차가 없음을 의미한다.

[신뢰도분석의 사용목적]

① 설문지의 설문항목이 응답자로부터 정확하고 일관되게 측정되었는가?
② 설문지의 설문문항에 응답한 사람이 정확하고 일관되게 측정에 응답하였는가?
③ 그 외에도 신뢰도는 정확성, 일치성, 예측가능성, 의존가능성 등을 파악할 때 사용

한편 신뢰도가 낮을 경우에 신뢰도를 높이는 방법으로는 다음과 같다.

[신뢰도를 높이는 방법]

① 측정도구인 설문지의 설문문항에 대한 모호성 제거
② 응답자의 불성실한 설문의 응답을 제거
③ 설문지의 설문항목에 대한 수를 늘림
④ 선행연구에서 신뢰도가 인정된 설문문항 사용
⑤ 설문문항의 선택범위 조정

신뢰도분석을 위한 전제조건을 보면, ① 신뢰도분석을 위한 설문지의 설문문항들은 연속형 척도(등간척도, 비율척도)로 작성되어야 하는데, 일반적으로 리커트척도(likert scale)를 연속형 척도로 간주한다. ② 측정도구인 설문지의 설문문항에 연속형 척도와 범주형 척도(성별, 지역별 등과 같은 명목척도)가 혼합되어 있으면 신뢰도분석을 수행할 수 없다. ③ 어떤 요인(개념)에 대해 설문문항이 1개로 구성되는 경우는 신뢰도분석을 할 수 없다.

2.2 이론적 이해: 신뢰도의 측정

연구자들은 통계분석을 수행하기 전에 측정도구인 설문지의 설문문항들로 구성된 어떤 요인들이 신뢰도가 있는지를 알아보기 위해 신뢰도분석을 해야 한다. 일반적으로 신뢰도분석(reliability analysis)이란 리커트척도의 신뢰도를 분석하는 것을 말하는데, 이는 크론바흐 알파계수(Cronbach's alpha α coefficient)를 사용한다. 크론바흐 알파계수는 하나의 요인(개념)에 대한 여러 측정변수(설문문항)로 측정할 경우에 설문문항들의 일관성과 동질성의 정도를 평가하는 지표이다. 다시 말하면, 한 설문지에 여러 개의 설문문항이 있을 때, 그 설문문항들이 같은 요인(개념)을 얼마나 잘 측정하는지를 평가하는 방법이다. 리커트척도의 신뢰도분석을 위한 수치로 나타내는 것으로 가장 많이 사용하고 있다.

크론바흐 알파계수는 문항 수, 각 문항의 분산, 전체 문항합의 분산 등을 알면 산출되는데, 계산공식은 다음과 같다.

$$\text{크론바흐 } \alpha = \frac{K}{K-1}\left(1-\frac{\sum_{i=1}^{k}\sigma_{Y_i}^2}{\sigma_{X_i}^2}\right)$$

$$= \frac{\text{문항수}}{\text{문항수}-1}\left(1-\frac{\text{각 문항의 분산}}{\text{전체 문항 합의 분산}}\right)$$

이와 같이 산출되는 크론바흐 알파계수는 0부터 1까지의 값을 가진다. 0에 가까우면 설문문항 간의 일관성이 낮으며, 1에 가까우면 설문문항 간의 일관성이 높다는 것을 의미하는데, 일반적으로 0.6 이상이면 신뢰도가 높다고 판단한다.

표 12-1 크론바흐 알파계수의 판단기준

크론바흐 알파 값	신뢰도 수준
0.9 이상	신뢰도가 매우 높다
0.8 ~ 0.9	신뢰도가 높다
0.7 ~ 0.8	신뢰도가 보통이다
0.6 ~ 0.7	어느 정도 신뢰도가 있다
0.6 미만	신뢰도가 매우 나쁘다

크론바흐 알파계수가 0.6 미만이면 「신뢰도가 매우 나쁘다」고 평가하며, 0.9 이상이면 「신뢰도가 매우 높다」고 판단한다. 따라서 일반적으로 크론바흐 알파계수가 0.6 이상이면 연구자가 요인을 구성하는 어떤 설문문항도 제거하지 않아도 되고, 크론바흐 알파계수가 0.6 이하이면 일관성을 저해하는 설문문항으로 판단하고 그 설문문항을 제거하여 크론바흐 알파계수, 즉 신뢰도계수의 값을 높여야 한다.

크론바흐 알파계수의 활용 사례를 보면 다음과 같다.

- 설문조사 신뢰도 평가
  예: 고객 만족도 조사에서 문항들이 일관된 개념을 측정하는지 확인
- 심리검사 신뢰도 측정
  예: 성격 검사, 우울증 척도 등의 테스트에서 문항 간 신뢰도를 평가
- 교육 평가 및 연구
  예: 학생들의 시험 문제들이 동일한 능력을 평가하는지 확인

2.3 SPSS 통계프로그램을 통한 신뢰도분석

1) 신뢰도분석을 위한 실습자료

다음의 실습자료에서 신뢰도분석을 위한 설문지의 설문문항은 구강 건강행위와 구강 건강 관련 삶의 질이라는 두 개의 요인(연구변수)이 제시되어 있다. 이를 이용하여 크론바흐 알파계수를 산출하여 신뢰도분석을 실행해보자.(표본의 수: 120개)

▸ 설문문항A: 구강건강행위

설문문항A: 『구강 건강 행위를 조사하기 위한 질문』	전혀 아니다	아니다	보통	그렇다	매우 그렇다
1. 예방목적으로 치과를 방문한 적이 있습니까?	1	2	3	4	5
2. 최근 치료받기 위해 치과를 이용한 적이 있습니까?	1	2	3	4	5
3. 칫솔질에 대해 교육을 받은 적이 있습니까?	1	2	3	4	5
4. 치석 제거(스케일링)를 정기적으로 받고 있습니까?	1	2	3	4	5
5. 치아건강을 위해 소금으로 이를 닦습니까?	1	2	3	4	5

▸ 설문문항B: 구강건강 관련 삶의 질

설문문항B: 『지난 1년 동안 치아나 잇몸 혹은 틀니로 인하여 불편함을 얼마나 자주 경험하였습니까?』	전혀 아니다	아니다	보통	그렇다	매우 그렇다
1. 입안의 문제로 맛을 느끼는 감각이 예전보다 나빠졌다고 느낀 적이 있습니까?	1	2	3	4	5
2. 소화 곤란, 소화불량 등을 느낀 적이 있습니까?	1	2	3	4	5
3. 입안문제로 난처하거나 당황스러웠던 적이 있습니까?	1	2	3	4	5
4. 편안하게 휴식하기가 어려웠던 적이 있습니까?	1	2	3	4	5
5. 음식물 섭취에 불편함을 느낀 적이 있습니까?	1	2	3	4	5

▸ 설문코딩

ID	구강건강1	구강건강2	구강건강3	구강건강4	구강건강5	삶의질1	삶의질2	삶의질3	삶의질4	삶의질5
1	4	4	5	5	1	2	3	3	3	2
2	3	4	5	5	1	3	2	2	2	2
3	4	4	5	5	2	3	2	2	2	2
4	3	3	4	4	2	2	2	3	3	3
5	4	3	4	5	1	2	2	3	2	2
6	3	3	4	5	1	2	3	2	3	2
7	4	4	2	4	1	3	2	3	3	2
8	3	4	5	2	2	2	3	3	3	3
9	3	4	4	3	2	3	4	3	2	3
10	4	4	5	2	1	2	3	3	4	3
⋮	⋮	⋮	⋮	⋮	⋮	⋮	⋮	⋮	⋮	⋮
120	3	4	5	3	1	3	3	2	2	3

2) 신뢰도분석을 위한 SPSS 통계분석실행

① 처음 SPSS 통계프로그램을 실행하는 경우는 먼저 PC의 바탕화면에 내장되어 있는 [IBM SPSS Statistics]을 클릭한다. 그리고 [SPSS Statistics Data Editor(SPSS 데이터 편집기)] 창에서 하단에 있는 [변수보기]에서 [이름]의 세로열에 변수명(구강건강1, 구강건강2, 구강건강3, 구강건강4, 구강건강5, 삶의 질1, 삶의 질2, 삶의 질3, 삶의 질4, 삶의 질5)을 입력하고, [데이터 보기] 창에서 각 해당하는 조사한 코딩한 자료들을 각 셀에 입력한다. [SPSS Statistics Data Editor (SPSS 데이터 편집기)] 창의 좌측 맨 위에 있는 [파일]→[저장]→[파일이름]란에 연구자가 원하는 자료의 명을 입력한다. 그 다음 [저장]을 클릭하면 자료는 [SPSS 통계프로그램]에 저장된다. 이미 [SPSS 통계프로그램]에 저장되어 있는 경우는 [파일－열기－데이터]로 들어가 SPSS에 이미 저장된 분석하고자 하는 파일을 불러들여 실행하면 된다.

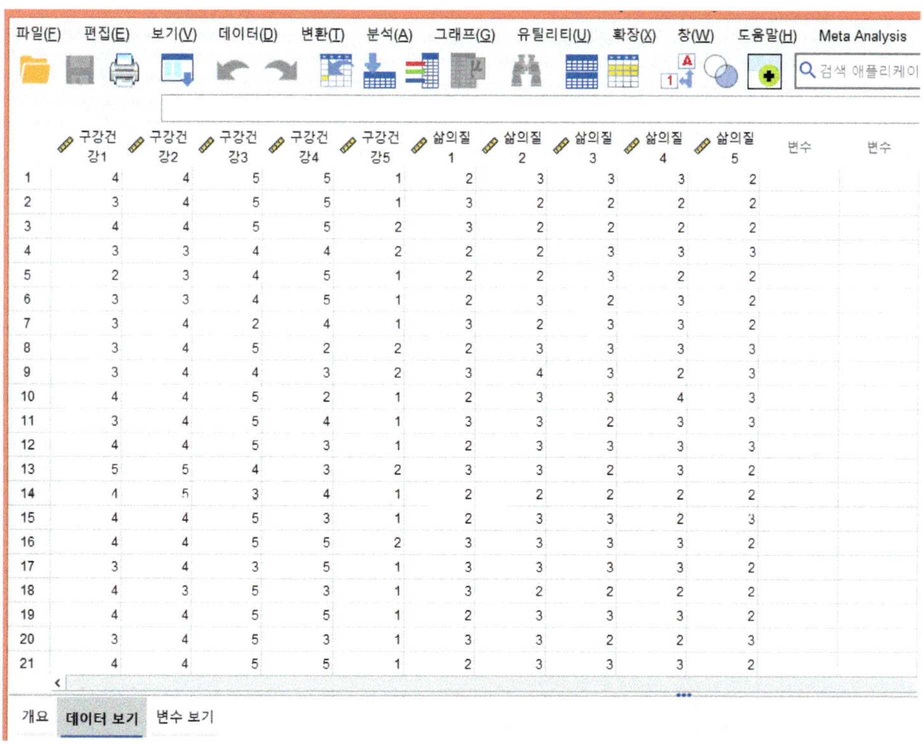

	구강건강1	구강건강2	구강건강3	구강건강4	구강건강5	삶의질1	삶의질2	삶의질3	삶의질4	삶의질5	변수	변수
1	4	4	5	5	1	2	3	3	3	2		
2	3	4	5	5	1	3	2	2	2	2		
3	4	4	5	5	2	3	2	2	2	2		
4	3	3	4	4	2	2	2	3	3	3		
5	2	3	4	5	1	2	2	3	2	2		
6	3	3	4	5	1	2	3	2	3	2		
7	3	4	2	4	1	3	2	3	3	2		
8	3	4	5	2	2	2	3	3	3	3		
9	3	4	4	3	2	3	4	3	2	3		
10	4	4	5	2	1	2	3	3	4	3		
11	3	4	5	4	1	3	3	2	3	3		
12	4	4	5	3	1	2	3	3	3	3		
13	5	5	4	3	2	3	3	2	3	2		
14	4	5	3	4	1	2	2	2	2	2		
15	4	4	5	3	1	2	3	3	2	3		
16	4	4	5	5	2	3	3	3	3	2		
17	3	4	3	5	1	3	3	3	3	2		
18	4	3	5	3	1	3	2	2	2	2		
19	4	4	5	5	1	2	3	3	3	2		
20	3	4	5	3	1	3	3	2	2	3		
21	4	4	5	5	1	2	3	3	3	2		

② [분석－척도분석－신뢰도분석]을 클릭하여 [신뢰도분석] 창을 연다. 구강건강과 삶의 질 변수 중에 먼저 구강건강에 대한 크론바흐 알파계수를 산출하기 위해서 [구강건강1][구강건강2][구강건강3][구강건강4][구강건강5]를 선택하여 오른쪽 [항목]으로 이동시킨다.

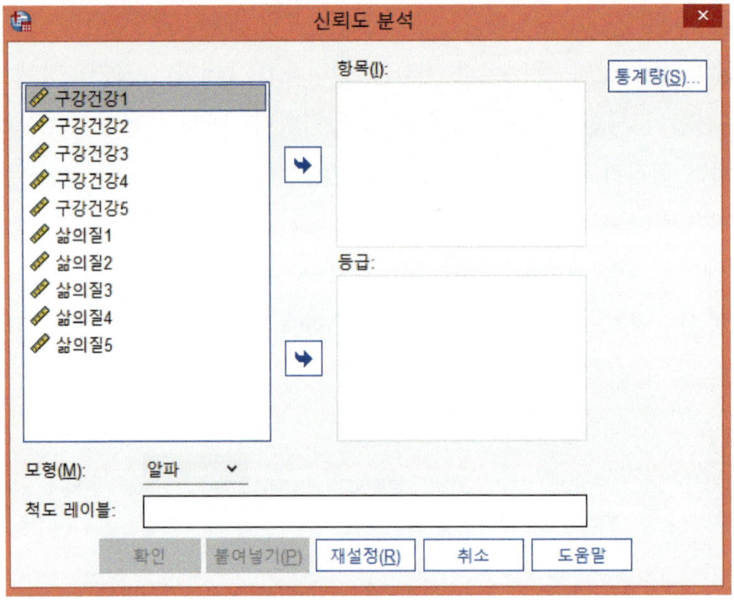

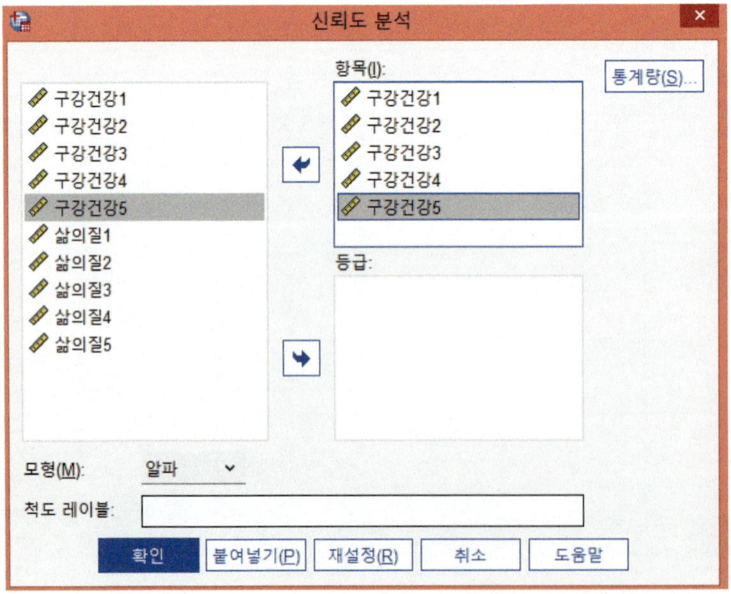

③ [신뢰도분석] 창에서 오른쪽이 있는 [신뢰도분석: 통계량]에서 [항목], [척도], [항목제거시 척도]를 체크하고 [계속] 버튼을 클릭한 후에 [확인] 버튼을 클릭하면 구강건강에 대한 신뢰도분석의 분석결과가 출력된다.

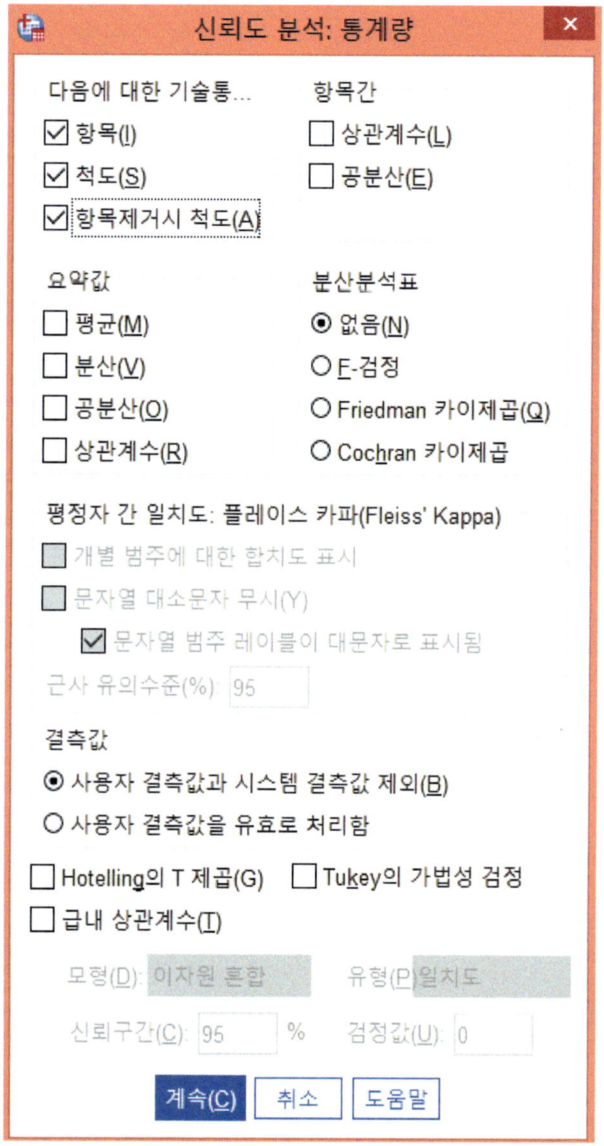

④ 삶의 질에 대한 신뢰도분석을 위해 구강건강의 신뢰도분석과 같이 [분석－척도분석－신뢰도분석]을 클릭하여 [신뢰도분석] 창을 연다. 삶의 질에 대한 크론바흐 알파계수를 산출하기 위해서 [삶의 질1][삶의 질2][삶의 질3][삶의 질4][삶의 질5]를 선택하여 오른쪽 [항목]으로 이동시킨다.

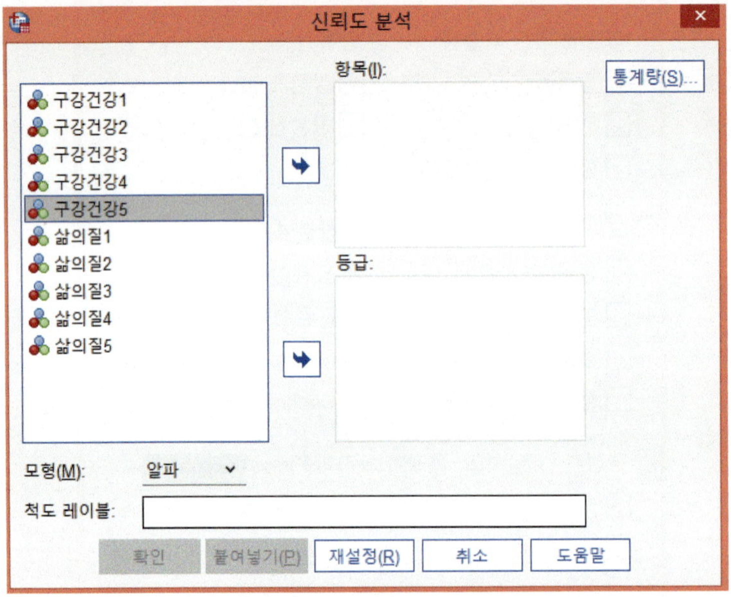

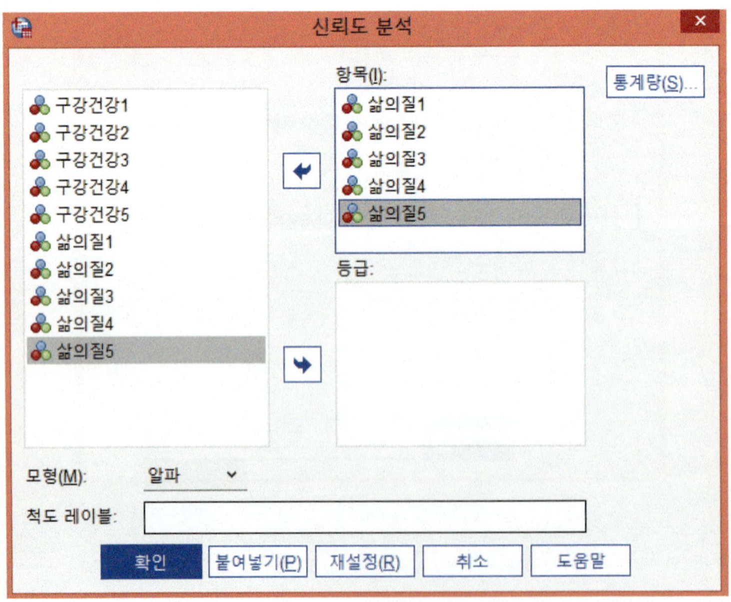

⑤ [신뢰도분석] 창에서 오른쪽에 있는 [신뢰도분석: 통계량]에서 [항목], [척도], [항목제거시 척도]를 체크하고 [계속] 버튼을 클릭한 후에 [확인] 버튼을 클릭하면 구강건강 관련 삶의 질에 대한 신뢰도분석의 분석결과가 출력된다.

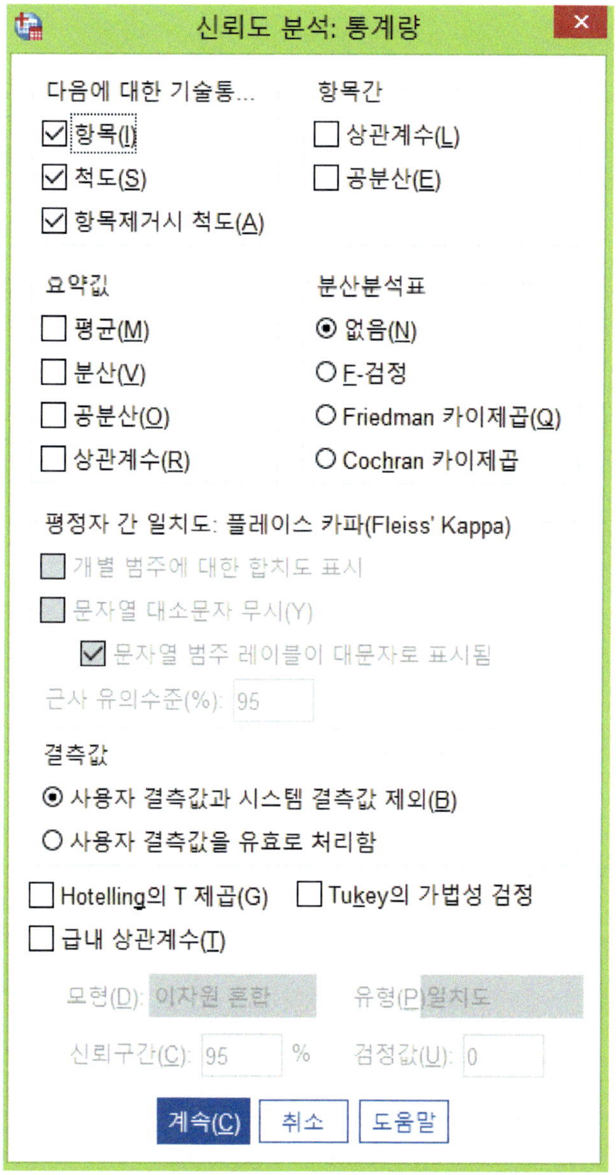

3) 신뢰도분석의 주요 분석결과 및 해석

신뢰도분석에 대한 주요 분석결과은 다음과 같다.

(1) 구강 건강 행위에 대한 신뢰도의 분석결과

구강 건강 행위의 신뢰도를 나타내는 Cronbach의 알파계수는 0.885로서 0.6 이상으로 신뢰도가 높게 나타났다. 항목 총계 통계량을 보면, 항목이 삭제된 경우의 Cronbach의 알파 값이 신뢰도 통계량에서의 Cronbach의 알파계수 0.885보다 모두 낮게 나타났다. 이는 설문항목 모두를 제거하지 않아도 된다는 것을 의미한다.

신뢰도 통계량

Cronbach의 알파	항목수
.885	5

항목 총계 통계량

	항목이 삭제된 경우 척도 평균	항목이 삭제된 경우 척도 분산	수정된 항목 - 전체 상관관계	항목이 삭제된 경우 Cronbach 알파
구강건강1	19.34	4.567	.786	.855
구강건강2	19.54	4.777	.667	.826
구강건강3	19.77	4.435	.768	.813
구강건강4	19.82	4.001	.687	.835
구강건강5	19.65	4.555	.709	.803

(2) 구강 건강 관련 삶의 질에 대한 신뢰도의 분석결과

구강 건강 관련 삶의 질에 대한 신뢰도를 나타내는 Cronbach의 알파계수는 0.834로서 역시 0.6 이상으로 신뢰도가 높게 나타났다. 항목 총계 통계량을 보면, 항목이 삭제된 경우의 Cronbach의 알파 값이 신뢰도 통계량에서의 Cronbach의 알파계수 0.834보다 모두 낮게 나타났다. 이는 설문항목 모두를 제거하지 않아도 된다는 것을 의미한다.

신뢰도 통계량

Cronbach의 알파	항목수
.834	5

항목 총계 통계량

	항목이 삭제된 경우 척도 평균	항목이 삭제된 경우 척도 분산	수정된 항목-전체 상관관계	항목이 삭제된 경우 Cronbach 알파
삶의 질1	10.11	5.558	.788	.801
삶의 질2	10.32	5.223	.789	.823
삶의 질3	10.77	5.124	.776	.813
삶의 질4	10.18	5.011	.745	.808
삶의 질5	10.55	5.777	.711	.813

3. 요인분석

3.1 요인분석의 개념과 사용목적

요인분석은 여러 변수들 간의 공분산과 상관관계의 분석을 통해 변수들 간의 상호관계를 분석하고, 그 결과를 토대로 변수들 간의 상관성을 파악하여 여러 변수들을 요인별로 묶어서 나타내는 통계적 분석방법이다. 요인분석을 실시하면 여러 변수들에 대한 몇 개의 핵심적인 요인으로 간추려진다.

요인분석의 유형은 탐색적 요인분석(exploratory factor analysis)과 확인적 요인분석(confirmatorfactor analysisy) 등으로 분류되며, 일반적으로 요인분석이라고 할 때 탐색적 요인분석을 의미한다.

[요인분석의 개념 및 사용목적]

요인분석의 기본원리는 여러 변수들 중에서 상관관계가 높은 변수들끼리는 하나의 요인으로 묶고, 요인들 간에는 서로 독립성을 유지하도록 하는 통계적 분석방법이다.

① 여러 개의 변수들 중 상관성이 높은 변수들끼리 하나의 요인으로 묶임으로써 요인의 수를 줄일 수 있다.

② 요인에 포함되지 않거나 포함되더라도 중요도가 낮은 변수를 찾아서 제거함으로써 요인의 수를 줄일 수 있다.

③ 상관관계가 높은 변수들끼리 묶은 요인 내의 변수들의 특성 파악이 용이하다.

④ 회귀분석, 판별분석, 군집분석 등을 실행하기 전에 요인분석을 통해 적정한 요인의 수를 선정할 수 있다.

3.2 이론적 이해: 요인분석의 절차

1) 변수의 선정

요인분석에 사용할 변수는 연속형 변수인데, 측정단위가 다른 경우는 표준화를 해야 한다. 또한 표본의 수는 측정변수 개수의 4~5배가 필요한데, 최소 표본집단의 수는 100개 이상이여야 한다.

2) 요인추출모형의 결정과 요인 수의 결정

요인을 추출하기 위한 방법은 여러 방법이 있지만, 정보의 손실을 최소화하면서 보다 적은 수의 요인을 추출하고자 할 때 사용하는 주성분분석법(principal component analysis method)를 이용한다.[2)]

3) 요인 수의 결정

요인수를 결정하기 위해서는 고유치(eigenvalue)를 이용한다. 고유치란 요인이 설명할 수 있는 변수들의 분산 크기를 나타내는 것인데, 일반적으로 1 이상인 것을 선택한다. 고유치 1 이상이면 강한 요인(strong factor)이며, 1 미만이면 약한 요인(weak factor)이다. 고유치가 1 이상이라는 것은 하나의 요인이 변수 1개 이상의 분산을 설명해준다는 것을 의미한다.

4) 요인회전방식의 결정

요인회전(factor rotation)은 각 변수와 요인 간의 상관관계 정도를 나타내는 요인적재값(factor loading)을 통해 차원을 축소하는 것으로 요인적재값이 큰 경우는 더 확대해 1에 가깝게 하고, 작은 경우에는 0에 가깝게 하여 요인구조를 단순화시키는 방법이다. 요인회전방식은 변수들이 요인들과 높은 상관관계를 갖도록 요인 축을 직각으로 회전시키는 직각회전(orthogonal rotation)과 직각이 아닌 사각을 유지한 채로 요인구조가 가장 뚜렷할 때까지 회전시키는 사각회전(oblique rotation)이 있다.

---

2) 주성분분석 외에 가중되지 않은 최소제곱법, 일반화 최소제곱법, 최우도법, 주축요인추출법, 이미지요인추출법, 알파요인추출법 등이 있다.

5) 요인적재량의 산출

요인적재량이란 변수들과 요인들 간의 상관관계를 의미하는 데, 변수들이 그 요인과 얼마나 관련이 있는지를 나타낸다. 일반적으로 요인적재량의 값이 ±0.6 이상이면, 변수(설문문항)와 요인 간에는 상관관계가 높다고 판단하며, ±0.4 미만이면, 상관관계가 낮다고 판단하고 해당변수를 제거해야 한다.

3.3 SPSS 통계프로그램을 통한 요인분석

1) 요인분석을 위한 실습자료

요인분석을 실행하기 위해 신뢰도분석에서 사용한 측정도구로서 설문지의 설문문항인 구강 건강 행위와 구강 건강 관련 삶의 질이라는 두 개의 요인(연구변수)에 대한 실습자료가 제시되어 있다. 측정도구로서 설문문항은 구강 건강 행위(5문항)과 구강건강 관련 삶의 질(5문항) 총 10문항으로 구성되었다. 그렇다면 이 측정도구는 구강건강 관련 삶의 질을 측정하는 데 타당한지를 확인하기 위해 요인분석을 실행해보자.(표본의 수: 120개)

▸ 설문문항A: 구강 건강 행위

설문문항A: 『구강 건강 행위를 조사하기 위한 질문』	전혀 아니다	아니다	보통	그렇다	매우 그렇다
1. 예방목적으로 치과를 방문한 적이 있습니까?	1	2	3	4	5
2. 최근 치료받기 위해 치과를 이용한 적이 있습니까?	1	2	3	4	5
3. 칫솔질에 대해 교육을 받은 적이 있습니까?	1	2	3	4	5
4. 치석 제거(스케일링)를 정기적으로 받고 있습니까?	1	2	3	4	5
5. 치아건강을 위해 소금으로 이를 닦습니까?	1	2	3	4	5

▸ 설문문항B: 구강 건강 관련 삶의 질

설문문항B: 『지난 1년 동안 치아나 잇몸 혹은 틀니로 인하여 불편함을 얼마나 자주 경험하였습니까?』	전혀 아니다	아니다	보통	그렇다	매우 그렇다
1. 입안의 문제로 맛을 느끼는 감각이 예전보다 나빠졌다고 느낀 적이 있습니까?	1	2	3	4	5
2. 소화 곤란, 소화불량 등을 느낀 적이 있습니까?	1	2	3	4	5
3. 입안문제로 난처하거나 당황스러웠던 적이 있습니까?	1	2	3	4	5
4. 편안하게 휴식하기가 어려웠던 적이 있습니까?	1	2	3	4	5
5. 음식물 섭취에 불편함을 느낀 적이 있습니까?	1	2	3	4	5

2) 요인분석을 위한 SPSS 통계분석실행

① 처음 SPSS 통계프로그램을 실행하는 경우는 먼저 PC의 바탕화면에 내장되어 있는 [IBM SPSS Statistics]을 클릭한다. 그리고 [SPSS Statistics Data Editor(SPSS 데이터 편집기)] 창에서 하단에 있는 [변수보기]에서 [이름]의 세로열에 변수명(구강건강1, 구강건강2, 구강건강3, 구강건강4, 구강건강5, 그리고 삶의 질1, 삶의 질2, 삶의 질31, 삶의 질4, 삶의 질5)을 입력하고, [데이터 보기] 창에서 각 해당하는 조사한 코딩한 자료들을 각 셀에 입력한다. [SPSS Statistics Data Editor(SPSS 데이터 편집기)] 창의 좌측 맨 위에 있는 [파일] → [저장] → [파일이름] 란에 연구자가 원하는 자료의 명을 입력한다. 그 다음 [저장]을 클릭하면 자료는 [SPSS 통계프로그램]에 저장된다. 이미 [SPSS 통계프로그램]에 저장되어 있는 경우는 [파일 – 열기 – 데이터]로 들어가 SPSS에 이미 저장된 분석하고자 하는 파일을 불러들여 실행하면 된다.

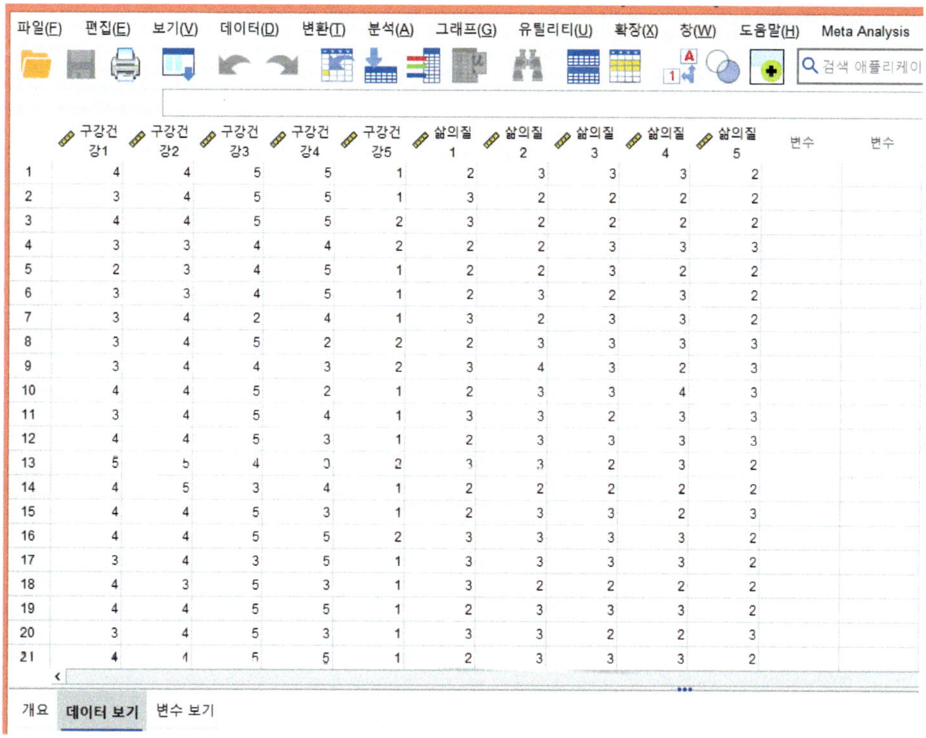

	구강건강1	구강건강2	구강건강3	구강건강4	구강건강5	삶의질1	삶의질2	삶의질3	삶의질4	삶의질5	변수	변수
1	4	4	5	5	1	2	3	3	3	2		
2	3	4	5	5	1	3	2	2	2	2		
3	4	4	5	5	2	3	2	2	2	2		
4	3	3	4	4	2	2	2	3	3	3		
5	2	3	4	5	1	2	2	3	2	2		
6	3	3	4	5	1	2	3	2	3	2		
7	3	4	2	4	1	3	2	3	3	2		
8	3	4	5	2	2	2	3	3	3	3		
9	3	4	4	3	2	3	4	3	2	3		
10	4	4	5	2	1	2	3	3	4	3		
11	3	4	5	4	1	3	3	2	3	3		
12	4	4	5	3	1	2	3	3	3	3		
13	5	5	4	3	2	3	3	2	3	2		
14	4	5	3	4	1	2	2	2	2	2		
15	4	4	5	3	1	2	3	3	2	3		
16	4	4	5	5	2	3	3	3	3	2		
17	3	4	3	5	1	3	3	3	3	2		
18	4	3	5	3	1	3	2	2	2	2		
19	4	4	5	5	1	2	3	3	3	2		
20	3	4	5	3	1	3	3	2	2	3		
21	4	4	5	5	1	2	3	3	3	2		

② [분석－차원축소－요인분석]을 클릭하여 [요인분석]의 창을 연다. 창의 왼쪽에 있는 모두 변수들을 [변수]에 이동시킨다.

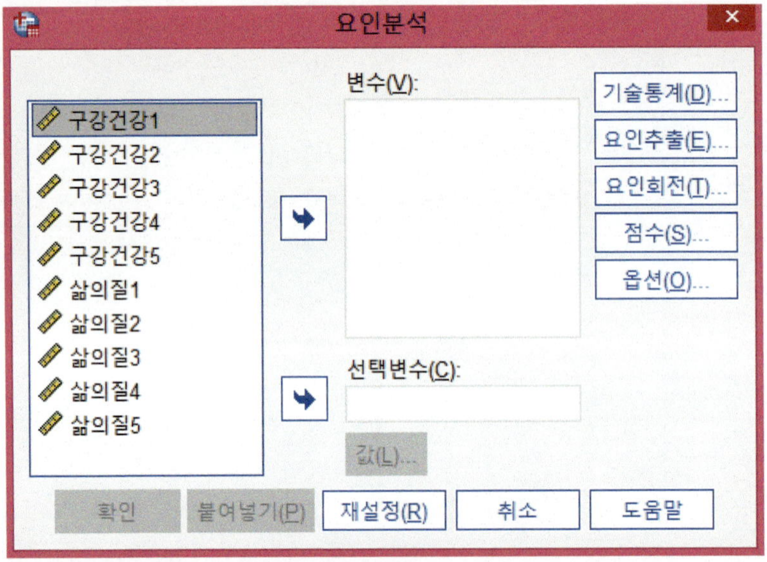

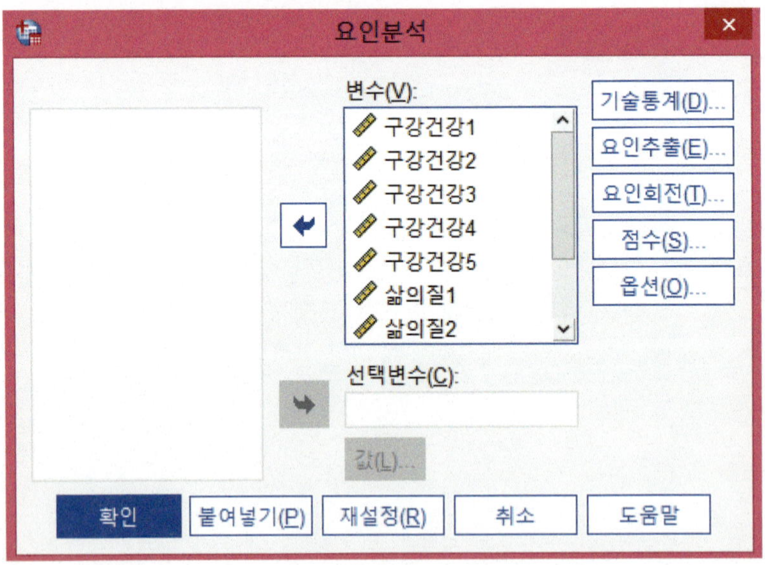

③ [요인분석] 창의 오른쪽 [기술통계]를 클릭하여 [요인분석: 기술통계] 창에서 [초기해법]과 [KMO와 Bartlett의 구형성검증]을 선택하고 [계속] 버튼을 클릭한다.

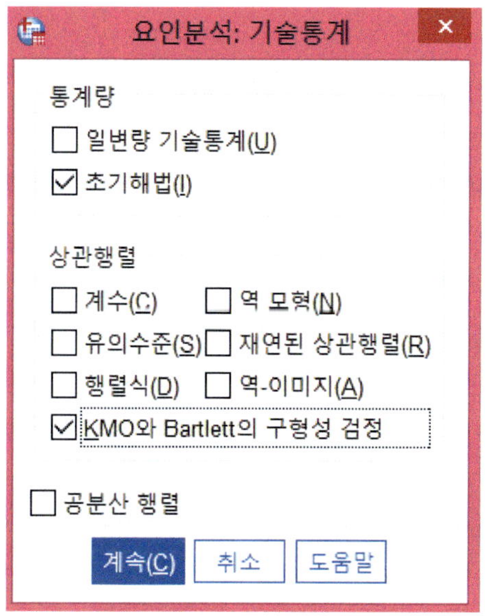

④ [요인분석] 창의 오른쪽 [요인추출]을 클릭하여 [요인분석: 요인추출] 창의 맨 위에 있는 [방법: ⌄] 란에 ∨를 클릭하여 많은 방법들 중에서 [주성분]을, [표시] 상자에서는 [스크리 도표]를, [추출] 상자에서는 [고정된 요인수]를 선택하고 요인을 나타내는 2를 입력하고 [계속] 버튼을 클릭한다.

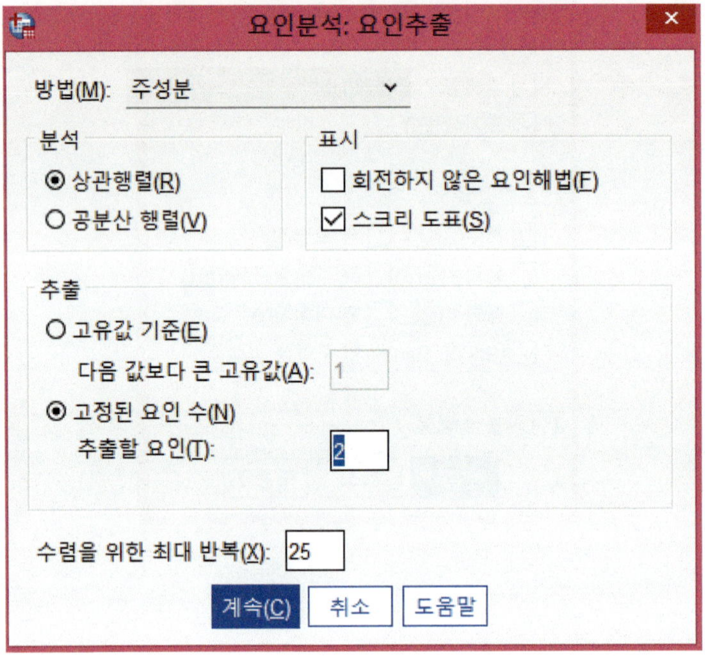

⑤ [요인분석: 요인회전] 창에서 [베리멕스], [회전 해법] 그리고 [적재량 도표]를 선택하고 [계속] 버튼을 클릭한다.

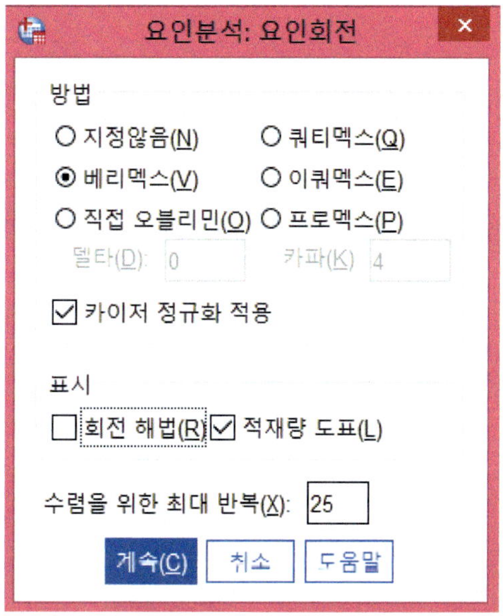

⑥ [요인분석: 점수]의 창에서 [변수로 저장]을 선택하고 [계속] 버튼을 클릭한다.

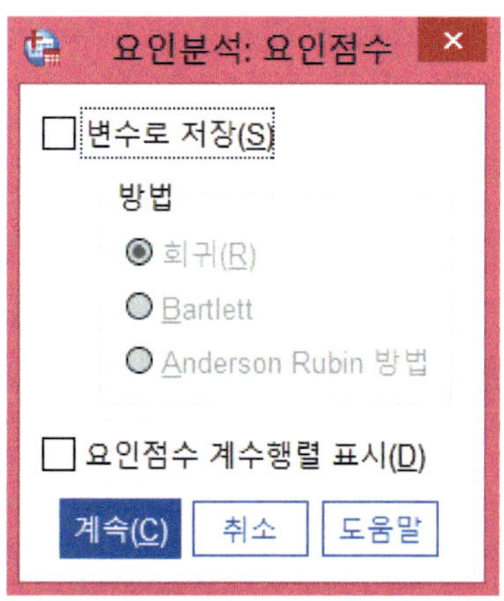

⑦ [요인분석: 옵션] 창에서 [목록별 결측값 제외]와 [크기순 정렬]을 선택하고 [계속] 버튼을 클릭한다. 그리고 [요인분석] 창으로 돌아와 [확인]을 클릭하면, 요인분석이 완료되고, 요인분석의 결과가 출력된다.

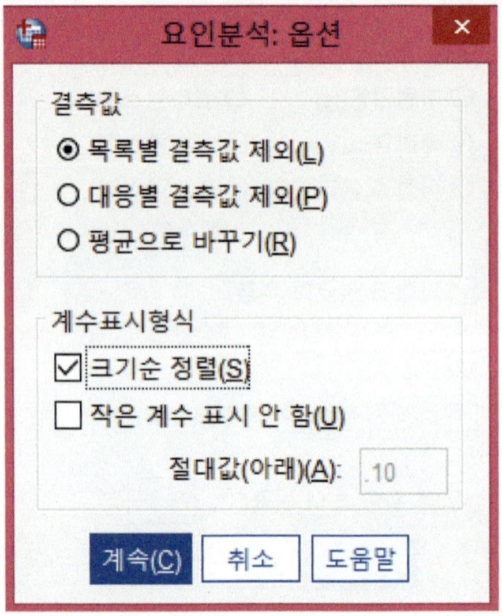

3) 요인분석의 주요 분석결과 및 해석

요인분석에 대한 주요 분석 결과 및 해석은 다음과 같다. KMO와 Bartlett의 검증은 요인분석을 하기 전에 변수가 최소한의 조건을 가지고 있는지를 검토하는 것이다. 다시 말하면, 요인분석에 사용된 변수와 변수의 수가 충분한가를 확인하는 지표인데, 일반적으로 KMO 측도가 1에 가까울수록 표본의 상관행렬이 요인분석을 수행하기에 적합함을 나타낸다. 일반적으로 KMO 측도의 값이 0.7 이상이면 요인분석을 수행하기에 적절한 변수라고 판단하고 있다. 실습자료를 활용한 KMO와 Bartlett의 검증결과를 보면, KMO 측도의 값이 0.806으로 요인분석을 수행하기에 적합하다고 판단할 수 있다.

KMO와 Bartlett의 검증

표본 적접성의 Kaiser-Meyer-Olkin 측도		.806
Bartlett의 구형성 검증	근사 카이제곱	663.567
	자유도	28
	유의확률	0.01

요인적재량이 ±0.6 이상이면 각 요인에 포함된 변수들이 높은 상관관계가 있음을 보여주는데, 이는 집중타당도가 확보되었음을 의미한다. 한편 교차적재량이 ±0.4 이하 이면 판별타당도가 확보되었음을 의미하고, ±0.4 이상 이면 판별타당도가 저해되었다고 판단한다. 따라서 판별타당도가 ±0.4 이상인 경우에는 변수를 제거한 후 요인분석을 다시 실행하게 된다.

회전된 성분행렬을 보면 요인1과 요인2에 모든 측정도구인 설문항목은 요인적재량이 0.6 이상으로 요인을 구성하는 설문문항으로 적합함을 알 수 있다. 또한 교차적재량 역시 0.4 이하로 나타나 판별타당도가 확보되었음을 알 수 있기 때문에 변수를 제거한 후 요인분석을 다시 실행할 필요는 없다.

회전된 성분행렬

<table>
<tr><th rowspan="2"></th><th colspan="4">성분</th></tr>
<tr><th colspan="2">요인1</th><th colspan="2">요인2</th></tr>
<tr><td>삶의 질4</td><td>.774</td><td rowspan="5">요인적재량</td><td>.307</td><td rowspan="5">교차적재량</td></tr>
<tr><td>삶의 질5</td><td>.789</td><td>.134</td></tr>
<tr><td>삶의 질2</td><td>.804</td><td>.219</td></tr>
<tr><td>삶의 질3</td><td>.799</td><td>.312</td></tr>
<tr><td>삶의 질1</td><td>.801</td><td>.200</td></tr>
<tr><td>구강건강2</td><td>.188</td><td rowspan="5">교차적재량</td><td>.876</td><td rowspan="5">요인적재량</td></tr>
<tr><td>구강건강5</td><td>.310</td><td>.876</td></tr>
<tr><td>구강건강3</td><td>.231</td><td>.801</td></tr>
<tr><td>구강건강1</td><td>.198</td><td>.843</td></tr>
<tr><td>구강건강4</td><td>.200</td><td>.866</td></tr>
</table>

제12장 정리

01 통계분석에서 타당성과 신뢰성이란 무엇을 의미하는가?

02 신뢰도분석의 개념과 사용목적을 설명하시오.

03 설문지의 설문문항에 대한 신뢰도를 높이기 위해 어떻게 해야 하는가?

04 크론바흐 알파계수의 판단기준을 설명하시오.

05 통계분석에서 요인분석의 개념과 사용목적을 설명하시오.

06 요인분석을 실행하기 위한 요인분석의 절차를 설명하시오.

07 암환자 20명을 대상으로 우울불안 정도를 측정하기 위한 측정도구인 설문문항은 다음과 같다. 이에 대해 신뢰도분석을 실행하시오.

설문문항	전혀 아니다	아니다	보통	그렇다	매우 그렇다
1. 나는 낙심하고 우울한 상태에 있다.(X_1)	1	2	3	4	5
2. 의사의 처방에 의존하고 있다.(X_2)	1	2	3	4	5
3. 가족 외는 누가와도 만나지 않는다.(X_3)	1	2	3	4	5
4. 죽음을 생각해본적이 있다.(X_4)	1	2	3	4	5

ID	X_1	X_2	X_3	X_4	ID	X_1	X_2	X_3	X_4
1	4	4	4	3	11	3	4	4	3
2	3	3	4	3	12	3	4	4	3
3	4	4	4	2	13	3	4	4	3
4	4	3	4	2	14	4	3	3	2
5	4	4	4	3	15	4	4	4	3
6	3	3	3	4	16	3	4	4	2
7	3	3	4	3	17	3	4	3	2
8	4	4	3	3	18	4	4	3	3
9	4	3	4	2	19	4	4	4	2
10	3	3	4	3	20	3	4	3	2

08 다음은 A대학교 간호학과 학생회에서 구내식당에 대한 학생들의 반응을 조사하기 위해 30명을 대상으로 작성한 설문문항이다. 이에 대해 신뢰도분석을 실행하시오.

귀하는 구내식당을 이용할 때 어떠한 사항을 중요하게 생각합니까?

설문문항	전혀 아니다	아니다	보통	그렇다	매우 그렇다
1. 청결상태(X_1)	1	2	3	4	5
2. 음식량(X_2)	1	2	3	4	5
3. 대기시간(X_3)	1	2	3	4	5
4. 음식맛(X_4)	1	2	3	4	5

ID	X_1	X_2	X_3	X_4	ID	X_1	X_2	X_3	X_4
1	2	3	4	4	16	3	3	4	3
2	3	3	4	3	17	3	3	4	3
3	2	3	4	3	18	2	3	4	3
4	4	4	4	3	19	3	4	4	4
5	3	3	3	3	20	3	4	3	4
6	3	4	3	4	21	4	3	3	4
7	4	3	3	4	22	4	4	3	3
8	5	2	4	3	23	3	3	4	3
9	4	4	4	3	24	3	4	3	4
10	3	4	4	4	25	4	3	2	4
11	2	3	3	4	26	4	4	4	2
12	3	3	3	4	27	4	3	4	3
13	4	4	4	3	28	4	4	5	4
14	4	4	4	2	29	3	3	4	4
15	4	4	4	4	30	4	3	4	4

09 간호사 20명을 대상으로 간호사의 간호업무에 대한 협업을 측정하기 위한 측정도구인 설문지의 설문문항이다. 그렇다면 측정도구인 설문지의 설문문항들이 간호사의 간호업무에 대한 협업을 측정하는데, 타당한지를 요인분석을 통해 타당성을 검증하시오.

설문문항		전혀 아니다	아니다	보통	그렇다	매우 그렇다
선임 간호사	1. 간호업무처리의 방법과 절차에 대해 조언을 한다.(X_1)	1	2	3	4	5
	2. 간호업무에 필요한 경우 직접 일을 거들어 준다.(X_2)	1	2	3	4	5
	3. 나의 간호업무를 인정해준다.(X_3)	1	2	3	4	5
동료 간호사	1. 간호업무처리에 대해 협업이 잘 이루어지고 있다.(X_4)	1	2	3	4	5
	2. 간호업무의 미숙함에 조언을 해준다.(X_5)	1	2	3	4	5
	3. 나의 간호업무처리 방식을 인정해준다.(X_6)	1	2	3	4	5

ID	X_1	X_2	X_3	X_4	X_5	X_6
1	3	2	4	2	3	4
2	3	2	4	2	3	3
3	2	3	4	2	3	3
4	4	3	43	3	3	3
5	4	4	3	3	3	2
6	3	4	4	3	4	2
7	4	2	4	2	4	2
8	4	3	3	2	4	3
9	4	4	4	4	3	3
10	3	3	3	3	3	3
11	3	2	4	4	2	4
12	3	3	4	3	3	4
13	4	3	4	4	3	3
14	4	4	3	2	4	3
15	4	4	3	4	4	3
16	3	2	3	4	4	4
17	3	2	4	4	4	4
18	3	3	4	4	3	3
19	4	3	4	3	3	3
20	3	4	3	4	3	3

제13장

상관분석

1. 상관분석의 개요

1.1 상관분석의 개념과 사용목적

상관분석(correlation analysis)이란 연속형 변수들 간에 선형적 상관관계를 분석하는 통계분석방법이다. 여기서 변수들은 상호 주고 받은 관계가 있어야 하며, 일반적으로 시간의 흐름에 동시에 발생하는 경우가 많다. 상관관계는 변수들 간의 선형적인 관계, 즉 일차함수적인 관계를 의미한다. 한 변수가 증가하면 다른 변수는 선형적(일차함수적)[1]으로 증가하는지 아니면 감소하는지를 나타낸다. 상관관계의 정도를 나타내는 상관계수(correlation coefficient)는 두 변수 사이의 연관된 정도를 나타내는 것으로 인과관계를 나타내는 것은 아니다.[2] 예를 들어, 대학교를 졸업한 간호학과 두 학생 중 한 명은 A종합병원에 입사하였고, 다른 한 명은 B종합병원에 입사했다면, 두 학생들 간에 밀접한 관계가 있어 보이지만 한 명의 학생이 다른 학생의 입사에 영향을 미치는 것은 아니다.

상관분석의 유형으로는 단순상관분석, 다중상관분석, 편상관분석 등이 있다.

- 단순상관분석(simple correlation analysis): 두 변수 간의 상관관계를 분석하는 방법이다.

---

1) 예를 들면, $Y=2X$에서 X가 $1\rightarrow 2\rightarrow 3$으로 증가하면, Y는 $2\rightarrow 4\rightarrow 6$으로 증가할 때 선형적 또는 일차함수적이라 하고, 만약 $Y=2X^2$에서 X가 $1\rightarrow 2\rightarrow 3$으로 증가하면, Y는 $2\rightarrow 8\rightarrow 18$로 증가할 때는 2차함수적이라 말한다.

2) 시간의 흐름에 따라서 변수들 간의 인과관계를 분석하는 통계적 방법은 회귀분석에서 논의한다.

- 다중상관분석(multiple correlation analysis): 하나의 변수와 두 변수 이상의 변수 간의 상관관계를 분석하는 방법이다.
- 편상관분석(partial correlation analysis): 비교하려는 두 변수에 영향을 주는 또 다른 변수의 상관관계(영향)를 제외시킨 상태에서 오직 비교하려는 두 변수 간의 상관관계만 분석하는 방법이다.

1.2 상관계수의 계산 및 의미

일반적으로 많이 사용하는 상관계수는 피어슨의 상관계수인데, 피어슨 상관계수의 계산공식은 두 변수의 공분산(covariance)을 각각의 표준편차의 곱으로 나눈 값이다. 표본을 대상으로 한 표본 피어슨상관계수(r)와 모집단을 대상으로 한 모집단 피어슨상관계수(ρ)는 다음과 같다.[3)]

[피어슨 표본상관계수의 공식(r_{xy})]

$$r_{xy} = \frac{\text{공분산}}{x\text{표준편차} \cdot y\text{표준편차}} = \frac{\sum_{i=1}^{n}(x_i - \overline{x})(y_i - \overline{y})}{\sqrt{\sum_{i=1}^{n}(x_i - \overline{x})^2} \cdot \sqrt{\sum_{i=1}^{n}(y_i - \overline{y})^2}}$$

[피어슨 모집단상관계수의 공식(ρ_{XY})]

$$\rho_{XY} = \frac{\text{공분산}}{X\text{표준편차} \cdot Y\text{표준편차}} = \frac{\sum_{i=1}^{N}(X_i - \overline{X})(Y_i - \overline{Y})}{\sqrt{\sum_{i=1}^{N}(X_i - \overline{X})^2} \cdot \sqrt{\sum_{i=1}^{N}(Y_i - \overline{Y})^2}}$$

3) 피어슨의 상관계수는 표본을 대상으로 할 때 r로 표기하고, 모집단에 적용될 때 일반적으로 ρ 표시하는데, 표본 피어슨의 상관계수 r로부터 표본결정계수 r^2을 얻을 수 있고, 모집단 피어슨의 상관계수 ρ로부터 모집단 결정계수 ρ^2을 얻을 수 있다.

상관관계는 상관계수가 $0 < r \leq 1$이면 양의 상관, $-1 \leq r < 0$이면 음의 상관, $r=0$이면 무상관이라고 한다. 일반적으로 상관계수가 0.7 이상이 때 강한 상관관계를 갖게 된다.

- 강한 상관관계: $|r| \geq 0.7$
- 보통 상관관계: $0.3 \leq |r| < 0.7$
- 약한 상관관계: $0 < |r| < 0.3$

두 변수 간의 상관관계를 산포도로 나타내면 다음과 같다. (A)의 경우는 변수 X와 Y가 완전한 상관관계를 나타내고 있는데, 두 변수 간의 상관계수는 $+1$이다. (B)의 경우는 완전힌 상관관계를 나타내고 있지만 한 변수가 증가(감소)하면 다른 변수는 감소(증가)하기 때문에 상관계수는 -1이다. (C)와 (D)의 경우는 완전한 상관관계를 나타내고 있지 않지만 X가 변화(증가, 감소)에 따라 Y가 어느 정도 관련성을 갖고 변화(증가, 감소)하고 있는 경우이다. (E)와 (F)의 경우는 두 변수 간에 아무런 관계가 없는 무상관관계인데, X의 변화와 관계없이 Y의 값이 변화하기 때문이다.

그림 13-1 두 변수간의 산포도와 상관관계

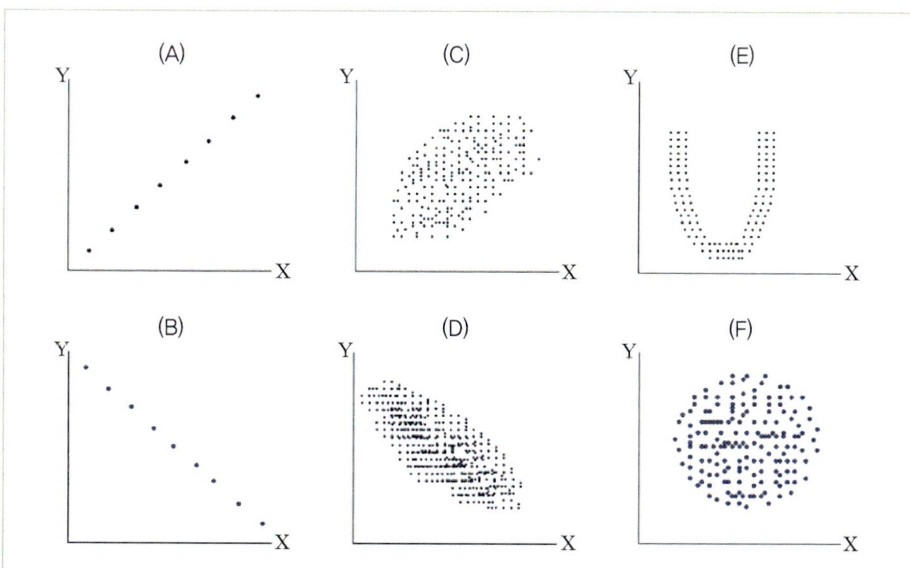

피어슨 상관관계분석의 전제조건과 결과에 따른 해석상의 주의사항을 보면 다음과 같다.

- 일반적으로 많이 사용하는 피어슨 상관분석은 두 변수의 선형성(linearity)과 정규성(normality)을 가정하고 있는데, 선형성은 산점도를 통해 확인하고, 정규성은 검증(일반적으로 왜도와 첨도의 절대값이 각각 2와 7 미만인 경우에 정규분포)을 통해서 확인한다.[4]
- 표본의 관측치가 0이 많이 포함되어 있는 경우는 피어슨 상관관계분석을 수행할 수 없다. 이러한 경우는 설문문항의 수정이나 조정작업을 한 이후에 피어슨 상관관계분석을 수행해야 한다.
- 상관분석은 변수들 간의 상관관계를 확인하는 것이며, 원인에 따른 결과가 어떻게 나타나는가를 분석하는 인과관계를 구명하는 분석은 아니다. 인과관계를 확인하기 위해서는 회귀분석을 수행해야 한다.
- 상관계수는 한 변수가 다른 변수에 영향을 주고, 다른 변수가 한 변수에 영향을 주는 상호관계 즉, 방향과 크기를 낸다. 예를 들면, $r=0.8$이면 양의 강한 상관관계가 있음을 나타낸다.

2. 이론적 이해

SPSS 통계프로그램을 활용하면 상관분석에 필요한 통계량은 쉽게 산출되지만, 분석결과에 따른 통계량의 해석을 위한 이론적인 이해를 먼저 살펴보자.

피어슨 상관관계분석의 통계적 검증 절차는 다음과 같다.

4) 정규분포의 가정을 충족하고, 연속형 변수(등간변수, 비율변수) 간의 상관관계분석은 피어슨 상관분석(Pearson correlation analysis)을 수행한다. 그러나 명목변수나 서열변수와 같이 정규분포를 만족하지 않거나 이상치(관측치가 매우 크거나 매우 작은 값)를 갖고 있을 때는 비모수통계방법인 스피어만 순위상관분석(Spearman correlation analysis)이나 켄달 순위상관분석(Kendall correlation analysis)을 수행해야 한다.

- 두 변수 간의 표본상관계수의 계산
- 가설설정 및 검증통계량의 계산
- 가설의 기각 및 채택
- 결과해석

2.1 상관계수의 계산

피어슨 표본상과계수는 두 변수 간의 공분산을 각 변수의 차이의 곱으로 나누어 산출되는데, 산출 공식은 다음과 같다.

$$r_{xy} = \frac{\sum_{i=1}^{n}(x_i - \bar{x}) \cdot (y_i - \bar{y})}{\sqrt{\sum_{i=1}^{n}(x_i - \bar{x})^2} \cdot \sqrt{\sum_{i=1}^{n}(y_i - \bar{y})^2}}$$

n: 표본의 수

x_i: 응답자 i번째의 x의 관측치, $\bar{x}$: 표본집단 x의 평균

y_i: 응답자 i번째의 y의 관측치, $\bar{y}$: 표본집단 y의 평균

2.2 가설설정 및 검증통계량의 계산

1) 가설의 설정

귀무가설(H_0): 변수 간에는 상관관계가 없다.

대립가설(H_1): 변수 간에는 상관관계가 있다.

2) 검증통계량의 계산공식

$$t = \frac{r}{\sqrt{\frac{1-r^2}{n-2}}}$$

n: 표본의 수

r: 표본의 상관계수

상관계수의 검증을 위한 t통계량은 오차(분모)에 비해 두 변수 간의 관계(분자)가 얼마나 밀접한가를 검증하는 것이다.

2.3 가설의 기각 및 채택

검증통계량 t값이 임계치보다 크면, 귀무가설을 기각하고 대립가설을 채택한다. 적으면 귀무가설은 채택되고 대립가설이 기각된다. 상관관계분석을 t분포를 기준으로 검증하지만, 표본수가 충분히 큰 대표본(대체로 30개 이상)이면 t분포는 정규분포에 근사하므로 정규분포를 기준으로 검증을 해도 된다. 상관관계분석의 결과에서 상관계수의 t값에 대한 유의확률(p값)이 계산되는데, 유의확률(p값)이 일반적인 많이 활용하는 유의수준인 0.05보다 작으면, 귀무가설이 기각되고 대립가설이 채택된다.

- p값 ≥ 0.05: 귀무가설이 채택되고 대립가설이 기각된다.(변수 간에는 상관관계가 없다.)
- p값 < 0.05: 귀무가설이 기각되고 대립가설이 채택된다.(변수 간에는 상관관계가 있다.)

2.4 결과해석

상관분석의 결과를 연구자가 필요한 내용만을 표를 통해 제시하면 된다.

3. SPSS 통계프로그램을 통한 단순상관분석

3.1 단순상관분석을 위한 가설설정과 실습자료

『대학생 20명을 대상으로 신체상 만족도와 신장(cm)을 측정한 결과는 다음과 같다.』 이의 실습자료를 통해 신체상 만족도(100점 만점)와 신장 간의 상관관계를 분석하기 위해 가설을 설정하고, 상관관계분석을 실행해보자.

▸ 가설의 설정

귀무가설(H_0): 신체상 만족도와 신장 간에는 상관관계가 없다.

대립가설(H_1): 신체상 만족도와 신장 간에는 상관관계가 있다.

▸ 조사자료의 코딩

ID	신체상만족도	신장	ID	신체상만족도	신장
1	71	167	11	76	173
2	72	167	12	78	173
3	70	166	13	73	169
4	69	165	14	72	169
5	72	168	15	65	163
6	79	174	16	68	164
7	77	174	17	75	172
8	66	162	18	75	170
9	65	163	19	66	164
10	67	162	20	67	164

3.2 단순상관분석을 위한 SPSS 통계분석실행

① 처음 SPSS 통계프로그램을 실행하는 경우는 먼저 PC의 바탕화면에 내장되어 있는 [IBM SPSS Statistics]을 클릭한다. 그리고 [SPSS Statistics Data Editor(SPSS 데이터 편집기)] 창에서 하단에 있는 [변수보기]에서 [이름]의 세로열에 변수명(신체상만족도, 신장)을 입력하고, [데이터 보기] 창에서 신체상만족도와 신장에 해당하는 조사한 코딩한 자료들을 각 셀에 입력한다. [SPSS Statistics Data Editor(SPSS 데이터 편집기)] 창의 좌측 맨 위에 있는 [파일] → [저장] → [파일이름] 란에 연구자가 원하는 자료의 명을 입력한다. 그 다음 [저장]을 클릭하면 자료는 [SPSS 통계프로그램]에 저장된다. 이미 [SPSS 통계프로그램]에 저장되어 있는 경우는 [파일–열기–데이터]로 들어가 SPSS에 이미 저장된 분석하고자 하는 파일을 불러들여 실행하면 된다.

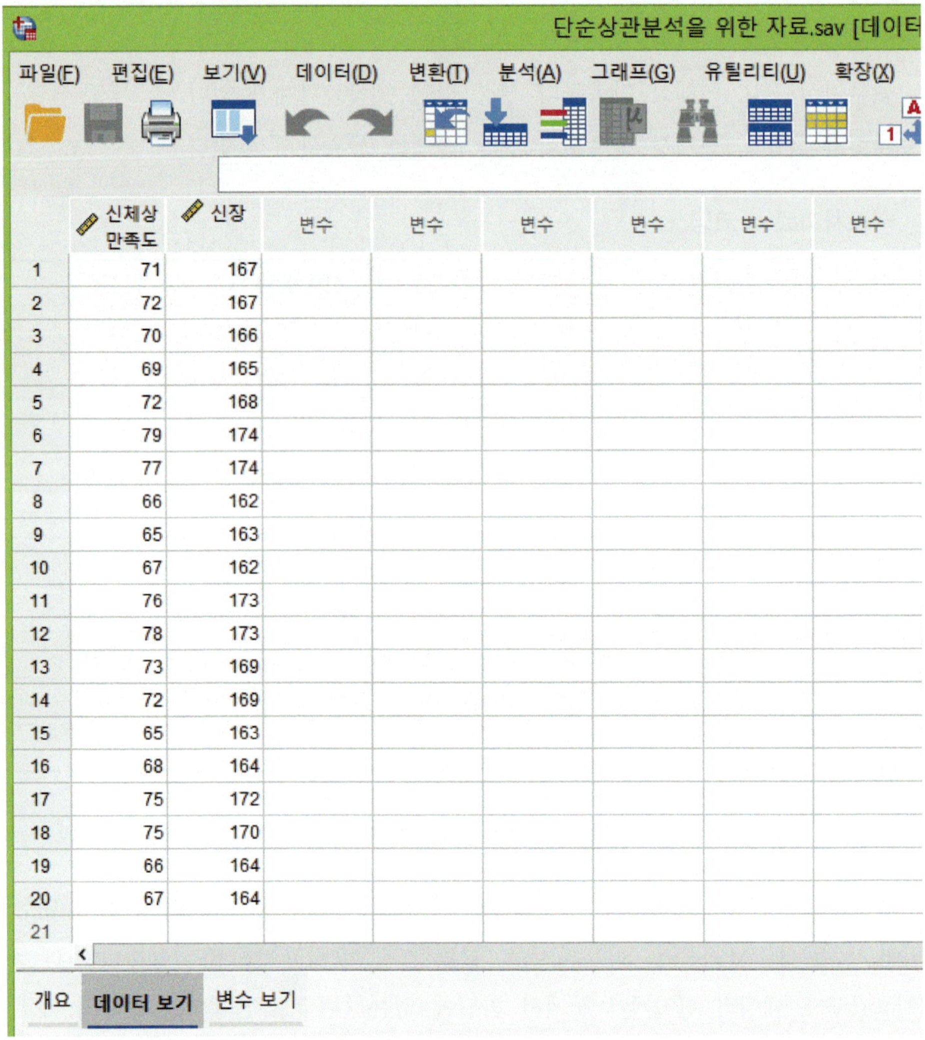

② 먼저 신체상만족도와 신장의 두 변수에 대해 선형성의 검증을 위해 [그래프－산점도/점도표]를 클릭하여 [산점도/점도표] 창을 연다. [단순산점도]를 선택하고 [정의] 버튼을 클릭한다.

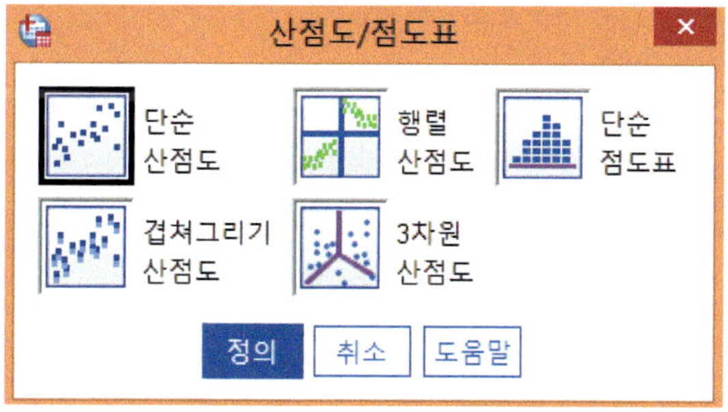

③ [단순산점도] 창에서 신장을 [Y축]에, 맥박수를 [X] 축으로 이동시킨 후 [확인] 버튼을 클릭하면, 분석결과가 나타난다.

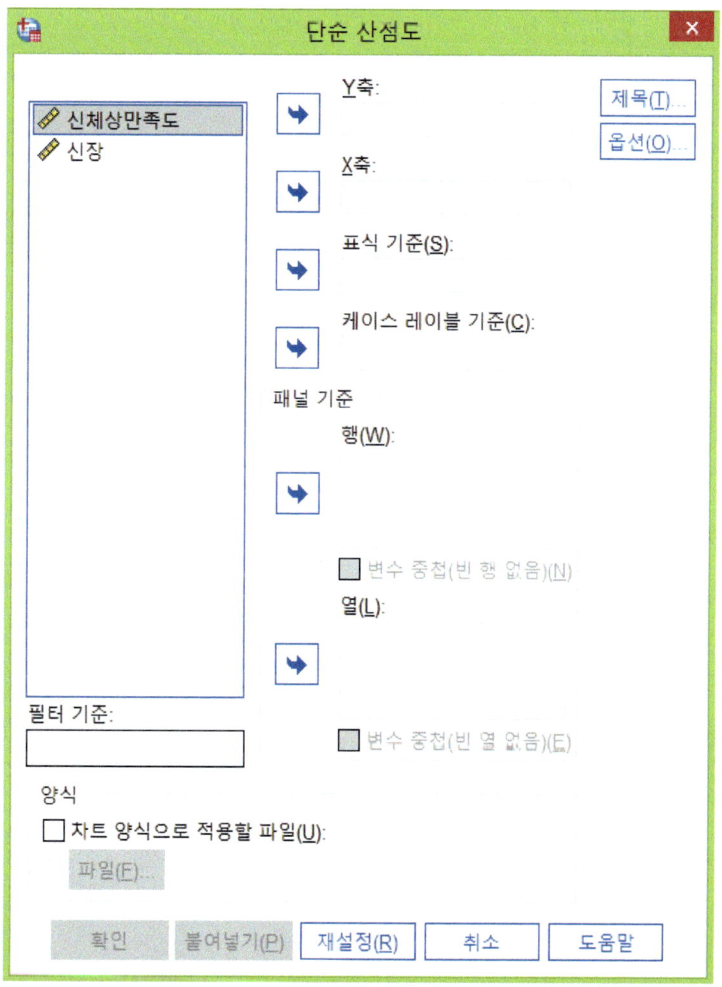

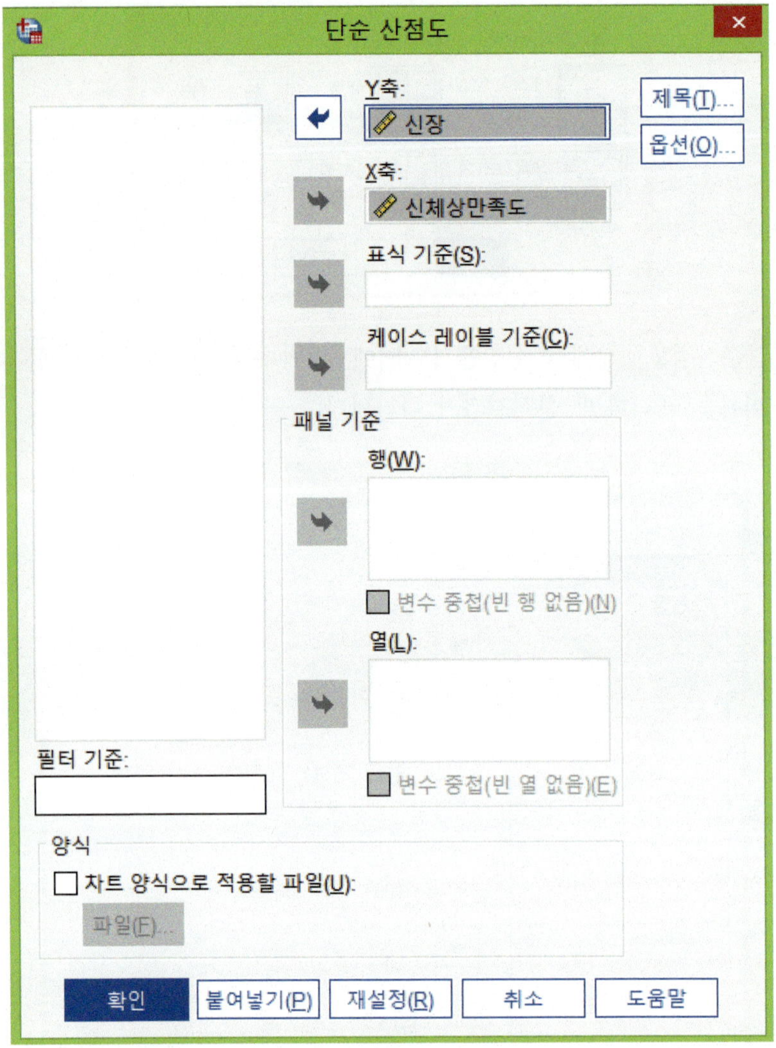
단순 산점도
Y축:
신장
X축:
신체상만족도
표식 기준(S):
케이스 레이블 기준(C):
패널 기준
행(W):
변수 중첩(빈 행 없음)(N)
열(L):
변수 중첩(빈 열 없음)(E)
필터 기준:
양식
차트 양식으로 적용할 파일(U):
파일(F)...
제목(T)...
옵션(O)...
확인
붙여넣기(P)
재설정(R)
취소
도움말

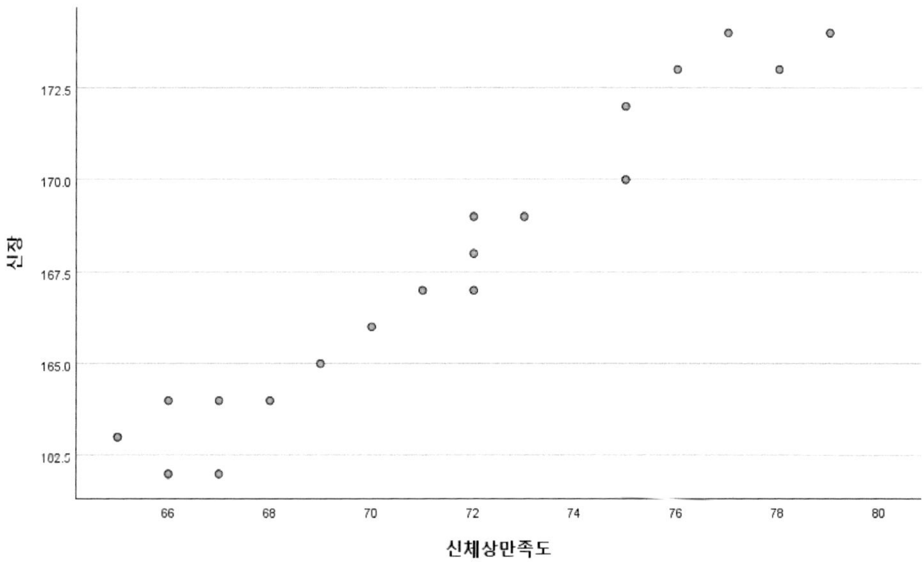

④ 출력결과 출력된 [그래프]를 두 번 클릭하면, [도표편집기] 창이 나타난다. [도표편집기]의 [요소]를 클릭하여 [전체 회귀선 적합]을 선택하면 적합선이 나타난다. 옆의 [특성] 창은 그대로 닫는다. 산점도를 살펴보면 선형성의 가정을 충족하고 있음을 알 수 있다.

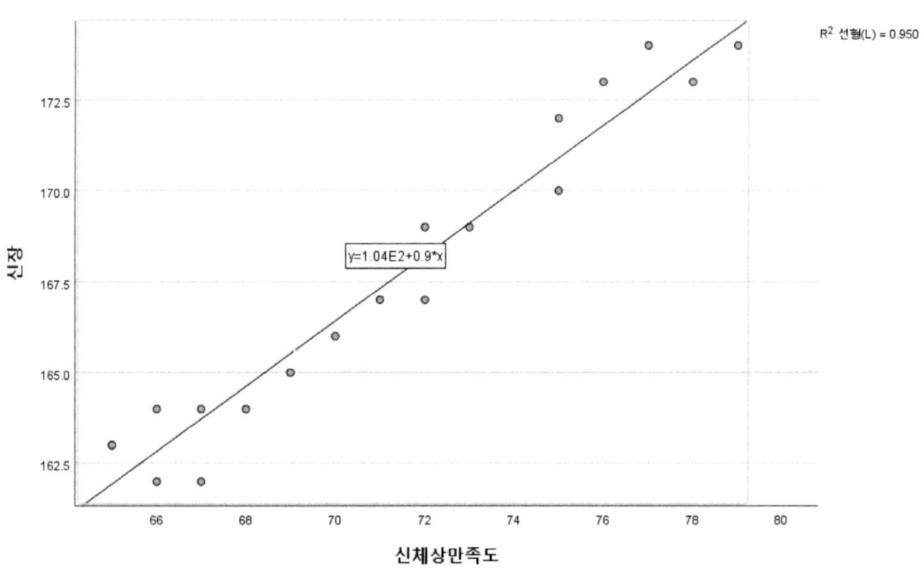

⑤ 이제 신체상만족도와 신장의 두 변수가 정규분포를 하고 있는지를 알아보자. 이를 위해 [분석－기술통계량－데이터 탐색] 창을 연다. [데이터 탐색] 창에서 왼쪽에 있는 [신장]은 [요인]으로 [신체상만족도]는 [종속변수]로 이동시킨다. [데이터 탐색] 창의 왼쪽 하단에 있는 [표시]에는 [모두]가 선택되어 있는가를 [확인]을 클릭하면, 분석결과가 나타난다.

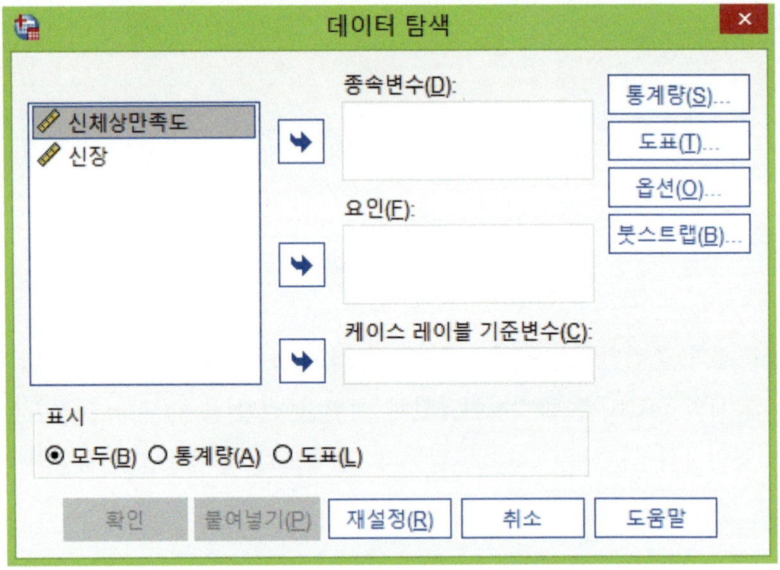

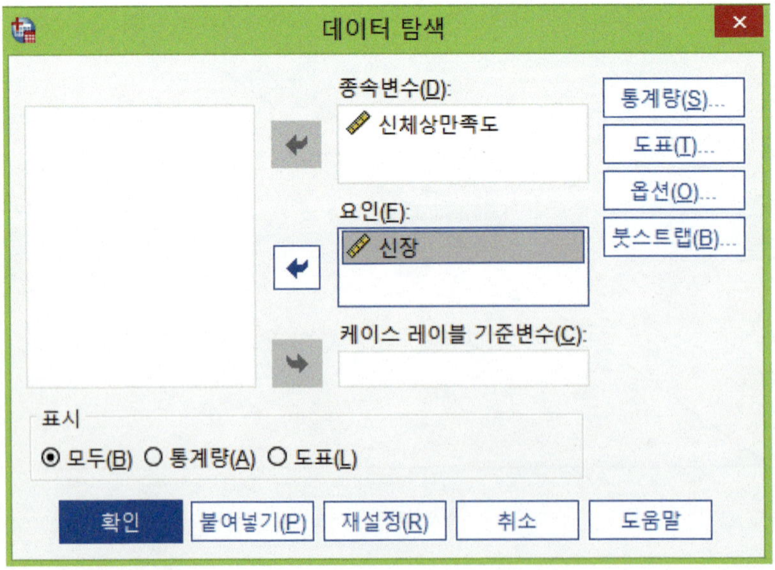

⑥ [데이터 탐색] 창의 [데이터 탐색: 도표]에서 [기술통계]의 [히스토그램]과 [검증과 함께 정규성 도표]를 선택하고 [계속] 버튼을 클릭한 다음에 [데이터 탐색] 창에서 [확인] 버튼을 클릭하면, 분석결과가 나타난다.

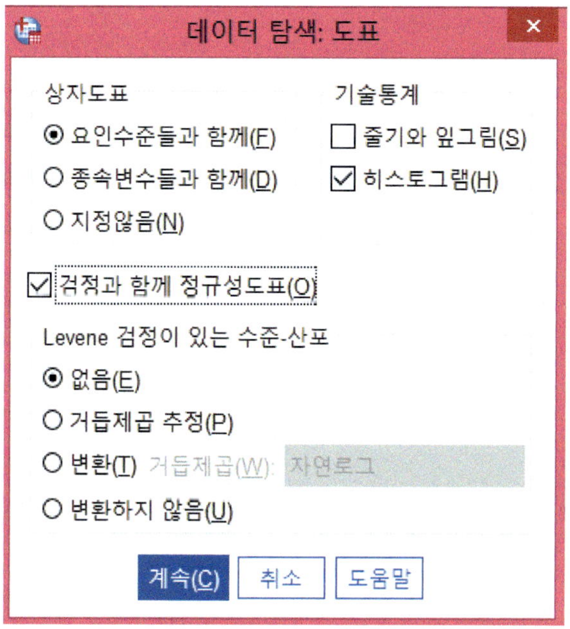

기술통계량

	N	최소값	최대값	평균	표준편차	왜도		첨도	
	통계량	통계량	통계량	통계량	통계량	통계량	표준오차	통계량	표준오차
신체상만족도	20	65	79	71.15	4.475	.207	.512	-1.170	.992
신장	20	162	174	167.45	4.123	.318	.512	-1.270	.992
유효 N(목록별)	20								

왜도와 첨도의 절대값이 각각 2와 7 이하이므로 신체상만족도와 신장의 각 변수들은 정규분포를 따른다고 할 수 있다.

⑦ 마지막으로 선형성과 정규성이 검증되었기 때문에 이제 피어슨 상관분석을 수행할 수 있다. [분석－상관분석－이변량 상관]을 클릭하여 [이변량 상관계수] 창의 왼쪽에 있는 [신체상만족도]와 [신장]을 오른쪽 변수란으로 이동시킨다. [상관계수]에는 [Pearson]을 체크하고 [유의성 검증] 란에는 [양쪽], [유의성 상관계수 플러그]와 [하단 삼각형만 표시]를 체크한 후에 [확인] 버튼을 클릭하

면, 분석결과가 출력된다.

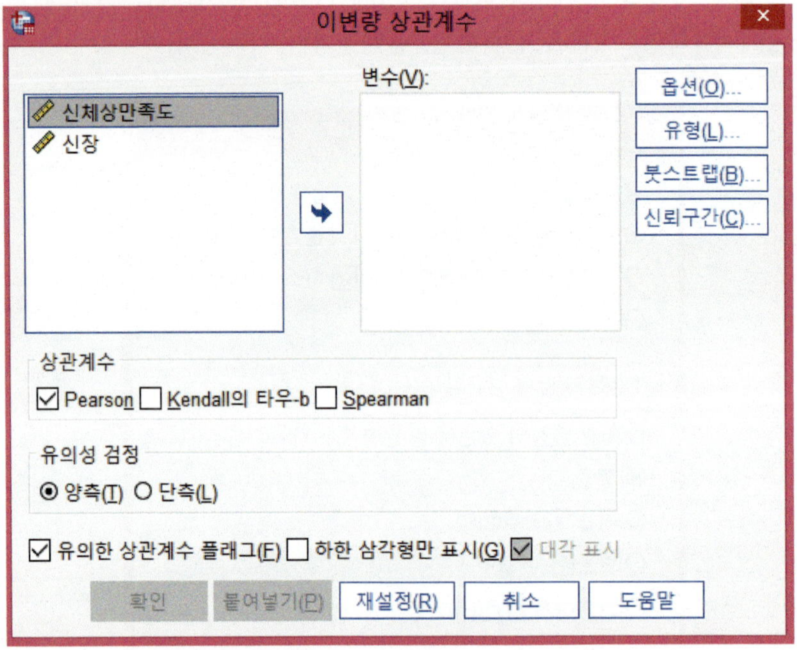
이변량 상관계수
변수(V):
옵션(O)...
유형(L)...
붓스트랩(B)...
신뢰구간(C)...
신체상만족도
신장
상관계수
Pearson
Kendall의 타우-b
Spearman
유의성 검정
양측(T)
단측(L)
유의한 상관계수 플래그(F)
하한 삼각형만 표시(G)
대각 표시
확인
붙여넣기(P)
재설정(R)
취소
도움말

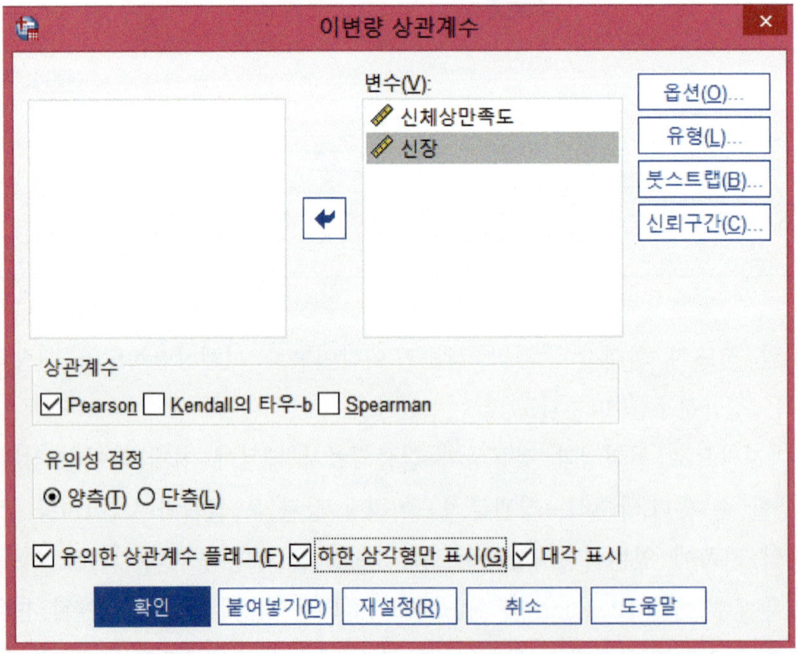
이변량 상관계수
변수(V):
신체상만족도
신장
옵션(O)...
유형(L)...
붓스트랩(B)...
신뢰구간(C)...
상관계수
Pearson
Kendall의 타우-b
Spearman
유의성 검정
양측(T)
단측(L)
유의한 상관계수 플래그(F)
하한 삼각형만 표시(G)
대각 표시
확인
붙여넣기(P)
재설정(R)
취소
도움말

상관관계

		신체상만족도	신장
신체상만족도	Pearson 상관	--	
	N	20	
신장	Pearson 상관	.975**	--
	유의확률 (양측)	<.001	
	N	20	20

**. 상관관계가 0.01 수준에서 유의합니다(양측).

3.3 단순상관분석의 주요 분석결과 및 해석

피어슨 단순상관분석의 주요 분석결과는 다음과 같다.

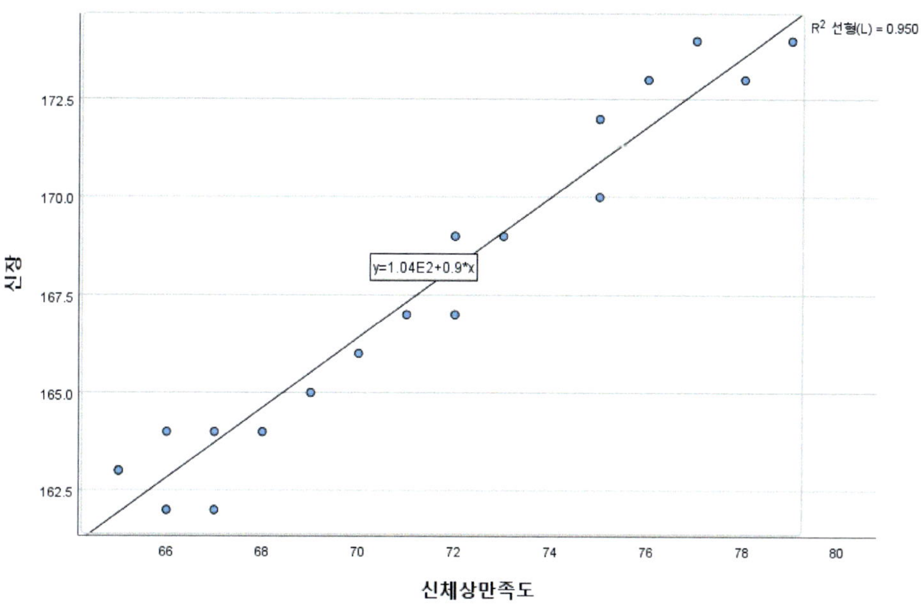

기술통계량

	N	최소값	최대값	평균	표준편차	왜도		첨도	
	통계량	통계량	통계량	통계량	통계량	통계량	표준오차	통계량	표준오차
신체상만족도	20	65	79	71.15	4.475	.207	.512	-1.170	.992
신장	20	162	174	167.45	4.123	.318	.512	-1.270	.992
유효 N(목록별)	20								

상관관계

		신체상만족도	신장
신체상만족도	Pearson 상관	--	
	N	20	
신장	Pearson 상관	.975**	--
	유의확률 (양측)	<.001	
	N	20	20

**. 상관관계가 0.01 수준에서 유의합니다(양측).

피어슨 단순상관분석을 위한 예시된 자료를 근거로 할 때 위의 그림과 표에 제시된바와 같이 산점도를 보면 선형성의 가정이 충족되고 있음을 알 수 있으며, 신체상만족도와 신상 간에는 양의 선형관계를 갖고 있다. 다음으로 왜도와 첨도의 절대값이 각각 2와 7 미만이므로 신체상만족도와 신장의 각 변수들은 정규분포를 따르고 있음을 알 수 있다.

구분	신체상만족도	신장
신체상만족도	1	
신장	0.975	

*** $p < 0.001$

피어슨 상관분석의 전제 조건인 선형성과 정규성을 만족하였기 때문에 피어슨 상관분석을 수행할 수 있다. 그 결과를 보면, 신체상만족도와 신장 간의 피어슨 상관계수는 0.975로 매우 강한 양(+)의 상관관계를 갖고 있음을 알 수 있다. 그리고 유의확률은 유의수준 0.001보다 적기 때문에 신체상만족도와 신장 간에는 상관관계가 없다는 귀무가설은 기각되고, 신체상만족도와 신장 간에는 상관관계가 있다는 대립가설은 채택된다.

4. SPSS 통계프로그램을 통한 다중상관분석

4.1 다중상관분석을 위한 가설설정과 실습자료

『대학생 20명을 대상으로 신체상만족도, 신장(cm), 그리고 자기관리점수를 측정한 결과는 다음과 같다.』 이의 실습자료를 통해 신체만족도, 신장, 자기관리점수 간의 상관관계를 분석하기 위해 가설을 설정하고, 상관관계분석을 실행해보자.

▸ 가설의 설정

귀무가설(H_0): 신체상만족도, 신장(cm), 그리고 자기관리점수들 간에는 상관관계가 없다.

대립가설(H_1): 신체상만족도, 신장(cm), 그리고 자기관리점수들 간에는 상관관계가 있다.

▸ 조사자료의 고딩

ID	신체상 만족도	신장	자기 관리점수	ID	신체상 만족도	신장	자기 관리점수
1	71	167	120	11	76	173	148
2	72	167	134	12	78	173	130
3	70	166	158	13	73	169	150
4	69	165	140	14	72	169	145
5	72	168	142	15	65	163	160
6	79	174	123	16	68	164	125
7	77	174	155	17	75	172	152
8	66	162	135	18	75	170	144
9	65	163	142	19	66	164	138
10	67	162	162	20	67	164	156

① 처음 SPSS 통계프로그램을 실행하는 경우는 먼저 PC의 바탕화면에 내장되어 있는 [IBM SPSS Statistics]을 클릭한다. 그리고 [SPSS Statistics Data Editor(SPSS 데이터 편집기)] 창에서 하단에 있는 [변수보기]에서 [이름]의 세로

열에 변수명(신체상만족도, 신장, 자기관리점수)을 입력하고, [데이터 보기] 창에서 신체상만족도, 신장, 자기관리점수에 해당하는 조사한 코딩한 자료들을 각 셀에 입력한다. [SPSS Statistics Data Editor(SPSS 데이터 편집기)] 창의 좌측 맨 위에 있는 [파일] → [저장] → [파일이름] 란에 연구자가 원하는 자료의 명을 입력한다. 그 다음 [저장]을 클릭하면 자료는 [SPSS 통계프로그램]에 저장된다. 이미 [SPSS 통계프로그램]에 저장되어 있는 경우는 [파일 – 열기 – 데이터]로 들어가 SPSS에 이미 저장된 분석하고자하는 파일을 불러들여 실행하면 된다.

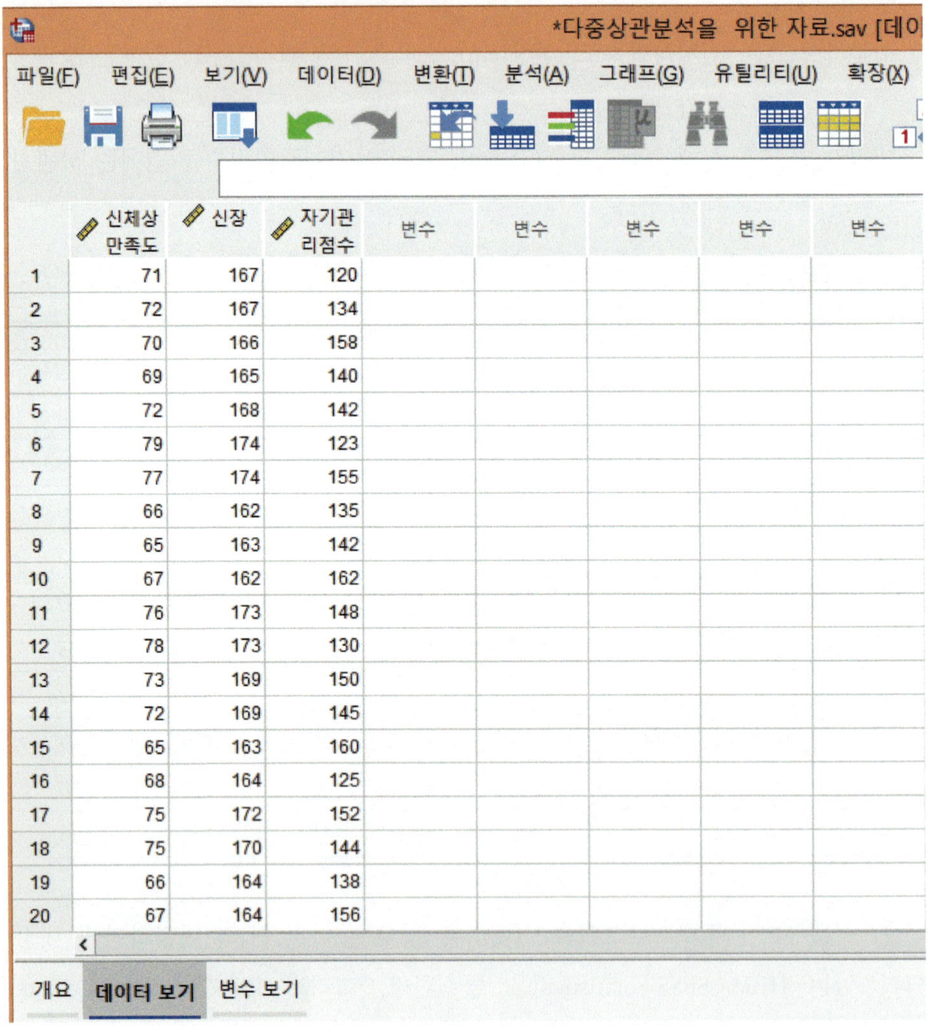

	신체상만족도	신장	자기관리점수	변수	변수	변수	변수	변수
1	71	167	120					
2	72	167	134					
3	70	166	158					
4	69	165	140					
5	72	168	142					
6	79	174	123					
7	77	174	155					
8	66	162	135					
9	65	163	142					
10	67	162	162					
11	76	173	148					
12	78	173	130					
13	73	169	150					
14	72	169	145					
15	65	163	160					
16	68	164	125					
17	75	172	152					
18	75	170	144					
19	66	164	138					
20	67	164	156					

② [분석－기술통계량－기술통계]를 클릭하여 [기술통계] 창을 연다. [기술통계] 창에서 [신체상만족도], [신장], [자기관리점수]을 모두 오른쪽 [변수] 란에 이동시킨다.

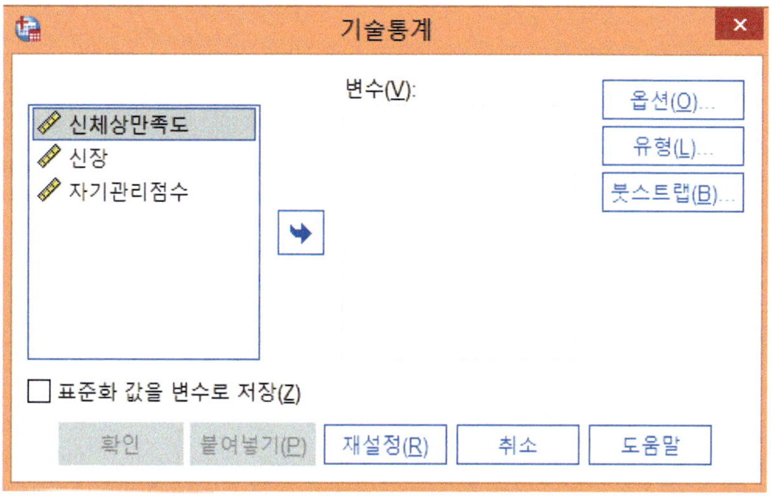

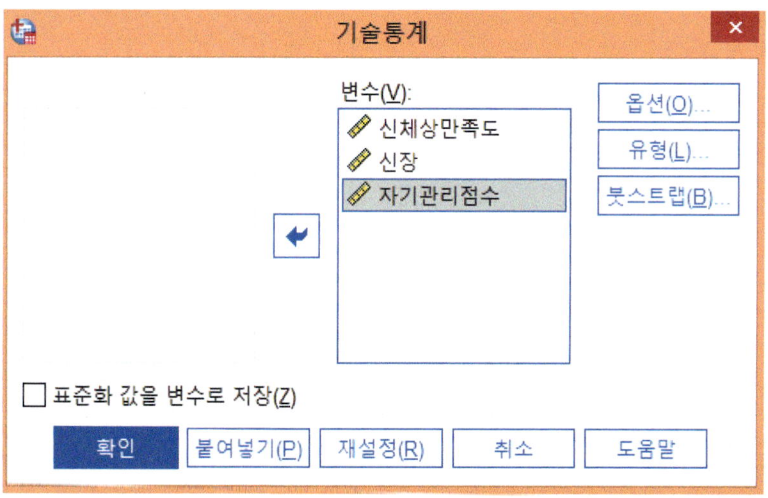

③ [기술통계: 옵션] 창을 클릭하여, 연구자가 필요한 통계항목을 선택하는데, 다중상관관분석 역시 변수 들의 정규성을 가정하므로 [분포] 란에 [첨도]와 [왜도]의 항목을 클릭하고 [계속]을 버튼을 체크하고 [확인] 버튼을 클릭하면 통계량이 출력된다.

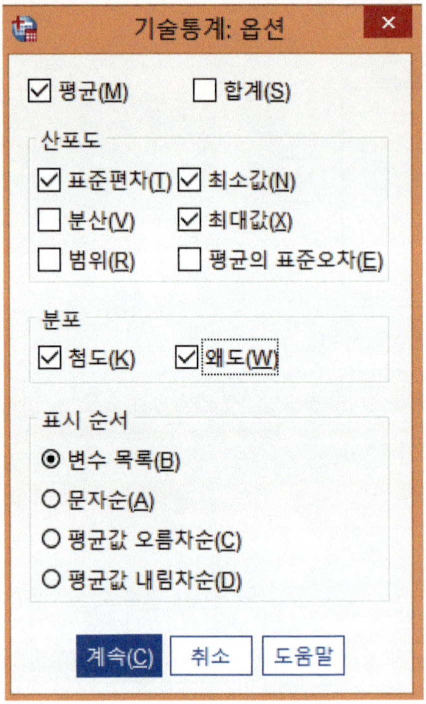

기술통계량

	N	최소값	최대값	평균	표준편차	왜도		첨도	
	통계량	통계량	통계량	통계량	통계량	통계량	표준오차	통계량	표준오차
신체상만족도	20	65	79	71.15	4.475	.207	.512	-1.170	.992
신장	20	162	174	167.45	4.123	.318	.512	-1.270	.992
자기관리점수	20	120	162	142.95	12.462	-.268	.512	-.825	.992
유효 N(목록별)	20								

위의 표에 제시된 봐와 같이 신체상만족도, 신장, 그리고 자기관리점수의 각 변수의 왜도와 첨도의 절대값이 2와 7 미만으로 각 변수들은 정규분포하고 있음을 알 수 있다.

④ 이제 다중상관분석을 위해 [분석－상관분석－이변량 상관]을 클릭하여 [이변량 상관계수] 창을 연다. [이변량 상관계수] 창의 왼쪽에 있는 [신체상만족도], [신장], [자기관리점수]를 오른쪽 [변수] 란에 모두 이동시킨다. [상관계수] 란에서 [Pearson]을 선택한다. [유의한 상관계수 플러그], [하한 삼각형만 표시], [대각표시]를 선택한 후에 [확인] 버튼을 클릭하면, 분석결과가 출력된다.

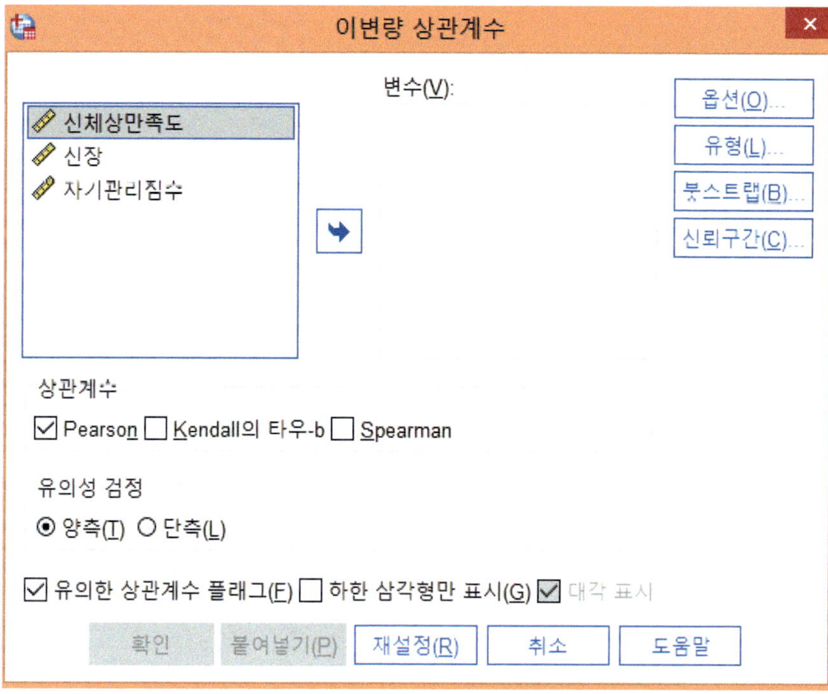

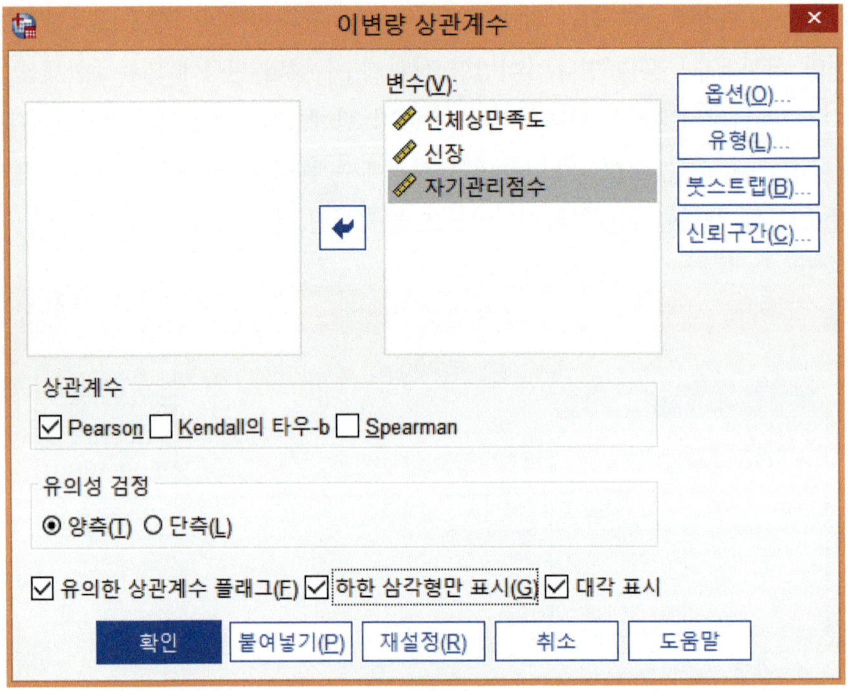

상관관계

		신체상만족도	신장	자기관리점수
신체상만족도	Pearson 상관	--		
	N	20		
신장	Pearson 상관	.975**	--	
	유의확률 (양측)	<.001		
	N	20	20	
자기관리점수	Pearson 상관	-.209	-.140	--
	유의확률 (양측)	.376	.556	
	N	20	20	20

**. 상관관계가 0.01 수준에서 유의합니다(양측).

4.2 다중상관분석의 주요 분석결과 및 해석

기술통계분석의 결과를 보면, 신체상만족도, 신장, 그리고 자기관리점수의 각 변수의 왜도와 첨도의 절대값이 2와 7 미만으로 각 변수들은 정규분포를 하고 있음을 알 수 있다. 따라서 피어슨 다중상관관계분석을 수행할 수 있는데, 그

분석결과는 다음과 같다.

구분	신체상만족도	신장	자기관리점수
신체상만족도	1	0.975	−0.209
신장	0.975 (p<0.001)	1	−0.140
자기관리점수	−0.209 (p=0.376)	−0.140	1

신체상만족도와 신장의 상관계수는 0.975로 상관계수의 크기가 0.7 이상으로 매우 강한 양의 상관관계를 갖고 있다. 유의확률은 0.001보다 적기 때문에 유의수준 0.001에서 통계적으로 유의한 것으로 나타났다. 따라서 신체상만족도와 신장 간의 상관관계가 없다는 귀무가설은 기각되고 신체상만족도와 신장 간의 상관관계가 있다는 대립가설이 채택된다.

신체상만족도와 자기관리점수의 상관계수는 −0.209이며, 신장과 자기관리점수의 상관계수는 −0.140으로 약한 부(−)의 상관관계를 갖고 있다. 유의확률은 0.376으로 0.001보다 크기 때문에 통계적으로 유의적이지 않는 것으로 나타났다. 따라서 신체상만족도와 자기관리점수, 신장과 자기관리점수의 각각은 상관관계가 없다는 귀무가설이 채택되고, 상관관계가 있다는 대립가설이 기각된다.

5. SPSS 통계프로그램을 통한 편상관분석

연구자가 연구분석을 수행하는 데 있어서 이론 및 경험적인 측면에서 변수들 간에는 상관관계가 없다고 판단되는데, 실제로는 변수들 간에 상관관계가 존재하는 것처럼 분석되는 경우가 있다. 그 원인은 분석 대상인 변수에 영향을 주는 제3의 교란요인(confounding factor)이 존재하기 때문이다. 따라서 교란요인으로 의심되는 변수가 있다면 그 변수의 영향을 배제한 이후에 상관관계를 분석해야 하는데, 이 때 이용되는 상관분석방법이 편상관분석방법이다.

5.1 편상관분석을 위한 가설설정과 실습자료

다중상관분석에서 사용한 실습자료를 통해 편상관분석을 실행해보자. 『대학생 20명을 대상으로 신체상만족도, 신장(cm), 그리고 자기관리점수를 측정한 결과는 다중상관분석에서 사용한 실습자료와 같다.』 신체상만족도와 신장의 상관관계를 분석할 때 제어변수로 자기관리점수의 변수를 사용해보자.

▸ 가설의 설정

귀무가설(H_0): 자기관리점수를 통제하는 경우의 신체상만족도와 신장은 상관관계가 없다.

대립가설(H_1): 자기관리점수를 통제하는 경우의 신체상만족도와 신장은 상관관계가 있다.

▸ 조사자료의 코딩

ID	신체상 만족도	신장	자기 관리점수	ID	신체상 만족도	신장	자기 관리점수
1	71	167	120	11	76	173	148
2	72	167	134	12	78	173	130
3	70	166	158	13	73	169	150
4	69	165	140	14	72	169	145
5	72	168	142	15	65	163	160
6	79	174	123	16	68	164	125
7	77	174	155	17	75	172	152
8	66	162	135	18	75	170	144
9	65	163	142	19	66	164	138
10	67	162	162	20	67	164	156

① 처음 SPSS 통계프로그램을 실행하는 경우는 먼저 PC의 바탕화면에 내장되어 있는 [IBM SPSS Statistics]을 클릭한다. 그리고 [SPSS Statistics Data Editor(SPSS 데이터 편집기)] 창에서 하단에 있는 [변수보기]에서 [이름]의 세로

열에 변수명(신체상만족도, 신장, 자기관리점수)을 입력하고, [데이터 보기] 창에서 신체상만족도, 신장, 자기관리점수에 해당하는 조사한 코딩한 자료들을 각 셀에 입력한다. [SPSS Statistics Data Editor(SPSS 데이터 편집기)] 창의 좌측 맨 위에 있는 [파일]→[저장]→[파일이름] 란에 연구자가 원하는 자료의 명을 입력한다. 그 다음 [저장]을 클릭하면 자료는 [SPSS 통계프로그램]에 저장된다. 이미 [SPSS 통계프로그램]에 저장되어 있는 경우는 [파일−열기−데이터]로 들어가 SPSS에 이미 저장된 분석하고자하는 파일을 불러들여 실행하면 된다.

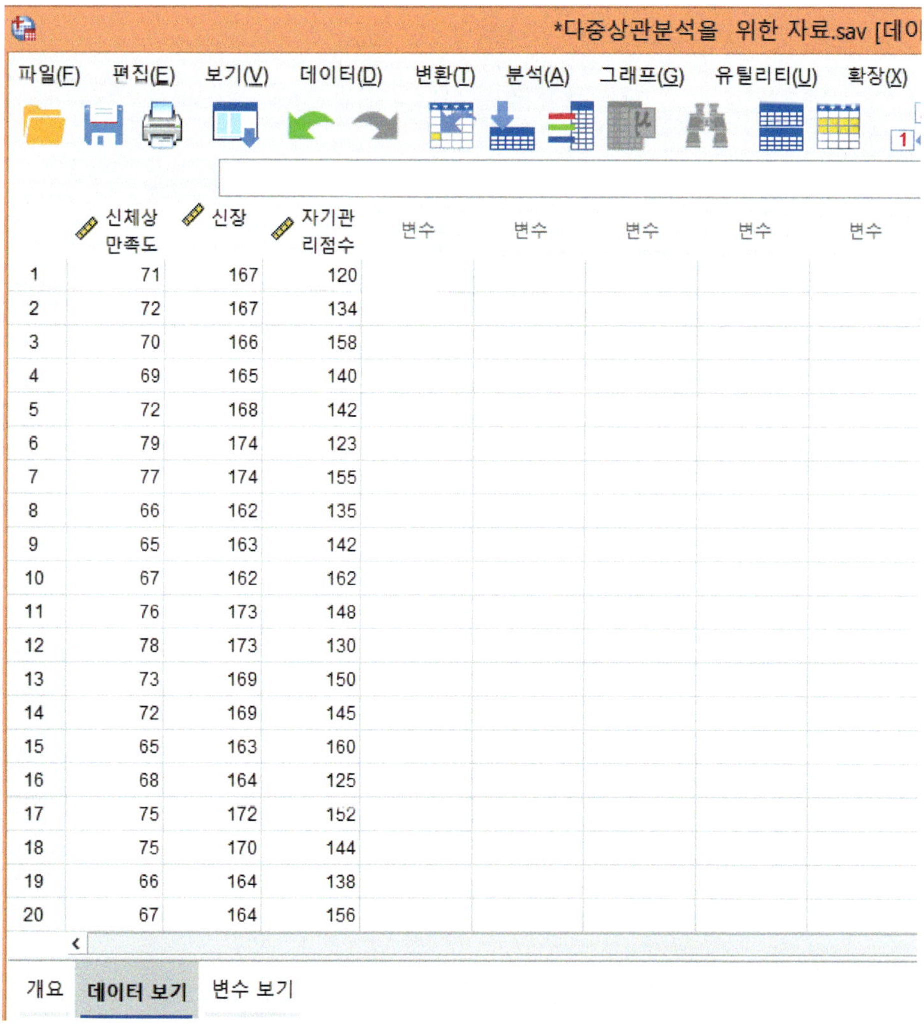

	신체상만족도	신장	자기관리점수
1	71	167	120
2	72	167	134
3	70	166	158
4	69	165	140
5	72	168	142
6	79	174	123
7	77	174	155
8	66	162	135
9	65	163	142
10	67	162	162
11	76	173	148
12	78	173	130
13	73	169	150
14	72	169	145
15	65	163	160
16	68	164	125
17	75	172	152
18	75	170	144
19	66	164	138
20	67	164	156

② [그래프－산점도/점도표]를 클릭하여 [산점도/점도표] 창을 연다. [행렬 산점도]를 선택하고 [정의] 버튼을 클릭해서 [산점도 행렬] 창으로 이동한다. [산점도 행렬] 창에서 왼쪽의 [신체상만족도], [신장], [자기관리점수]를 오른쪽의 [행렬변수]로 모두 이동시킨 후 [확인] 버튼을 클릭하면, 분석결과가 출력된다.

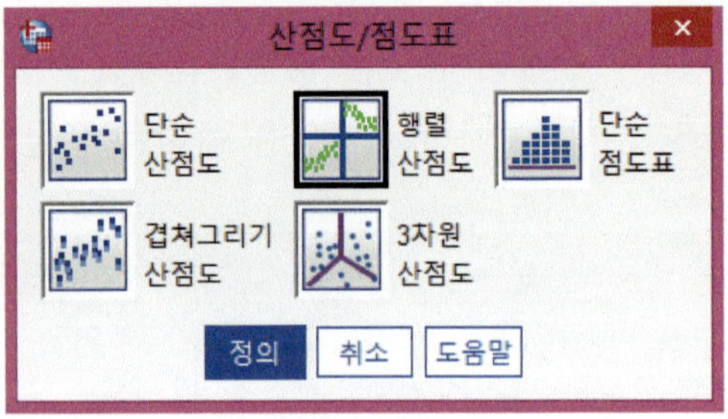

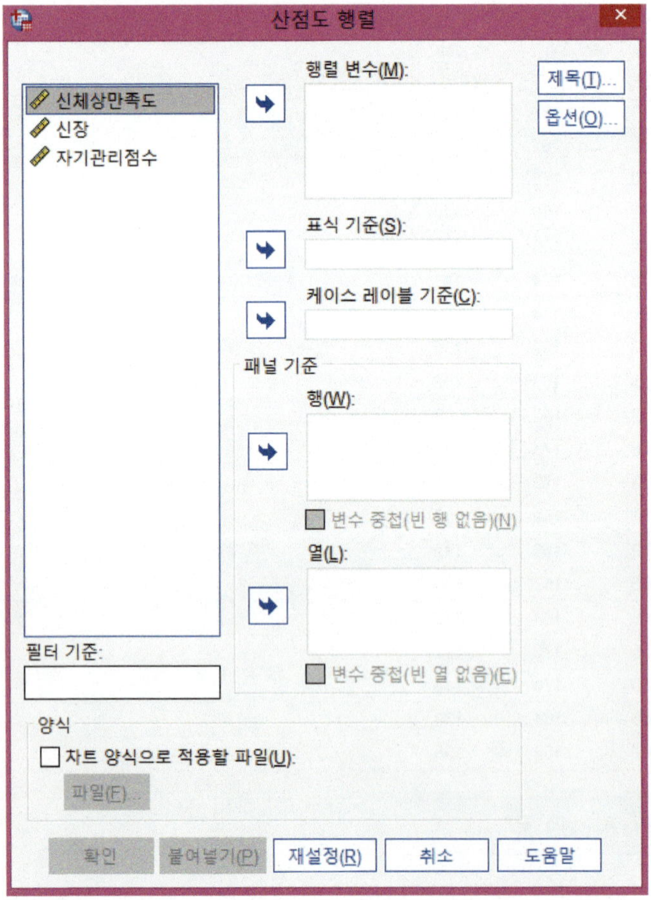

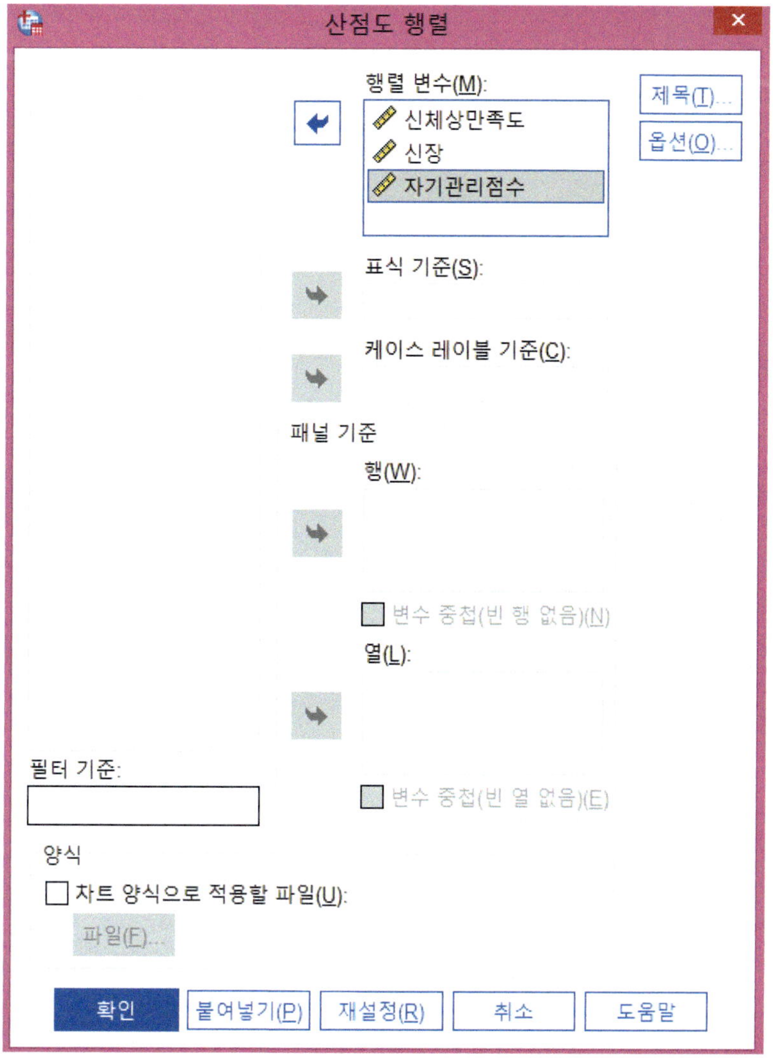
산점도 행렬
행렬 변수(M):
신체상만족도
신장
자기관리점수
제목(T)...
옵션(O)...
표식 기준(S):
케이스 레이블 기준(C):
패널 기준
행(W):
변수 중첩(빈 행 없음)(N)
열(L):
필터 기준:
변수 중첩(빈 열 없음)(E)
양식
차트 양식으로 적용할 파일(U):
파일(F)...
확인
붙여넣기(P)
재설정(R)
취소
도움말

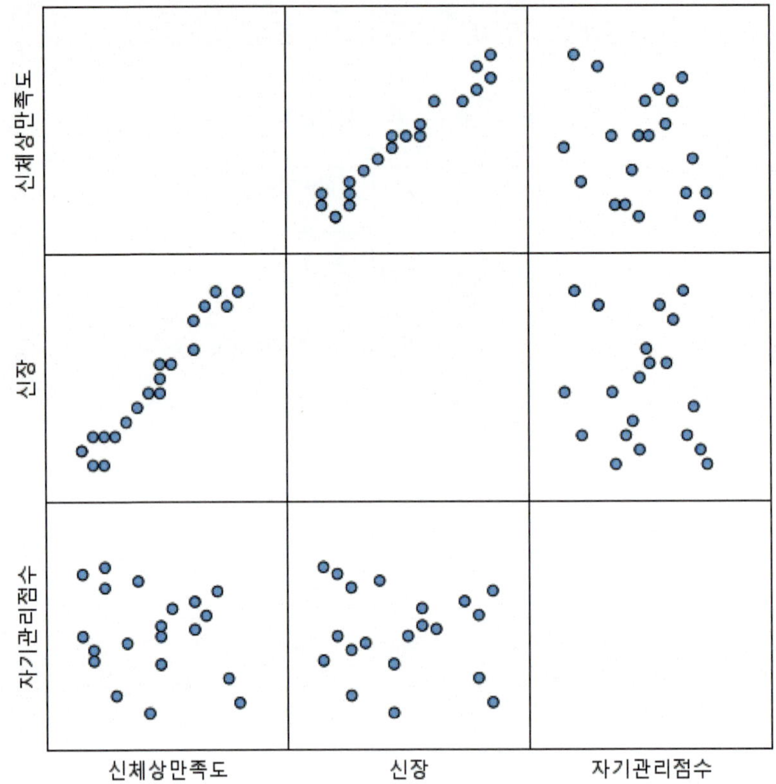

③ 피어슨 상관분석의 전제조건인 각 변수(신체상만족도, 신장, 자기관리점수)들이 정규분포를 확인하기 위해 [분석－기술통계량－기술통계]를 클릭하고 [기술통계: 옵션] 창에서 [신체상만족도], [신장], [자기관리점수]를 오른쪽으로 모두 이동시킨 다음 [옵션]에서 [첨도]와 [왜도]를 클릭한 후에 [계속] 버튼을 체크한 후 [확인] 버튼을 클릭하면, 분석결과가 나타난다. 기술통계량의 분석결과를 보면, 모든 변수의 왜도와 첨도의 절대값이 2와 7 미만으로 각 변수들은 정규분포하고 있음을 확인할 수 있다.

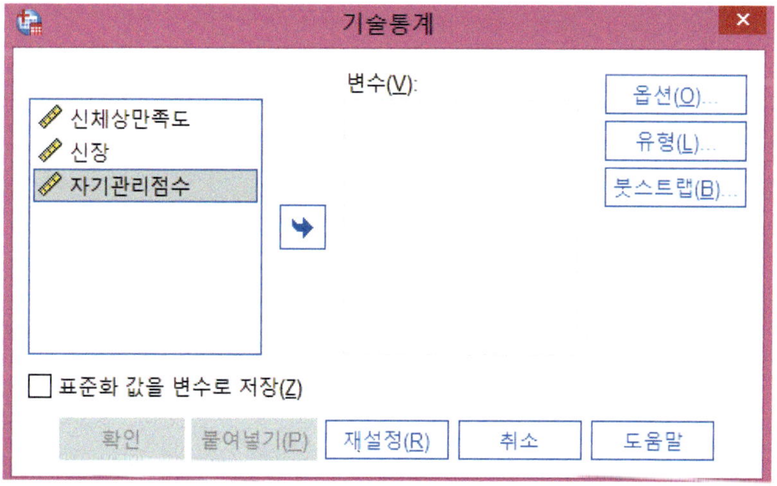
기술통계
변수(V):
옵션(O)...
유형(L)...
붓스트랩(B)...
신체상만족도
신장
자기관리점수
표준화 값을 변수로 저장(Z)
확인
붙여넣기(P)
재설정(R)
취소
도움말

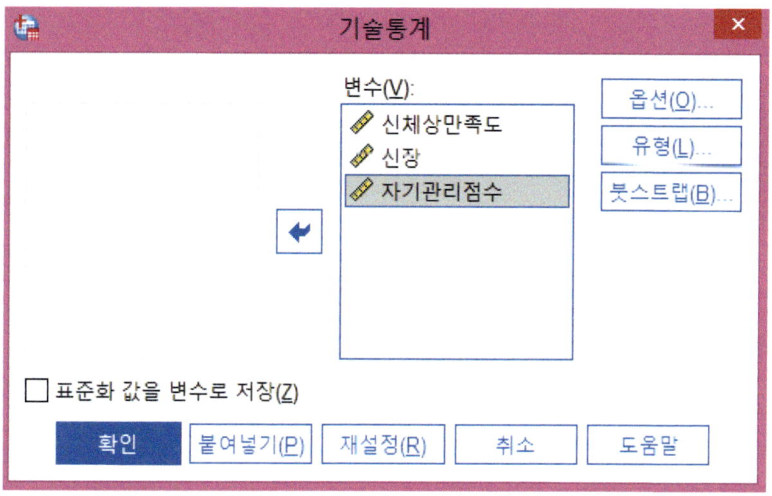
기술통계
변수(V):
신체상만족도
신장
자기관리점수
옵션(O)...
유형(L)...
붓스트랩(B)...
표준화 값을 변수로 저장(Z)
확인
붙여넣기(P)
재설정(R)
취소
도움말

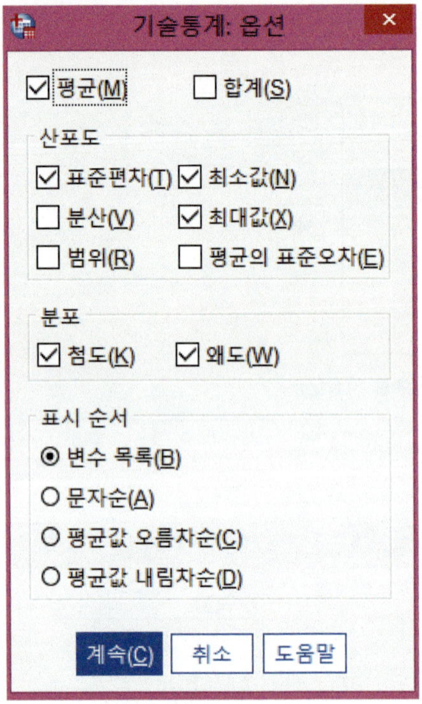

기술통계량

	N	최소값	최대값	평균	표준편차	왜도		첨도	
	통계량	통계량	통계량	통계량	통계량	통계량	표준오차	통계량	표준오차
신체상만족도	20	65	79	71.15	4.475	.207	.512	-1.170	.992
신장	20	162	174	167.45	4.123	.318	.512	-1.270	.992
자기관리점수	20	120	162	142.95	12.462	-.268	.512	-.825	.992
유효 N(목록별)	20								

④ 이제 편상관관계분석을 하기 위해 [분석-상관분석-편상관]을 클릭하여 [편상관계수] 창을 연다. 왼쪽에 있는 변수 중에서 [신체상만족도]와 [신장]은 오른쪽의 [변수] 란에 이동시키고, [자기관리점수]는 [제어변수]에 이동시킨다. [유의성 검증]에서 [양측]을, 그리고 [관측 유의수준 표시]를 선택하고 [확인] 버튼을 클릭한다.

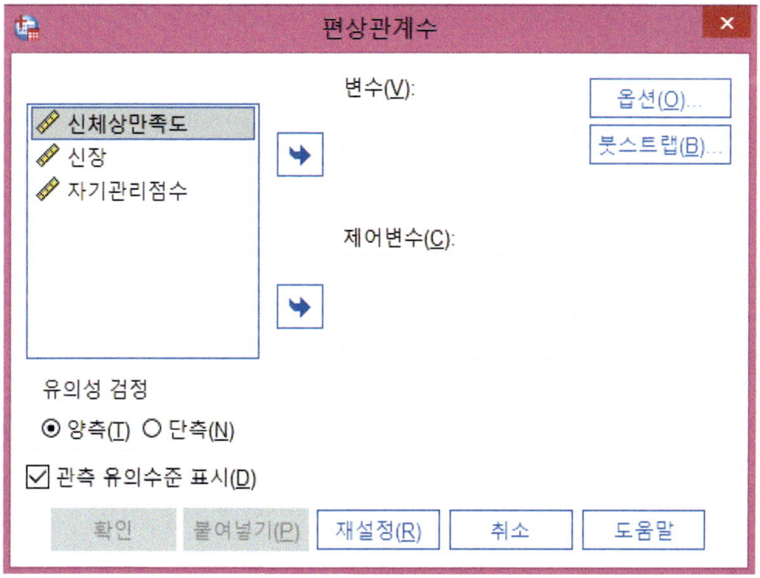
편상관계수
변수(V):
옵션(O)...
붓스트랩(B)...
신체상만족도
신장
자기관리점수
제어변수(C):
유의성 검정
양측(T) 단측(N)
관측 유의수준 표시(D)
확인
붙여넣기(P)
재설정(R)
취소
도움말

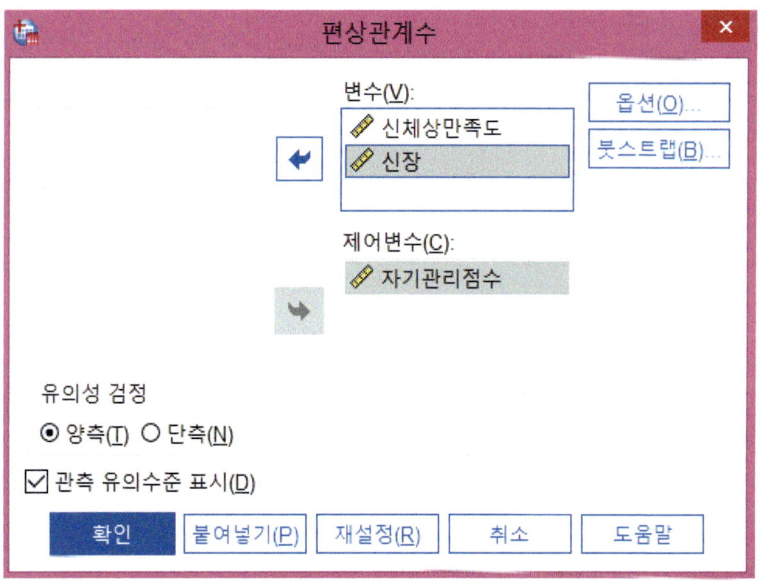
편상관계수
변수(V):
신체상만족도
신장
옵션(O)...
붓스트랩(B)...
제어변수(C):
자기관리점수
유의성 검정
양측(T) 단측(N)
관측 유의수준 표시(D)
확인
붙여넣기(P)
재설정(R)
취소
도움말

⑤ [편상관계수: 옵션] 창의 통계량 목록에서 [0차 상관]을 선택하고 [계속] 버튼을 클릭하면, 분석결과가 나타난다.

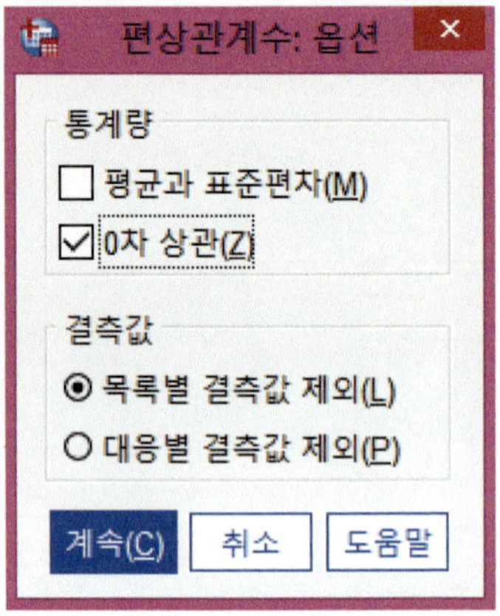

상관관계

대조변수			신체상만족도	신장	자기관리점수
-지정않음-[a]	신체상만족도	상관관계	1.000	.975	-.209
		유의확률(양측)	.	<.001	.376
		자유도	0	18	18
	신장	상관관계	.975	1.000	-.140
		유의확률(양측)	<.001	.	.556
		자유도	18	0	18
	자기관리점수	상관관계	-.209	-.140	1.000
		유의확률(양측)	.376	.556	.
		자유도	18	18	0
자기관리점수	신체상만족도	상관관계	1.000	.976	
		유의확률(양측)	.	<.001	
		자유도	0	17	
	신장	상관관계	.976	1.000	
		유의확률(양측)	<.001	.	
		자유도	17	0	

a. 셀에 0차 (Pearson) 상관이 있습니다.

5.2 편상관분석의 주요 분석결과 및 해석

대학생 20명을 대상으로 신체만족도, 신장(cm), 그리고 자기관리점수에 대해 편상관분석을 수행한 결과를 보면, 신체만족도와 신장 간의 편상관계수는 0.976 ($p=0.000$)으로 제어변수를 지정하지 않았을 경우의 상관계수인 0.975보다 높았으며, 유의수준 0.05에서 유의적이지 않은 것으로 나타났다. 이는 자기관리점수가 제어변수인 경우는 신체만족도와 신장 간에는 통계적으로 유의적인 상관관계가 없음을 의미한다.

통제변수		신체상만족도	신장	자기관리점수
제어변수 없음	신체상만족도	1		
	신장	0.975 ($p<0.001$)	1	
	자기관리점수	−0.209 ($p=0.376$)	−0.140 ($p=0.556$)	1
제어변수: 자기관리점수	신체상만족도	1		
	신장	0.976 ($p=0.000$)	1	

제13장 정리

01 다음 용어들을 개략적으로 설명하시오.

- 단순상관분석
- 다중상관분석
- 편상관분석
- 상관계수
- 표본상관계수
- 모집단상관계수
- 피어슨 상관계수
- 강한 상관관계
- 보통 상관관계
- 약한 상관관계
- 무상관관계

02 상관분석의 개념과 사용목적을 설명하시오.

03 피어슨 상관계수의 범위에 대한 의미를 설명하시오.

04 65세 이상 고령자 20명의 연령과 혈압을 측정하였다. 이에 대한 연령과 혈압 간의 피어슨 상관관계를 실행하시오.

ID	연령	혈압	ID	연령	혈압
1	65	140	11	89	124
2	67	125	12	87	154
3	68	167	13	67	176
4	69	156	14	68	166
5	70	180	15	90	144
6	75	134	16	68	155
7	80	167	17	77	130
8	83	150	18	88	135
9	77	143	19	79	120
10	75	150	20	86	130

05 차량 운행의 증가에 따른 공기 오존도가 증가하면서 호흡기의 질환도 증가한다는 일부 보도가 있었다. 이를 확인하기 위해 특정 지점을 통과하는 시간당 차량수와 공기의 오존농도를 조사한 결과는 다음과 같다. 차량대수와 오존 농도 간의 상관관계분석을 수행하시오.

ID	차량수	O^3(ppm)	ID	차량수	O^3(ppm)
1	1,550	0.012	11	2,432	0.099
2	2,330	0.003	12	1,999	0.088
3	1,130	0.090	13	2,100	0.067
4	2,900	0.060	14	1,869	0.048
5	1,556	0.089	15	2,002	0.076
6	1,990	0.060	16	1,997	0.036
7	2,115	0.088	17	2,453	0.065
8	1,999	0.089	18	890	0.099
9	1,879	0.090	19	1,456	0.056
10	2,000	0.099	20	2,000	0.073

06 사포닌이 쥐의 체중변화에 영향을 미치는가를 알아보기 위해 5mg, 10mg, 20mg 각 농도가 다른 사포닌을 투여한 이후 10일 뒤 체중변화를 측정하였다. 사포닌의 투여량 간의 상관관계를 있는가를 확인하시오.

ID	5mg	10mg	20mg	ID	5mg	10mg	20mg
1	3	4	3	11	2	3	4
2	3	3	4	12	2	3	4
3	2	4	4	13	1	4	43
4	1	5	4	14	3	4	5
5	4	3	3	15	2	3	3
6	3	4	3	16	3	4	5
7	3	3	5	17	2	4	5
8	3	4	4	18	3	2	5
9	2	5	4	19	2	3	4
10	2	3	5	20	2	4	5

07 다중상관분석에서 사용한 본문의 실습자료를 통해 편상관분석을 실행해보자. 『20명을 대상으로 신체상만족도, 신장(cm), 그리고 자기관리점수를 측정한 결과는 다음과 같다.』 신체상만족도와 자기관리점수의 상관관계를 분석할 때 제어변수로 신장의 변수를 사용한다. 분석 결과를 본문의 분석결과와 비교해보자.

ID	신체상만족도	신장	자기관리점수	ID	신체상만족도	신장	자기관리점수
1	71	167	120	11	76	173	148
2	72	167	134	12	78	173	130
3	70	166	158	13	73	169	150
4	69	165	140	14	72	169	145
5	72	168	142	15	65	163	160
6	79	174	123	16	68	164	125
7	77	174	155	17	75	172	152
8	66	162	135	18	75	170	144
9	65	163	142	19	66	164	138
10	67	162	162	20	67	164	156

제14장

회귀분석

1. 회귀분석의 개요

1.1 회귀분석의 개념과 사용목적

회귀분석(regression analysis)은 연속형 독립변수(원인변수, 설명변수)가 연속형 종속변수(결과변수)에 영향을 미치는지를 파악하는 통계적 분석방법이다.

- 어떤 독립변수(원인)가 종속변수(결과)에 통계적으로 어느 정도 영향을 미치는가?
- 여러 독립변수(원인)들 중에서 어떤 독립변수(원인)가 종속변수(결과)에 통계적으로 더 강한 영향을 미치는가?
- 어떤 독립변수(원인)가 변화할 때 종속변수(결과)는 어떻게 변화하는가?
- 어떤 독립변수(원인)가 특정한 값을 갖게 된다면 종속변수(결과) 역시 어떠한 값을 갖게될 것으로 예측되는가?

[회귀분석의 개념 및 사용목적]

① 독립변수(원인)가 종속변수(결과)에 영향을 미치는가?
② 독립변수(원인)가 종속변수(결과)에 어느 정도 미치는가?
③ 어떤 독립변수(원인)가 종속변수(결과)에 가장 큰 영향을 미치는가?
④ 독립변수(원인)가 1만큼 증가하면 종속변수(결과)는 얼마나 증가하는가?

이와 같은 정보들을 얻기 위한 통계적 분석이 회귀분석이다. 회귀분석은 유용한 정보를 제공하기 때문에 다양한 분야에서 원인에 대한 결과에 미치는 영향력을 확인하거나 원인이 변화하면 결과는 얼마큼 변화할까하는 예측에 매우 빈번하게 활용되고 있다. 예를 들면, 의학 및 보건 분야에서 특정 질환의 발병에 영향을 미치는 위험인자는 무엇인가? 사회과학분야에서 연구자가 설문조사를 통해 설정한 성과변수에 영향을 미치는 변수들은 무엇인가? 경제학에서 국민소득이 증가하면 소비자물가는 어떻게 변화하는가? 환율의 변화는 수출에 어떠한 영향을 미치는가? 등과 같이 회귀분석의 활용 범위는 매우 넓다.

회귀분석은 독립변수와 종속변수의 관계가 이론 및 경험적 차원에서 원인과 결과의 관계, 즉 인과관계가 성립되어야한다. 인과관계가 성립되지 않는다면 회귀분석을 하는 것이 의미가 없을 뿐만 아니라 결과의 오류로 인해 잘못된 결론을 내릴 수 있다.

앞 장에서 살펴본 상관분석은 회귀분석을 하기 전에 독립변수와 종속변수 간에 상관관계가 있는가를 확인해야 한다. 반드시 독립변수와 종속변수 간에는 상관관계가 있어야 한다. 또한 2개 이상의 독립변수가 종속변수에 미치는 영향을 분석하는 다중회귀분석에서 독립변수들 간의 상관관계가 지나치게 높으면 회귀계수의 추정치에 오류가 발생하는 다중공선성(collinearity)의 문제가 발생한다. 따라서 회귀분석은 독립변수(원인)이 종속변수(결과)에 얼마만큼의 영향을 미치는가를 파악하는 것이 목적이라면 상관관계분석은 두 변수 또는 세 변수들 간의 상관관계도 중요하지만, 더 중요한 것은 회귀분석을 하기 전에 탐색적인 분석에 사용된다. 다시 말하면, ① 독립변수와 종속변수 간에 상관관계가 통계적으로 유의한가? ② 독립변수들 간에 상관관계가 지나치게 높지(0.7 이상) 않는가를 파악하기 위해 사용한다.

1.2 회귀분석의 유형

회귀분석의 유형은 기본적으로 독립변수가 1개이고 종속변수가 1개이면 단순회귀본석(simple regression analysis)이라 하고, 독립변수가 2개 이상이고 종속변수가 1개이면 다중회귀분석(multiple regression analysis)이라고 한다.[1)]

1.3 회귀분석의 기본가정

회귀분석의 기본적인 가정은 ① 독립변수와 종속변수 간의 선형성(linearity), ② 잔차(오차)의 독립성(independence), ③ 잔차(오차)의 정규성(normality), 그리고 ④ 잔차(오차)의 등분산성(homoskedasticity) 등이며, ⑤ 다중회귀분석에서 독립변수들 간의 지나치게 상관관계가 있는 경우는 회귀계수 추정치의 오류가 발생하게 되는 다중공선성(multicollinearity)의 가정이 추가 된다. 이러한 제 가정들이 충족되지 못하면, 회귀분석의 결과가 상이하게 도출될 수 있기 때문에 선형회귀분석을 하기는 적절하지 않다. 따라서 선형회귀분석을 하기 전에 선형회귀분석의 제 가정들을 먼저 검증을 통해 확인해야한다.

1.4 회귀모형: 회귀선의 설명력 평가: 결정계수(R^2)의 의미

회귀분석에서는 표본을 통해 회귀선이 도출되는데, 도출된 회귀선이 독립변수(원인)가 종속변수(결과)를 얼마나 설명하고 있는가를 평가해야 한다. 이때 이용할 수 있는 것이 바로 결정계수(R^2: coefficient of determination)이다. 이는 독립변수(X)가 종속변수(Y)를 얼마만큼 설명하고 있는가, 또는 기여하고 있는가를 나타내는 지수(수치)를 말한다.

결정계수(R^2)의 값은 0에서부터 1까지의 범위($0 \leq R^2 \leq 1$)의 값을 갖는데, $R^2=0$이면 독립변수가 종속변수를 전혀 설명하는 기여도가 없음을 의미하고, $R^2=1$이면 독립변수가 종속변수를 모두 설명(기여)을 하고 있음을 의미한다. 만약 $R^2=0.3$이라면 독립변수가 종속변수를 30% 만큼 설명(기여)하고 있음을 의미한다. 따라서 결정계수(R^2)가 클수록 독립변수가 종속변수에 대한 설명력(기여도)가 높다는 것을 나타낸다.

[그림 14-1]에서 종속변수의 실제관측치 Y_i값과 Y_i값들의 평균 $\overline{Y}$ 사이의 차이, 즉 $(Y_i-\overline{Y})$를 Y의 총변동(총편차: sum of squares total: SST)이라고 하는데,

1) 구체적으로 회귀분석의 유형은 ① 독립변수의 개수에 따라 단순회귀분석(독립변수 1개), 다중회귀분석(독립변수 2개 이상), ② 종속변수의 개수에 따라 단변량회귀분석(종속변수 1개), 다변량회귀분석(종속변수 2개 이상), ③ 독립변수와 종속변수의 척도에 따라 더미회귀분석(독립변수 범주형), 로지스틱회귀분석(종속변수 범주형), ④ 독립변수와 종속변수의 관계에 따라 선형회귀분석(선형), 비선형회귀분석(비선형) 등으로 분류된다.

이는 회귀선으로 설명되는 변동(편차: sum of squares regression: SSR)와 회귀선으로 설명되지 않은 변동(편차: sum of squares error: SSE)로 구분할 수 있다.

그림 14-1 회귀선

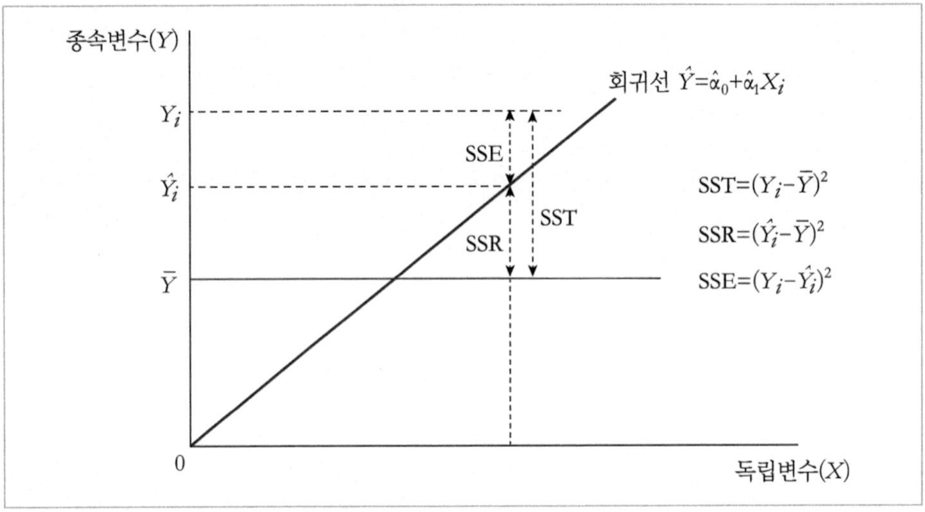

주: Y_i: i번째 Y의 실재값, $\hat{Y}_i$: i번째 Y의 예측값, $\overline{Y}$: Y_i의 평균값

결정계수(R^2)는 종속변수 Y의 총변동(총제곱합) 중에서 회귀선으로 설명되는 변동(회귀제곱합)이 차지하는 상대적 비율로 측정한다. 다시 말하면, 결정계수란 회귀모형에서 독립변수 X에 대한 설명되는 종속변수 Y의 변동 중에서 차지하는 비율을 말한다. 이러한 결정계수는 0부터 1까지의 값을 갖게 되는데, $R^2=1$이란 회귀선이 총변동의 100%을 설명함을 의미하고, 두 변수 X와 Y 간의 상관관계는 100%에 있다고 말할 수 있다. 한편, $R^2=0$이란 회귀선이 총변동을 전혀 설명하지 못함을 의미한다. 따라서 R^2의 값이 1에 가까울수록 추정된 회귀선은 표본자료의 설명력이 높다고 할 수 있다.[2)]

2) 『SPSS 29 논문통계분석(신건권, 도서출판 청람)』 회귀모형의 적합도 평가계수인 R^2은 어느 정도의 값을 가져야 할까? 일반적으로 바이오 분야는 0.95, 자연과학 및 공학 분야는 0.7, 사회과학 분야는 0.3 이상이면 의미가 있다고 판단한다.

$$\Sigma(Y_i-\overline{Y})^2=\Sigma(\widehat{Y}_i-\overline{Y})^2+\Sigma(Y_i-\widehat{Y}_i)^2$$

$$SST=SSR+SSE$$

$$\frac{\text{종속변수의}}{\text{총변동}}=\frac{\text{회기선으로}}{\text{설명된 변동}}+\frac{\text{회기선으로}}{\text{설명 안된 변동}}$$

$$R^2(\text{결정계수})=\frac{SSR}{SST}=1-\frac{SSE}{SST}$$

위에서 살펴본바와 같이 일반적으로 결정계수(R^2)가 높을수록 회귀선은 표본자료의 설명력을 높일 수 있다는 결론을 내릴수 있다. 하지만 독립변수가 2개 이상이고 종속변수가 1개인 다중회귀분석에서는 종속변수에 대해 설명력이 없는 독립변수를 추가하면, 결정계수(R^2)가 조금이라도 증가한다. 그러나 독립변수를 추가하면 독립변수들 간의 다중공선성의 문제 역시 발생하게 된다. 따라서 종속변수와 밀접한 상관관계가 있는 독립변수들이 회귀모형에 포함되는 것이 바람직하다. 이러한 점을 고려하여 조정한 것이 수정된 결정계수(Adjusted R^2)이다. 일반적으로 많은 연구자들이 단순회귀분석에서는 결정계수(R^2)에 의해 설명력을 판단하고, 다중회귀분석에서는 수정된 결정계수(Adjusted R^2)에 의해 설명력을 판단한다.

$$R^2_{adj}(\text{수정된 결정계수})=1-(1-R^2)\times\frac{n-1}{n-p-1}$$

여기서, n은 표본의 수, p는 독립변수의 수

1.5 회귀분석의 가설과 가설검증

1) 회귀선의 적합도 검증: 통계적 유의성 검증

추정된 회귀모형(회귀선)이 통계적으로 유의한지 여부의 판단은 F통계량을 통해 검증한다. 만약 F통계량에 대한 유의확률 p값이 유의수준(예를 들면, 0.05)보다 작으면 귀무가설이 기각되고 대립가설이 채택되기 때문에 회귀선은 통계적으로 유의성이 있다고 판단한다. 회귀선이 통계적으로 유의하면, 하나의 회귀계수는 0이 아님을 의미하는데, 이는 독립변수 X에 의해 종속변수 Y를 설명 또는 예측하고 있다고 판단한다.

▸ 가설의 설정

귀무가설(H_0): 회귀선은 통계적으로 유의하지 않다.
또는 독립변수들은 종속변수를 설명 혹은 예측할 수 없다.

대립가설(H_1): 회귀선은 통계적으로 유의하다.
또는 독립변수들은 종속변수를 설명 혹은 예측할 수 있다.

2) 회귀계수의 검증

회귀분석에서는 회귀선의 각 회귀계수에 대한 검증을 통해 가설검증을 하게 되는데, 이를 개별 회귀계수의 검증이라고 한다. 회귀계수의 통계적 유의성검증은 t검증 통계량(t-value)을 사용한다. 일반적으로 회귀계수가 통계적으로 유의하면 독립변수는 종속변수에 영향을 준다고 판단하며, 통계적으로 유의하지 않으면 독립변수는 종속변수에 영향을 주지 않는다고 판단한다. 따라서 회귀분석의 결과, 회귀계수의 p값이 유의수준 0.05보다 적으면 독립변수는 종속변수에 영향을 미치는 것으로 판단한다. 반면 회귀계수의 p값이 유의수준 0.05 이상이면 독립변수는 종속변수에 영향을 미치지 않는 것으로 판단한다.

회귀계수가 양수(+)이면 독립변수가 증가할 때 종속변수가 증가하는 것이고, 음수(−)이면 독립변수가 감소할 때 종속변수가 역시 감소하는 것을 의미한다.

2. 단순회귀분석

2.1 이론적 이해

1) 단순회귀모형(simple regression model)의 설정

단순회귀모형은 1개의 독립변수(원인)와 1개의 종속변수(결과) 간의 인과관계를 설명하거나 예측하기 위해 1개의 독립변수와 1개의 종속변수로 이루어진다.

단순회귀모형	단순회귀모형의 추정된 회귀선
$Y_i = \alpha_0 + \alpha_1 X_i + e_i$ Y_i: i번째 Y값(종속변수의 값) α_0: 절편 α_1: 회귀계수=회귀선의 기울기 X_i: i번째 X값(독립변수의 값) e_i: 잔차(오차)	$\widehat{Y_i} = \widehat{\alpha_0} + \widehat{\alpha_1} X_i$ 예를 들면, $Y = 10 + 0.5X$ $\widehat{Y_i}$: i번째 Y의 예측값 $\widehat{\alpha_0} = 10$: 절편의 추정치 $\widehat{\alpha_1} = 0.5$: 회귀선의 기울기 추정치 X_i: i번째 X값(독립변수의 값)

2) 단순회귀분석의 기본 가정과 진단[3)]

- 독립변수와 종속변수 간의 선형성(linearity)
- 잔차(오차)의 독립성(independent)
- 잔차(오차)의 정규성(normality)
- 잔차(오차)의 등분산성(homoskedasticity)

위의 가정들이 충족되었을 때 단순회귀분석의 적합성이 충족된다.

---

3) 현실적으로 통계분석에서 모집단, 즉 전체집단을 전부 조사하는 경우는 불가능한 경우가 대부분이다. 따라서 일부 표본만을 추출해서 그 표본들에서 나타나는 통계적인 특징들이 모집단에도 나타난다고 가정하고 통계분석을 실행하게 된다. 이때 회귀뷰석에서 회귀무형(실제값: Y_i)과 예측값($\widehat{Y_i}$)을 비교해보면, 예측값이 실제값을 100% 예측해내지 못한다. 이때 예측해내지 못한 부분인 오차를 잔차라고 하는데, 오차(Error) 또는 잔차(Residual)란 실제값 Y_i에서 예측값 $\widehat{Y_i}$를 뺀 차이를 말한다. 잔차($e_i = Y_i - \widehat{Y_i}$)는 측정상의 오차 또는 현실적인 불확실성으로 인해 발생하는 오차이다.
회귀분석에서의 독립성, 정규성, 그리고 등분산성 등의 제 가정들은 독립변수(X_i)와 종속변수(Y_i)에 대한 것이 아니며, 잔차($e_i = Y_i - \widehat{Y_i}$)와 관련된 것이다.

기본가정의 내용	진단방법
선형성: 종속변수 Y는 독립변수 X에 대해 1차 함수적이여야 한다.	산점도를 통해 두 변수 간의 관계가 직선인가를 확인
이상치의 유무: 회귀선으로부터 유난히 멀리 떨어져있는 관측치가 없어야한다.	잔차의 산점도를 통해 이상치를 탐색하고, 이상치가 확인되면 삭제
독립성: 잔차들 간에는 서로 상관관계가 없어야한다.	더빈–왓슨(Dubin–Warson)지수가 2에 가까울수록 자기상관이 없음, 0에 가까울수록 양의 자기상관, 4에 가까울수록 음의 자기상관 존재, 보통 1.5~2.5인 경우에 자기상관이 없다고 판정
정규성: 오차는 평균이 0이고 분산이 σ^2인 정규분포	왜도와 첨도를 통해 확인하는데, 왜도와 첨도의 절대값이 각각 2와 7인 경우에 정규분포로 판정
등분산성: 회귀선을 중심으로 잔차들의 퍼짐정도가 크지 않아야한다.	잔차 산점도의 등분산을 통해 확인하는데, 관측치의 평균이 0을 중심으로 ±2내에서 분포되어 있으면 등분산성으로 판정

3) 단순회귀분석의 가설과 검증

▶ 가설의 설정

귀무가설(H_0): 독립변수는 종속변수에 영향을 주지 않는다.
또는 회귀선의 기울기(회귀계수: α_1)는 0이다.

대립가설(H_1): 독립변수는 종속변수에 영향을 준다.
또는 회귀선의 기울기(회귀계수: α_1)는 0이 아니다.

단순회귀분석결과에서 회귀계수의 p값이 예를 들면, 유의수준 0.05보다 작으면 귀무가설이 기각되고 대립가설이 채택된다. 유의수준 0.05보다 크면 귀무가설이 채택되고 대립가설이 기각된다.

4) 단순회귀분석의 절차

- 제1단계: 단순회귀분석의 기본가정들을 진단한다.
- 제2단계: 단순회귀선의 설명력 정도를 결정계수(R^2)를 통해 평가한다. 즉 결정계수(R^2)가 클수록 독립변수 X가 종속변수 Y를 설명하는 설명력이 높다고 평가한다.

- 제3단계: 단순회귀선의 적합도를 검증한다. 예를 들면, 유의확률 p값이 유의수준 0.05보다 작으면 통계적으로 유의하므로 추정된 회귀선은 적합하다고 평가한다. 반면, 유의확률 p값이 유의수준 0.05보다 크면 통계적으로 유의하지 않으므로 추정된 회귀선은 적합하지 않다고 평가한다.
- 제4단계: 단순회귀선의 회귀계수(기울기: α_1)에 대한 검증이다. 독립변수가 종속변수에 영향을 주는지를 확인하기 위해 가설검증을 한다. 회귀계수에 대한 유의확률 p값이 유의수준 0.05보다 작으면 독립변수는 종속변수에 영향을 주지 않는다는 귀무가설을 기각하고 독립변수는 종속변수에 영향을 준다는 대립가설을 채택된다.

2.2 SPSS 통계프로그램을 통한 단순회귀분석

1) 단순상관분석을 위한 가설설정과 실습자료

『20명을 대상으로 종합병원에 근무하는 간호사의 재직기간과 연간급여를 조사한 결과는 다음과 같다고 하자.』 이에 대한 독립변수는 재직기간(단위: 년)이며, 종속변수는 연봉(단위: 만원)이다. 가설을 설정하고 실습자료를 통해 회귀선의 도출 및 R^2를 산출해보자.

▸ 가설의 설정

귀무가설(H_0): 간호사의 재직기간은 연봉에 영향을 주지 않는다($\alpha_1 = 0$).

대립가설(H_1): 간호사의 재직기간은 연봉에 영향을 준다($\alpha_1 \neq 0$).

▸ 설문코딩

ID	연봉(단위: 만원)	재직기간(단위: 년)	ID	연봉(단위: 만원)	재직기간(단위: 년)
1	3,500	3	11	6,300	9
2	6,200	8	12	4,500	5
3	5,300	6	13	5,700	8
4	2,300	1	14	4,800	5
5	5,500	7	15	4,900	6
6	4,400	4	16	3,800	4
7	2,500	1	17	2,500	1
8	3,300	3	18	3,000	2
9	5,600	7	19	4,000	5
10	3,200	2	20	6,500	9

2) 단순회귀분석을 위한 SPSS 통계분석실행

① 처음 SPSS 통계프로그램을 실행하는 경우는 먼저 PC의 바탕화면에 내장되어 있는 [IBM SPSS Statistics]을 클릭한다. 그리고 [SPSS Statistics Data Editor(SPSS 데이터 편집기)] 창에서 하단에 있는 [변수보기]에서 [이름]의 세로열에 변수명(연봉, 재직기간)을 입력하고, [데이터 보기] 창에서 연봉과 재직기간에 해당하는 조사한 코딩한 자료들을 각 셀에 입력한다. [SPSS Statistics Data Editor(SPSS 데이터 편집기)] 창의 좌측 맨 위에 있는 [파일]→[저장]→[파일이름] 란에 연구자가 원하는 자료의 명을 입력한다. 그 다음 [저장]을 클릭하면 자료는 [SPSS 통계프로그램]에 저장된다. 이미 [SPSS 통계프로그램]에 저장되어 있는 경우는 [파일－열기－데이터]로 들어가 SPSS에 이미 저장된 분석하고자하는 파일을 불러들여 실행하면 된다.

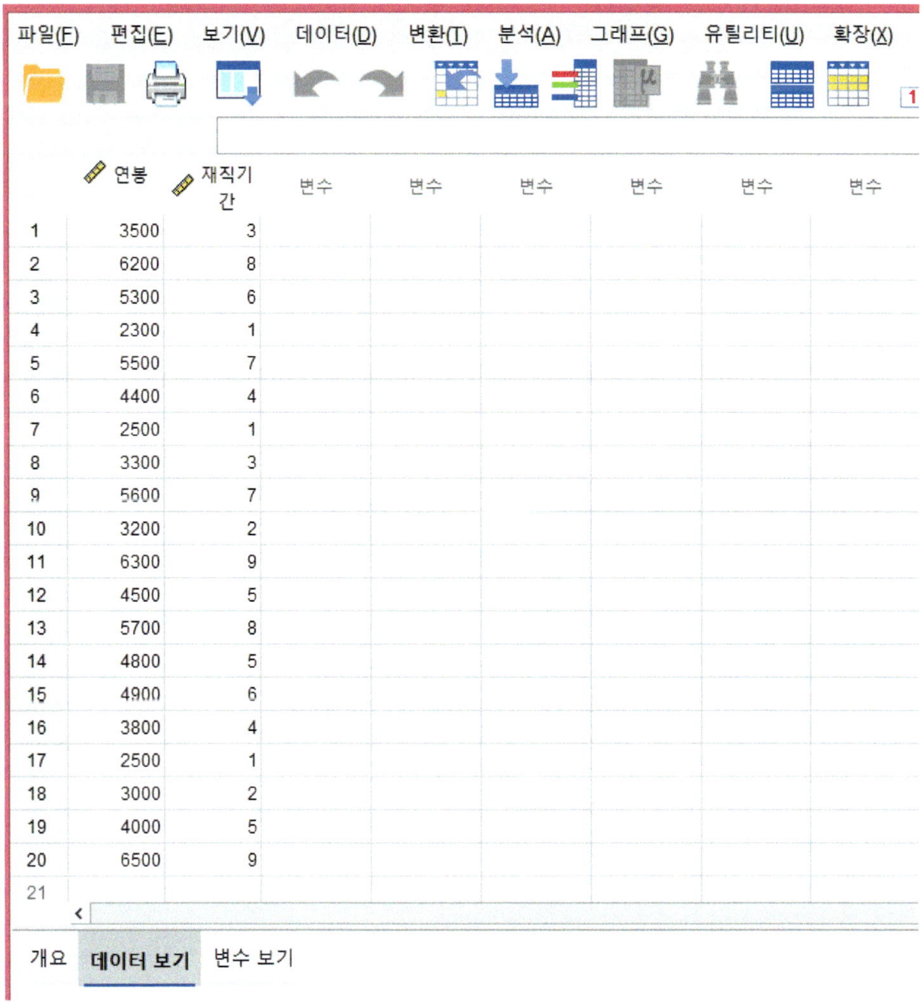

② 먼저 단순회귀분석의 기본가정 중의 하나인 선형성을 확인하기 위해 [그래프－산점도/점도표－단순산점도]를 선택한 후 [정의] 버튼을 클릭해 [단순 산점도] 창을 연 후 독립변수인 [재직기간]을 [X축]에, 그리고 종속변수 [연봉]을 [Y축]으로 이동시킨다. 마지막으로 [확인]을 클릭하면 그래프가 출력된다.

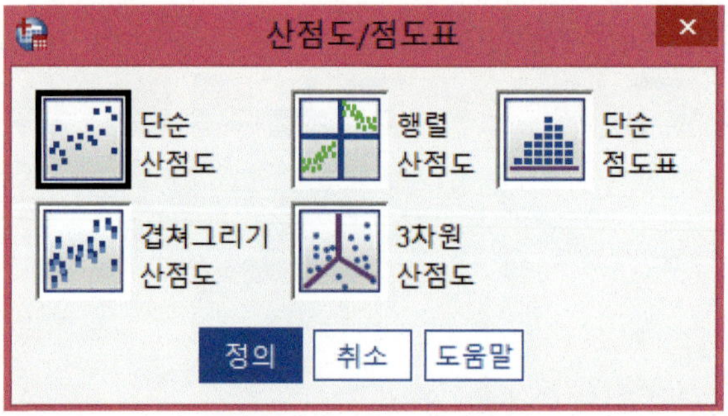
산점도/점도표
단순 산점도
행렬 산점도
단순 점도표
겹쳐그리기 산점도
3차원 산점도
정의
취소
도움말

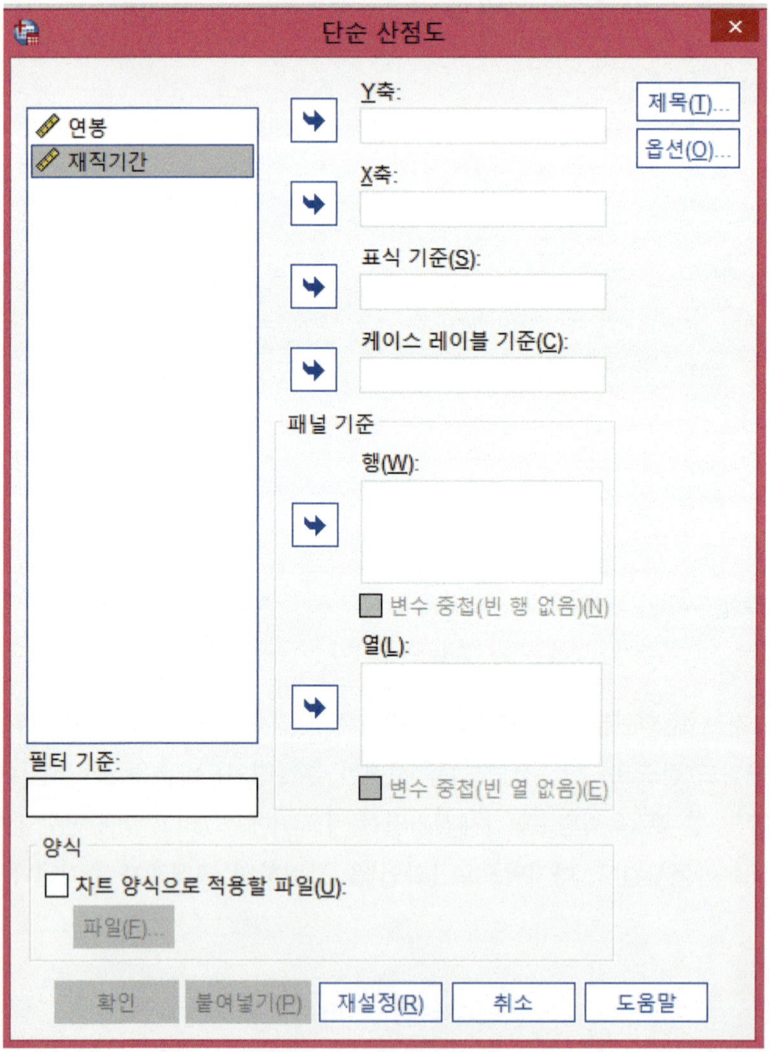
단순 산점도
연봉
재직기간
Y축:
X축:
표식 기준(S):
케이스 레이블 기준(C):
패널 기준
행(W):
변수 중첩(빈 행 없음)(N)
열(L):
변수 중첩(빈 열 없음)(E)
필터 기준:
제목(T)...
옵션(O)...
양식
차트 양식으로 적용할 파일(U):
파일(F)...
확인
붙여넣기(P)
재설정(R)
취소
도움말

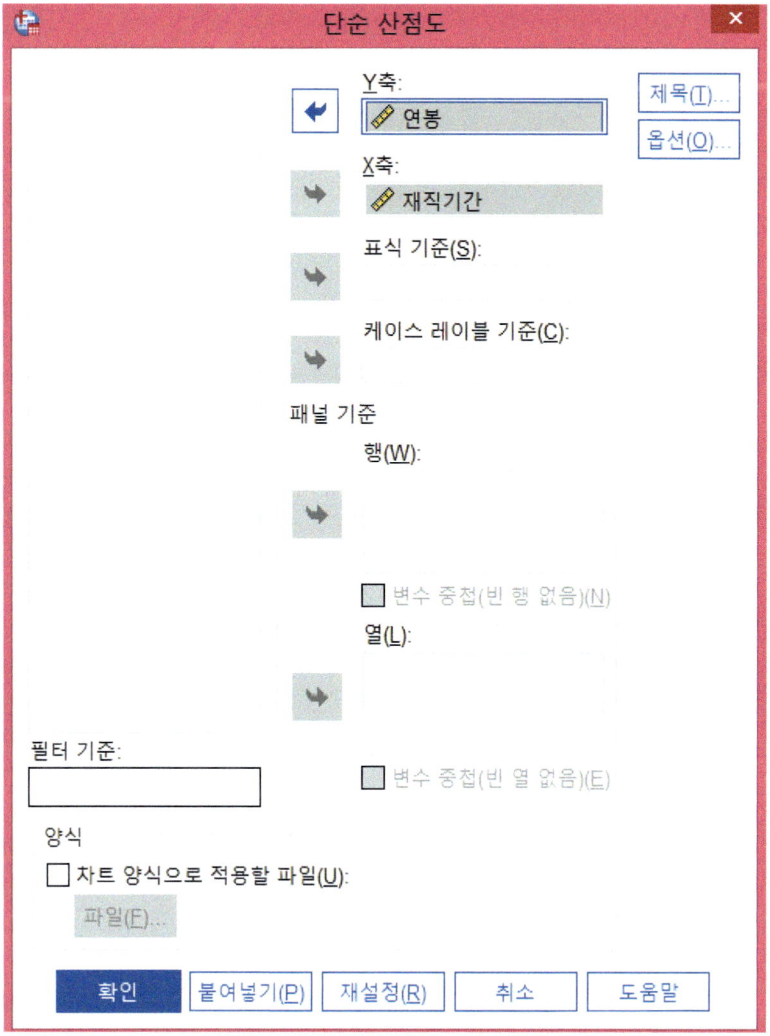

③ 그래프에 마우스를 놓고 몇 번 클릭하면 [도표 편집기]가 나타나는데, 편집기 상단의 [요소] 메뉴에서 [전체 회귀선 적합]을 선택하면 회귀선이 도출된다. 위의 자료를 통해 출력된 그래프를 보면, 이상치가 있음을 육안으로 확인할 수 있다.

④ [분석－회귀분석－선형]을 선택하여 [선형 회귀] 창으로 들어간다. [재직기간]을 [독립변수]에, [연봉]을 [종속변수]로 이동시킨다.

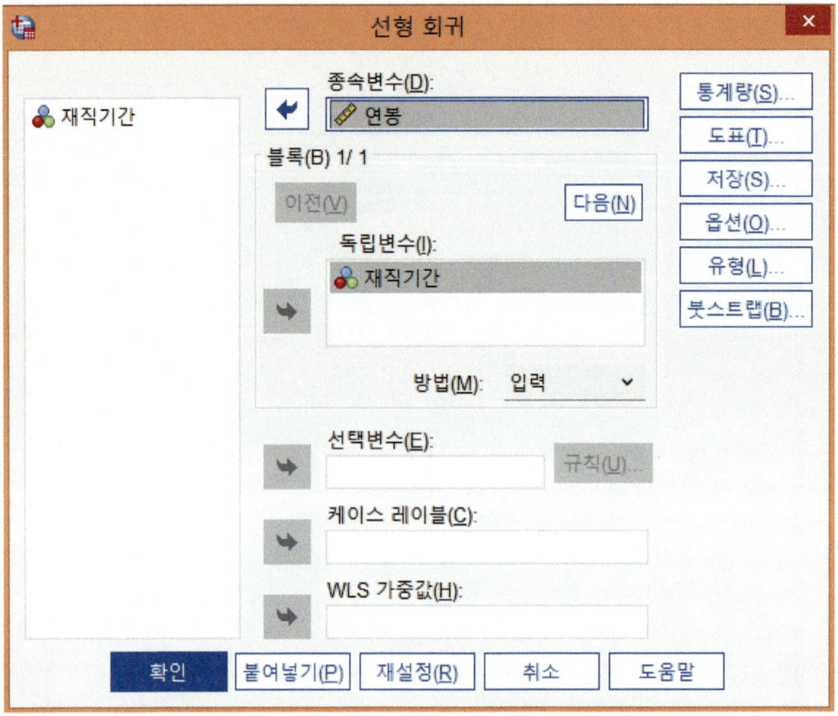

⑤ [통계량] 옵션에서 [회귀계수]의 [추정값], [잔차 산점도]의 [Durbin－Watson]을 선택하고 [계속] 버튼을 클릭한다.

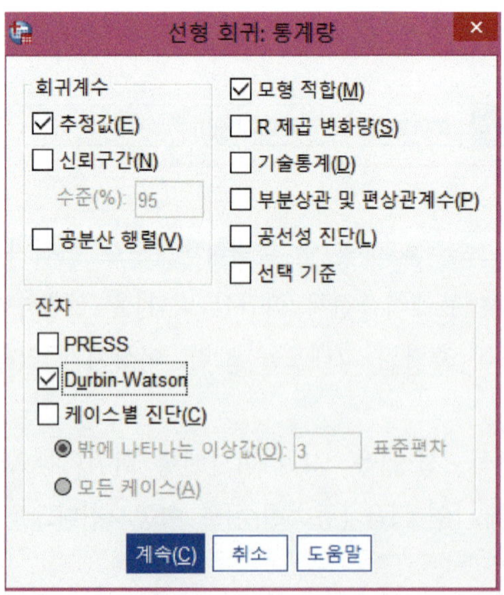

⑥ [도표] 옵션에서 [ZPRED]를 [X]에, [ZRESID]를 [Y]로 이동시키고[4)] 표준화 잔차 도표에서 [히스토그램]과 [정규확률분포]를 체크하고 [계속] 버튼을 클릭한다.

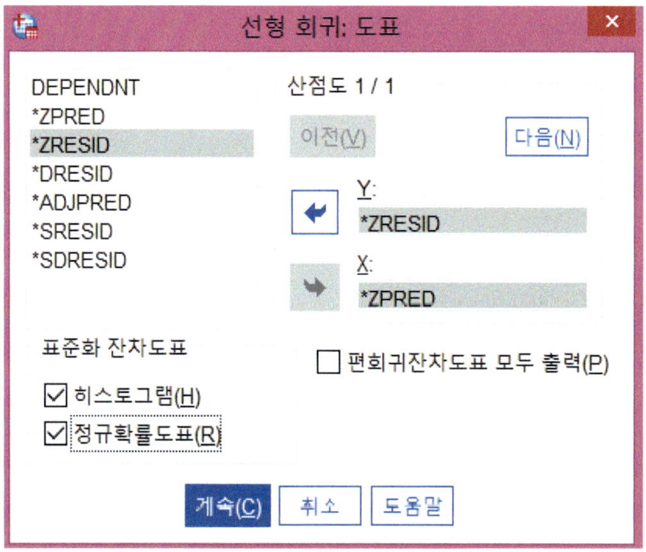

4) ZPRED: standardized predicted values(표준화된 예측값)을 말하고, ZRESID: standardized residuals(표준화 잔차)을 말한다.

⑦ [저장] 옵션의 [잔차]에서 [표준화]를, 그리고 [영향력 통계량]에서 [표준화 DfFit]를 체크하고 [계속] 버튼을 클릭한다.

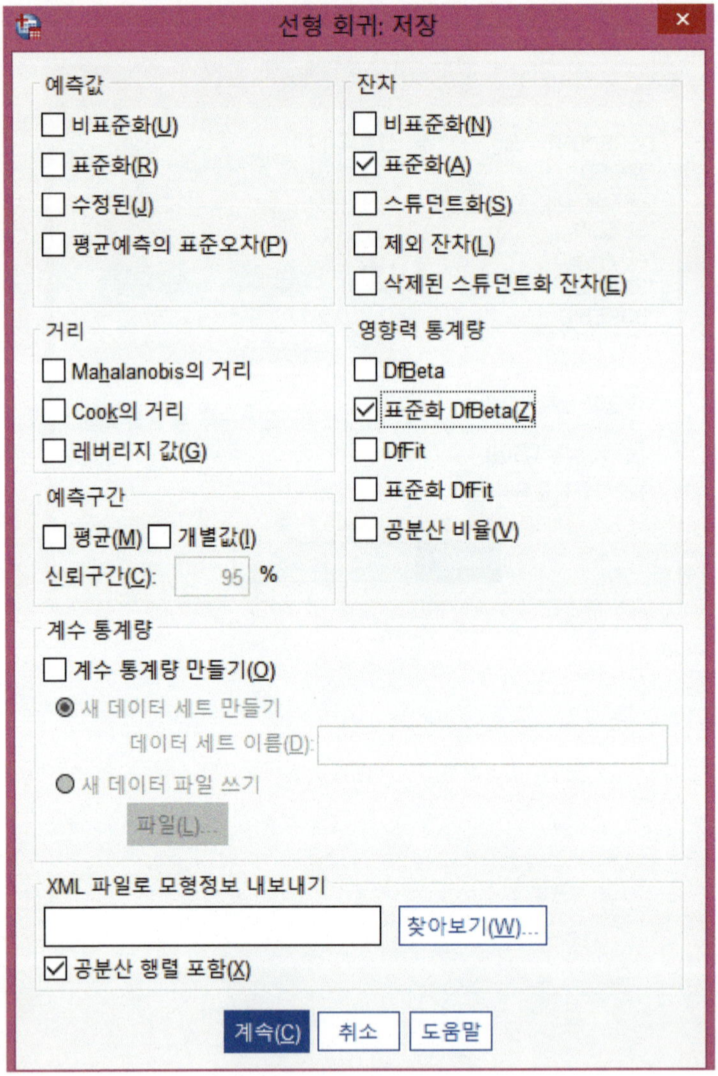

⑧ 마지막으로 [선형 회귀] 창에서 [확인] 버튼을 클릭하면, 단순회귀분석이 실행되는데, 단순회귀분석의 가정 진단과 분석결과가 출력된다.

3) 단순회귀분석의 주요 분석결과

(1) 선형성 검증

단순회귀분석을 위한 예시된 자료를 통해 출력된 그래프를 보면, 선형관계를 나타내는 선형성이 존재함을 확인할 수 있다.

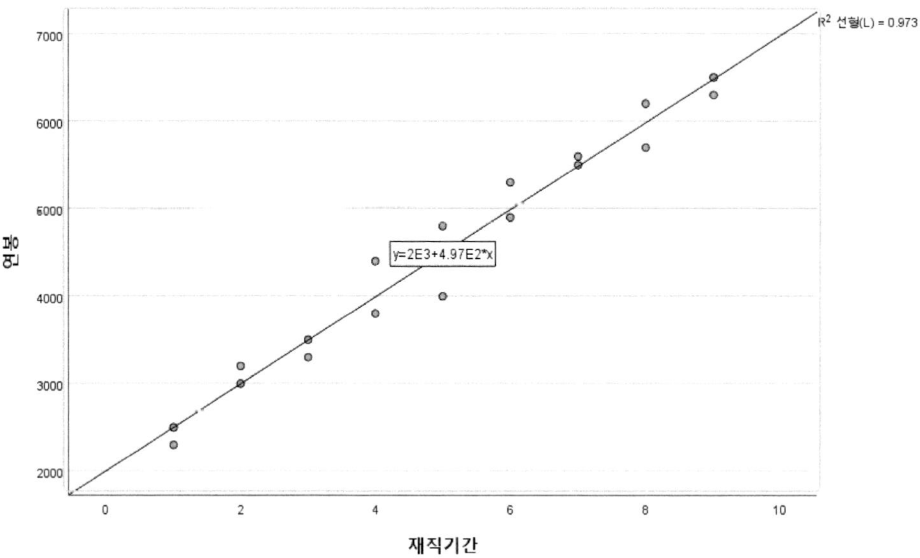

(2) 잔차의 정규성 검증

잔차의 정규성 검증결과를 보면, [히스토그램]과 [정규P－P도표]를 보면, 잔차들이 정규분포에서 크게 벗어나지 않는 것으로 확인된다. 또한 왜도와 첨도의 절대값이 각각 2와 7 미만으로 정규분포를 하고 있음을 확인할 수 있다.

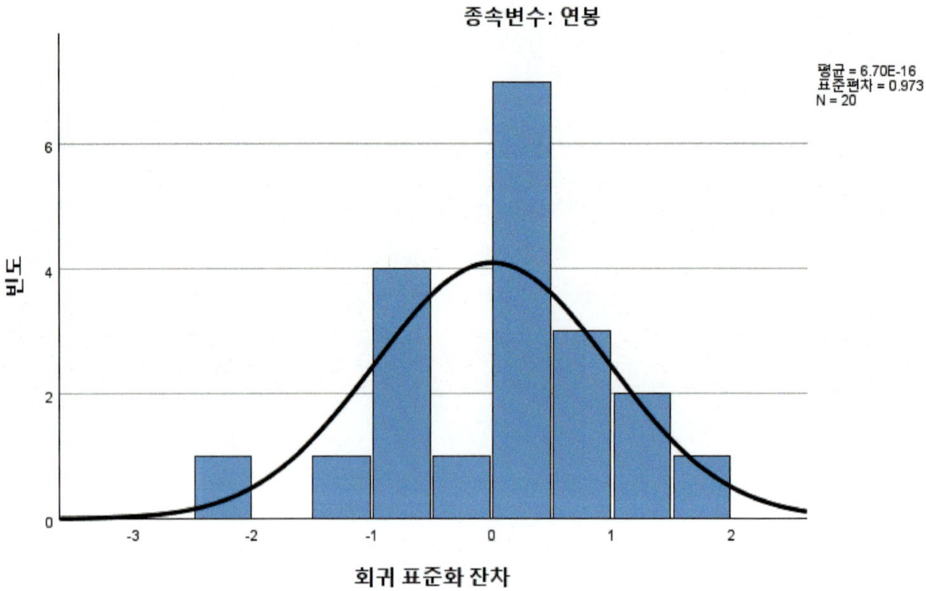
종속변수: 연봉
평균 = 6.70E-16
표준편차 = 0.973
N = 20
빈도
0
2
4
6
-3
-2
-1
0
1
2
회귀 표준화 잔차

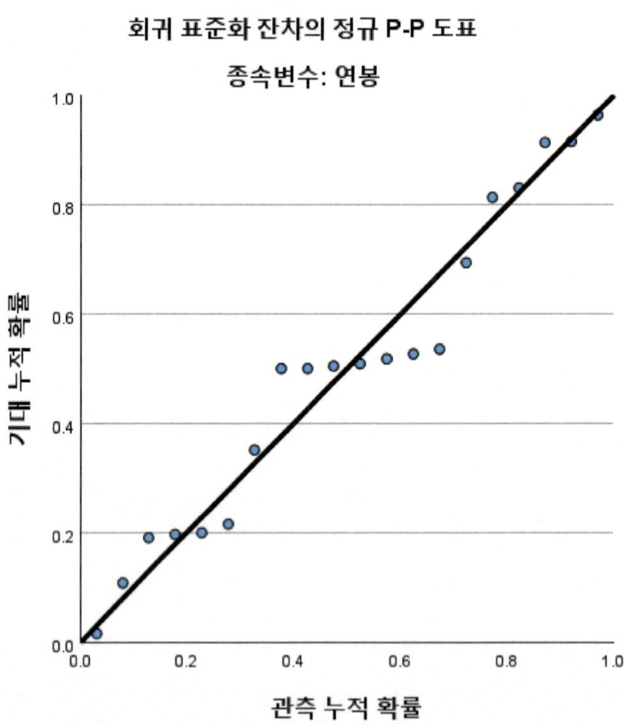
회귀 표준화 잔차의 정규 P-P 도표
종속변수: 연봉
기대 누적 확률
0.0
0.2
0.4
0.6
0.8
1.0
관측 누적 확률

기술통계

	N	최소값	최대값	평균	표준 편차	왜도		첨도	
	통계	통계	통계	통계	통계	통계	표준 오차	통계	표준 오차
연봉	20	2300	6500	4390.00	1345.519	-.015	.512	-1.252	.992
재직기간	20	1	9	4.80	2.668	.053	.512	-1.180	.992
유효한 N(목록별)	20								

(3) 잔차의 독립성 검증

잔차의 독립성 검증을 위한 단순회귀분석의 실행 결과를 보면, Durbin-Watson지수가 2.297로 2에 가까우므로 잔차들 간에는 자기상관이 없고 독립적임을 알 수 있다.

모형 요약[b]

모형	R	R 제곱	수정된 R 제곱	추정값의 표준오차	Durbin-Watson
1	.986[a]	.973	.971	228.175	2.297

a. 예측자: (상수), 재직기간

b. 종속변수: 연봉

(4) 잔차의 등분산성 검증

잔차의 등분산성 검증에 대한 결과를 보면, 단순회귀분석의 예시된 자료에 대한 표준화 잔차들이 일반적으로 일전한 패턴이 없이 +2부터 −2 사이에 일정하게 분포되어 있기 때문에 등분산성의 가정을 만족하고 있다.

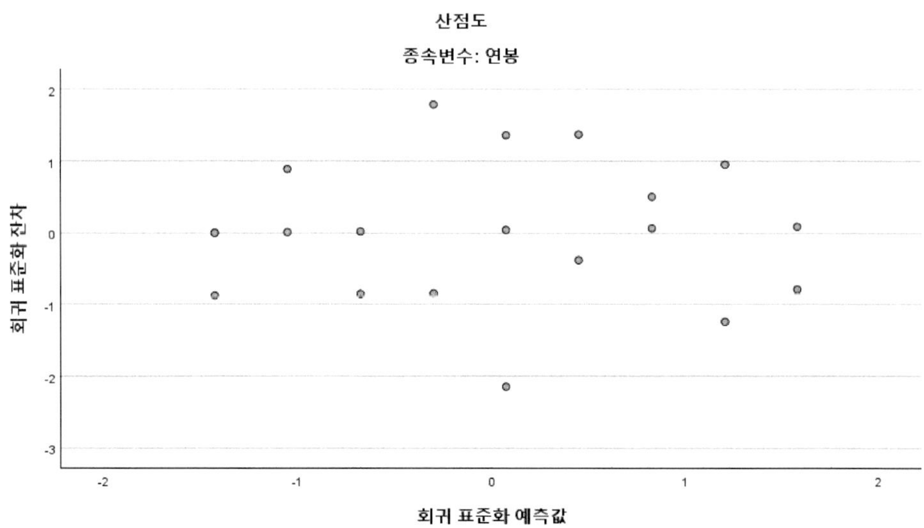

4) 단순회귀분석의 분석결과 및 해석

① 모형의 설명력과 적합도: 단순회귀결정계수(R^2)는 0.973으로 연봉에 영향을 미치는 많은 변수들 중에서 재직기간이 연봉에 미치는 영향력의 정도는 97.3%로 나타났다. 이는 단순회귀분석의 예시된 자료를 근거 할 때 절대적으로 큰 영향을 미치고 있다.

단순회귀선의 통계적 유의성을 검증하는 F통계량은 642.692이고, 이에 대한 유의확률 p값은 <0.001이므로 유의수준 0.05보다 작기 때문에 단순회귀선은 통계적으로 유의함을 알 수 있다. 따라서 간호사의 재직기간은 연봉에 영향을 주지 않는다는 귀무가설이 기각되고, 간호사의 재직기간은 연봉에 영향을 준다는 대립가설이 채택된다.

모형 요약[b]

모형	R	R 제곱	수정된 R 제곱	추정값의 표준오차	Durbin-Watson
1	.986[a]	.973	.971	228.175	2.297

a. 예측자: (상수), 재직기간

b. 종속변수: 연봉

ANOVA[a]

모형		제곱합	자유도	평균제곱	F	유의확률
1	회귀	33460855.030	1	33460855.030	642.692	<.001[b]
	잔차	937144.970	18	52063.609		
	전체	34398000.000	19			

a. 종속변수: 연봉

b. 예측자: (상수), 재직기간

② 독립변수인 재직기간의 비표준화계수는 497.486이고 표준화회귀계수는 0.986인데, 이에 대한 유의확률 p값은 <0.001이므로 유의수준 0.05보다 작기 때문에 "간호사의 재직기간은 연봉에 영향을 주지 않는다"라는 귀무가설은 기각되고, "간호사의 재직기간은 연봉에 영향을 준다"는 대립가설이 채택된다. 따라

서 재직기간은 연봉에 통계적으로 유의한 영향을 미치고 있음을 알 수 있다.

계수[a]

모형		비표준화 계수 B	비표준화 계수 표준화 오류	표준화 계수 베타	t	유의확률
1	(상수)	2002.071	107.124		18.689	<.001
	재직기간	497.485	19.624	.986	25.351	<.001

a. 종속변수: 연봉

5) 단순회귀분석결과의 해석

단순회귀분석의 기본 가정들, 즉 선형성, 이상치, 독립성 및 정규성이 충족된 이후 단순회귀분석의 결과는 다음과 같다.

독립변수	상수 및 계수	표본오차	β	t	p
상수	2002.071	107.124		18.689 **	0.001
재직기간	497.485	19.624	0.986	25.351 **	0.001
$R^2=0.973$, $F=642.692$					

** $p < 0.05$, 종속변수: 연봉, 독립변수: 재직기간

분산분석에서 F값이 642.692로 이는 유의수준 0.05에서 통계적으로 유의한 것으로 나타나 회귀선은 적합하다고 판단된다. 연봉에 미치는 많은 변수들 중에서 재직기간이 연봉에 미치는 영향은 97.3%로 절대적으로 나타났다.

단순회귀분석을 통해 추정된 회귀선은 다음과 같다.

$$\text{추정된 회귀선: } Y(\text{연봉}) = 2002.071 + 497.485 \times X(\text{재직기간})$$

추정된 회귀선에서 상수(절편)는 2002.71이며, 회귀계수(기울기)는 497.486임을 나타내고 있다. 여기서 만약 재직기간이 2년인 경우는 연봉을 계산히면, $2002.071+497.485\times2=2{,}997.041$만원이다. 그런데 단순회귀분석의 실습자료에서 2년차 2명의 연봉 평균은 $(3{,}000+3{,}200)/2=3{,}100$만원이다. 이와 같은 차이는 연봉에 미치는 재직기간 외에 또 다른 변수(요인)이 있음을 알 수 있다. 그리고 추정된 회귀선을 통해 재직기간이 1년 씩 증가 할 때마다 497.485만원 만큼 증

가됨을 알 수 있다.

3. 다중회귀분석

3.1 이론적 이해

1) 다중회귀모형(multiple regression model)의 설정

다중회귀모형은 2개 이상의 독립변수(원인)와 1개의 종속변수(결과) 간의 관계를 설명하거나 예측하는 통계적인 방법이다. 이때 독립변수는 연속형 변수와 범주형 변수 모두 가능하며, 종속변수는 연속형 변수이여야 한다.

다중회귀모형	다중회귀모형의 추정된 회귀선
$Y_i = \alpha_0 + \alpha_1 X_1 + \alpha_2 X_2 + \cdots + \alpha_k X_k + e_i$ Y_i: i번째 Y값(종속변수의 값) α_0: 절편 $\alpha_1, \alpha_2 \cdots \alpha_k$: 각 기울기(회귀계수) $X_1, X_2, \cdots X_k$: 각 X값(독립변수들의 값) e_i: 잔차(오차)	$\widehat{Y_i} = \widehat{\alpha_0} + \widehat{\alpha_1} X_1 + \widehat{\alpha_2} X_2 + \cdots \widehat{\alpha_k} X_k$ 예를 들면, $Y = 200 + 0.4X_1 + 0.3X_2 + 0.7X_3 + 0.2X_4$ $\widehat{Y_i}$: i번째 Y의 예측값(종속변수의 예측값) $\widehat{\alpha_0}$: α_0(절편)의 추정치 $\widehat{\alpha_1}, \widehat{\alpha_2} \cdots \widehat{\alpha_k}$: 각 기울기(회귀계수)의 추정치 $X_1, X_2 \cdots X_k$: 각 X값(독립변수들의 값)

2) 다중회귀분석의 기본가정

다중회귀분석의 기본가정은 단순회귀분석의 기본가정과 같지만, 다중회귀분석에서의 다중회귀모형은 독립변수가 2개 이상으로 이루어지기 때문에 독립변수들 간의 다중공선성(multicollinearity)의 존재 여부를 확인해야 한다.

- 독립변수와 종속변수 간의 선형성(linearity)
- 잔차(오차)의 독립성(independent)
- 잔차(오차)의 정규성(normality)
- 잔차(오차)의 등분산성(homoskedasticity)
- 독립변수들 간의 다중공선성(multicollinearity)

다중공선성(multicollinearity)이란 다중회귀모형에서 독립변수들 간에 상관관계가 너무 높기 때문에 발생하는 문제인데, 다중회귀모형에 다중공선성이 존재하면, 추정된 회귀계수의 분산이 커지기 때문에 오차가 커지고, 예측정확성이 떨어지고 결정계수(R^2)가 과대하게 평가될 수 있다. 이러한 다중공선성이 존재하는 경우는 결정계수(R^2)를 표본의 크기와 독립변수의 수를 조정하는 수정된 결정계수(adjusted R^2)가 필요하게 된다.

3) 다중회귀모형의 독립변수 선택방법

일반적으로 다중회귀모형에서 독립변수의 수를 증가시키면, 반듯이 독립변수(원인)가 종속변수(결과)를 설명하는 설명력을 나타내는 결정계수(R^2)가 높아지게 된다. 그래서 연구자들은 다중회귀모형의 설명력을 높이기 위해 독립변수의 수를 늘리는 경우가 있다. 예를 들면, 혈압에 영향을 주는 여러 독립변수들, 키, 나이, 음주력, BMI(체질양지수), 흡연력, 몸무게, 염분섭취량 등 모두를 회귀모형에 투입하는 것이 가장 좋은 방법일까?

다중회귀모형에 독립변수가 일정한 개수 이상이면 몇 가지 통계적 문제가 발생하게 된다.

- 종속변수(결과)에 영향을 미치는 밀접한 독립변수(원인)를 찾기가 어렵다.
- 많은 설문조사 및 실험의 자료(1,000개 이상)에서 독립변수들이 많은 경우에 자료의 분석이 매우 어렵다.
- 다중공선성의 문제가 발생한다.

따라서 다중회귀분석에서는 종속변수 1개에 몇 개의 독립변수들로 다중회귀모형을 형성할 것인지가 중요한 문제이다. 대체로 연구 분석에서 종속변수와 독립변수 간의 상관관계가 사전적, 이론적, 실험적인 측면에서 높다고 판단하거나 독립변수들 간의 상관관계가 낮은 변수들을 투입하는 것이 바람직하고 할 수 있다. 일반적으로 다중회귀분석의 연구모형에서는 종속변수 1개에 대해 독립변수의 수를 2개에서부터 4개까지 선택하는 것이 바람직하다.

4) 다중회귀분석의 가설과 검증

다중회귀분석을 위한 귀무가설(H_0)과 대립가설(H_1)은 다음과 같다.

▸ 가설의 설정

귀무가설(H_0): 모든 독립변수는 종속변수에 영향을 주지 않는다.
또는 모든 독립변수의 회귀계수는 0이다.($\alpha_1 = \alpha_2 = \cdots \alpha_k = 0$)

대립가설(H_1): 모든 독립변수는 종속변수에 영향을 준다.
또는 적어도 하나의 회귀계수는 0이 아니다.($\alpha_1 \neq \alpha_2 \neq \cdots \alpha_k \neq 0$)

다중회귀분석결과에서 회귀계수의 유의확률 p값이 예를 들면, 유의수준 0.05보다 작으면 귀무가설이 기각되고 대립가설이 채택된다. 유의수준 0.05보다 크면 귀무가설이 채택되고 대립가설이 기각된다.

5) 다중회귀분석의 절차

- 제1단계: 독립변수의 선택
- 제2단계: 기본 가정의 검토와 진단
- 제3단계: 회귀선의 추정과 수정된 결정계수에 의한 설명력 평가
- 제4단계: 다중공선성의 확인
- 제5단계: 회귀선의 적합도 및 유의성 검증
- 제6단계: 회귀계수(α_1, α_2, $\cdots \alpha_k$)의 유의성 검증

3.2 SPSS 통계프로그램을 통한 다중회귀분석

1) 다중회귀분석을 위한 가설설정과 실습자료

『20명을 대상으로 종합병원에 근무하는 간호사의 재직기간, 교육기간, 연봉을 조사한 결과는 다음과 같다고 하자.』 이에 대한 독립변수(재직기간, 교육기간)는 종속변수(연봉)에 미치는 영향을 분석하기 위해 가설의 설정과 다중회귀모형을 통해 다중회귀선의 도출 및 R^2를 산출해보자.

▸ 가설의 설정

귀무가설(H_0): 재직기간과 교육기간은 연봉에 영향을 주지 않는다.

또는 회귀계수는 모두 0이다.($\alpha_1 = \alpha_2 = 0$)

대립가설(H_1): 재직기간과 교육기간들 중에서 적어도 하나는 연봉에 영향을 준다.

또는 $\alpha_1 \neq \alpha_2 \neq 0$ 또는 $\alpha_1 \neq 0$, $\alpha_2 = 0$ 또는 $\alpha_1 = 0$, $\alpha_2 \neq 0$

▸ 설문코딩

ID	연봉 (단위: 만원)	재직기간 (단위: 년)	교육기간 (단위: 년)	ID	연봉 (단위: 만원)	재직기간 (단위: 년)	교육기간 (단위: 년)
1	3,500	3	18	11	6,300	9	19
2	6,200	8	17	12	4,500	5	17
3	5,300	6	15	13	5,700	8	16
4	2,300	1	16	14	4,800	5	15
5	5,500	7	17	15	4,900	6	16
6	4,400	4	19	16	3,800	4	17
7	2,500	1	16	17	2,500	1	16
8	3,300	3	18	18	3,000	2	17
9	5,600	7	16	19	4,000	5	19
10	3,200	2	17	20	6,500	9	18

2) 다중회귀분석을 위한 SPSS 통계분석실행

① 처음 SPSS 통계프로그램을 실행하는 경우는 먼저 PC의 바탕화면에 내장되어 있는 [IBM SPSS Statistics]을 클릭한다. 그리고 [SPSS Statistics Data Editor (SPSS 데이터 편집기)] 창에서 하단에 있는 [변수보기]에서 [이름]의 세로 열에 변수명(연봉, 재직기간, 교육기간)을 입력하고, [데이터 보기] 창에서 연봉, 재직기간, 교육기간에 해당하는 조사한 코딩한 자료들을 각 셀에 입력한다. [SPSS Statistics Data Editor(SPSS 데이터 편집기)] 창의 좌측 맨 위에 있는 [파일]→[저장]→[파일이름] 란에 연구자가 원하는 자료의 명을 입력한다. 그 다음 [저장]을 클릭하면 자료는 [SPSS 통계프로그램]에 저장된다. 이미 [SPSS 통계프로그램]에 저장되어 있는 경우는 [파일－열기－데이터]로 들어가 SPSS에 이미 저장된 분석하고자하는 파일을 불러들여 실행하면 된다.

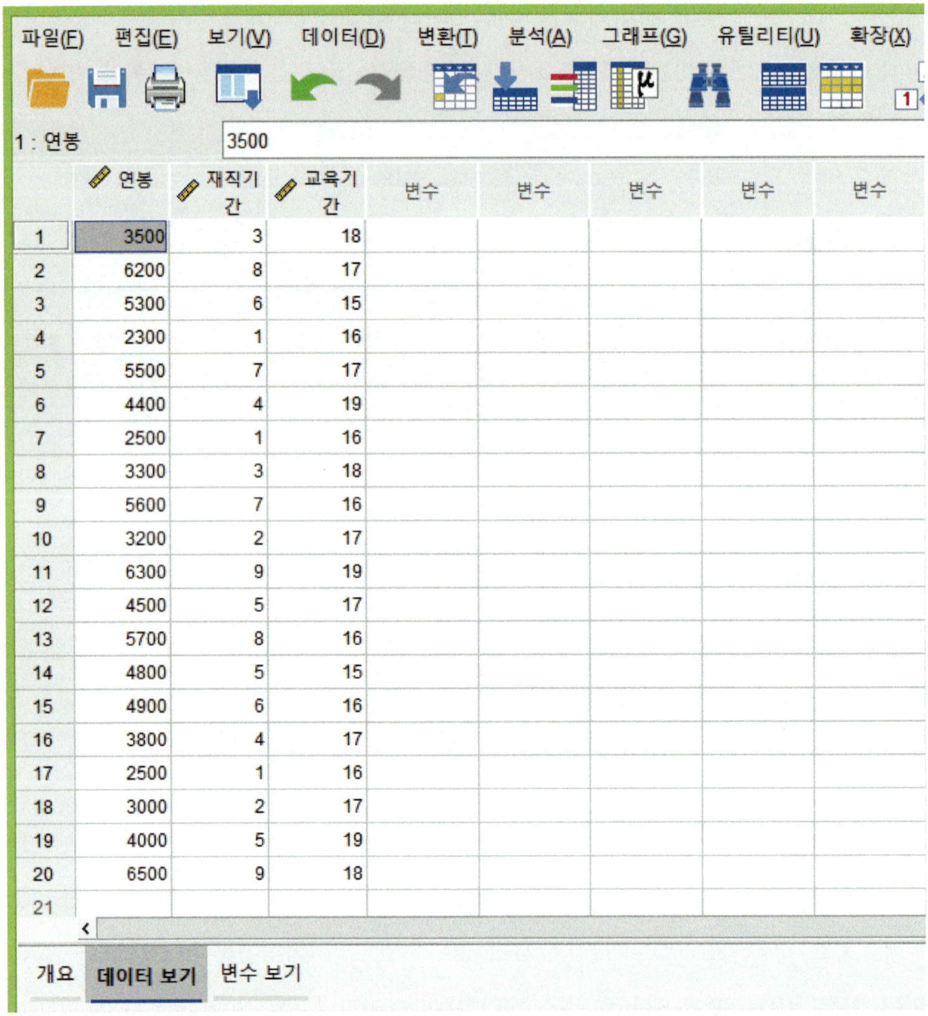

	연봉	재직기간	교육기간	변수	변수	변수	변수	변수
1	3500	3	18					
2	6200	8	17					
3	5300	6	15					
4	2300	1	16					
5	5500	7	17					
6	4400	4	19					
7	2500	1	16					
8	3300	3	18					
9	5600	7	16					
10	3200	2	17					
11	6300	9	19					
12	4500	5	17					
13	5700	8	16					
14	4800	5	15					
15	4900	6	16					
16	3800	4	17					
17	2500	1	16					
18	3000	2	17					
19	4000	5	19					
20	6500	9	18					
21								

② 선형성의 검증을 위해 [그래프-산점도/점도표-행렬 산점도]를 선택할 후 [정의] 버튼을 클릭해 [산점도 행렬] 창을 연 후에 연봉, 재직기간, 교육기간 모두를 [형렬변수]로 이동시키고 [확인] 버튼을 클릭한다.

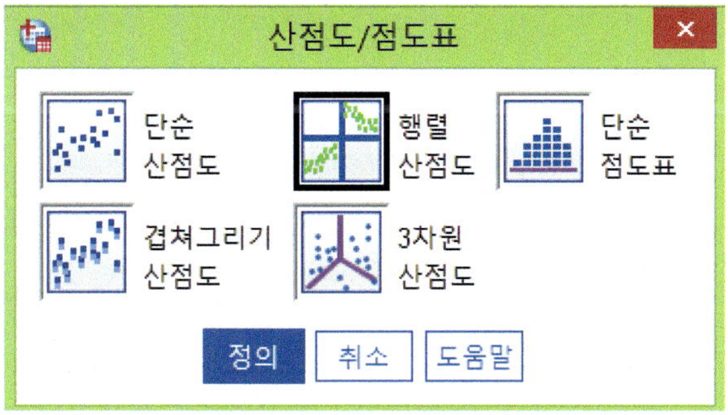
산점도/점도표
단순 산점도
행렬 산점도
단순 점도표
겹쳐그리기 산점도
3차원 산점도
정의
취소
도움말

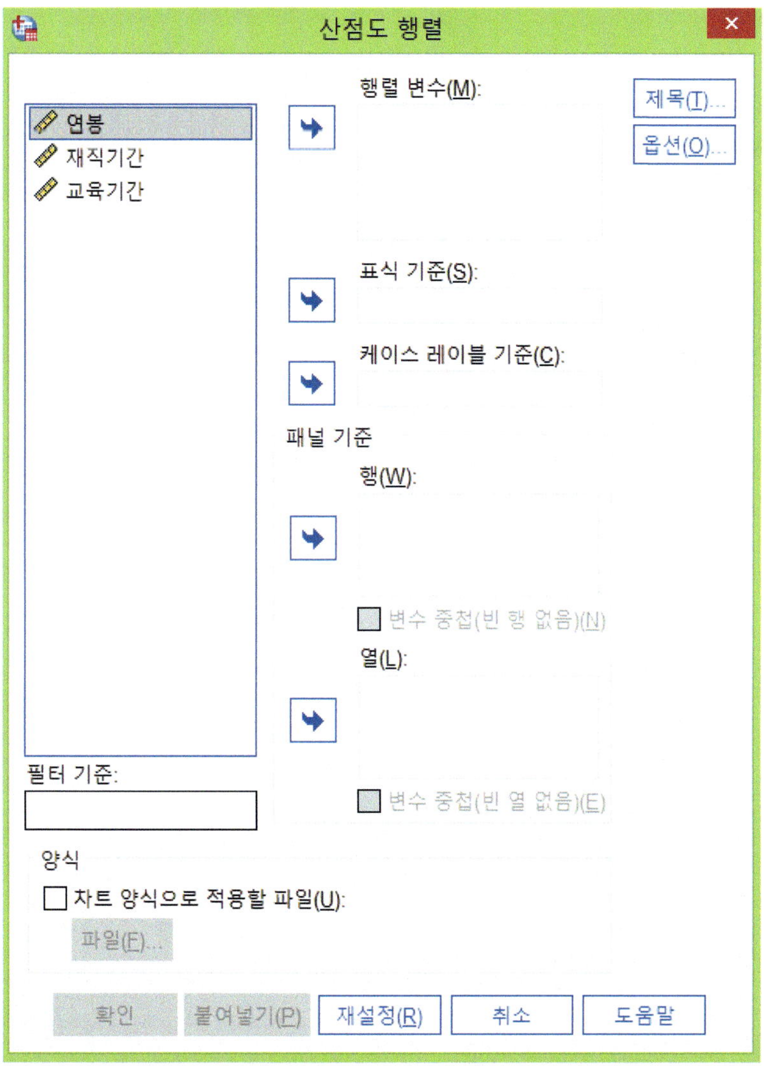
산점도 행렬
연봉
재직기간
교육기간
행렬 변수(M):
제목(T)...
옵션(O)...
표식 기준(S):
케이스 레이블 기준(C):
패널 기준
행(W):
변수 중첩(빈 행 없음)(N)
열(L):
변수 중첩(빈 열 없음)(E)
필터 기준:
양식
차트 양식으로 적용할 파일(U):
파일(F)...
확인
붙여넣기(P)
재설정(R)
취소
도움말

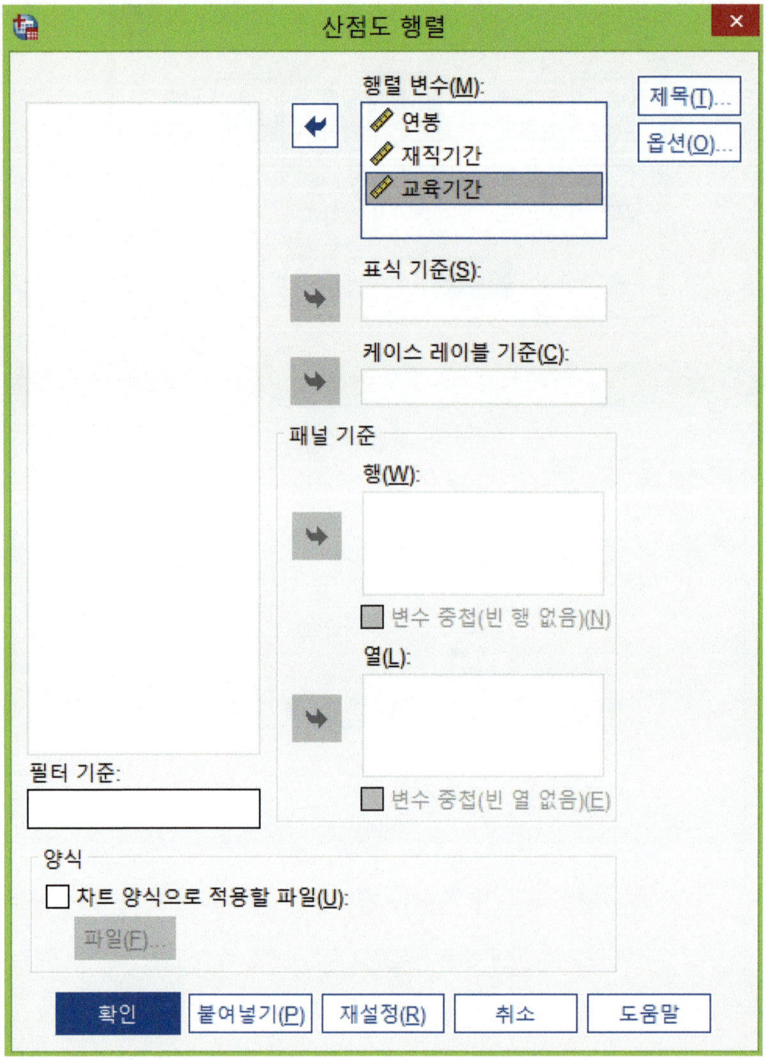
산점도 행렬
행렬 변수(M):
연봉
재직기간
교육기간
제목(T)...
옵션(O)...
표식 기준(S):
케이스 레이블 기준(C):
패널 기준
행(W):
변수 중첩(빈 행 없음)(N)
열(L):
변수 중첩(빈 열 없음)(E)
필터 기준:
양식
차트 양식으로 적용할 파일(U):
파일(F)...
확인
붙여넣기(P)
재설정(R)
취소
도움말

③ 다중공선성을 확인하기 위해 [분석－상관분석－이변량 상관]을 선택하여 상관분석을 실시한다. [연봉], [재직기간], [교육기간]을 모두 [변수]로 이동시킨다. 그리고 하단에 있는 [유의한 상관계수 플러그], [하한 삼각형만 표시], [대각 표시]를 모두 체크한다.

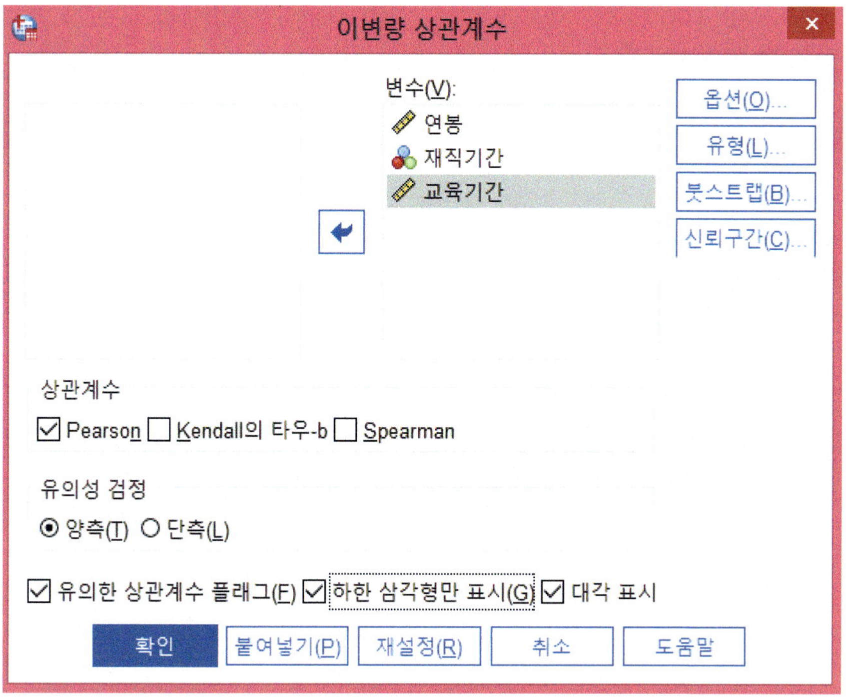

④ 이제 다중회귀분석을 위해 [분석-회귀분석-선형]을 선택하고 [선형 회귀] 창으로 연다. [연봉]을 종속변수에, [재직기간]과 [교육기간]을 독립변수에 이동시킨다.

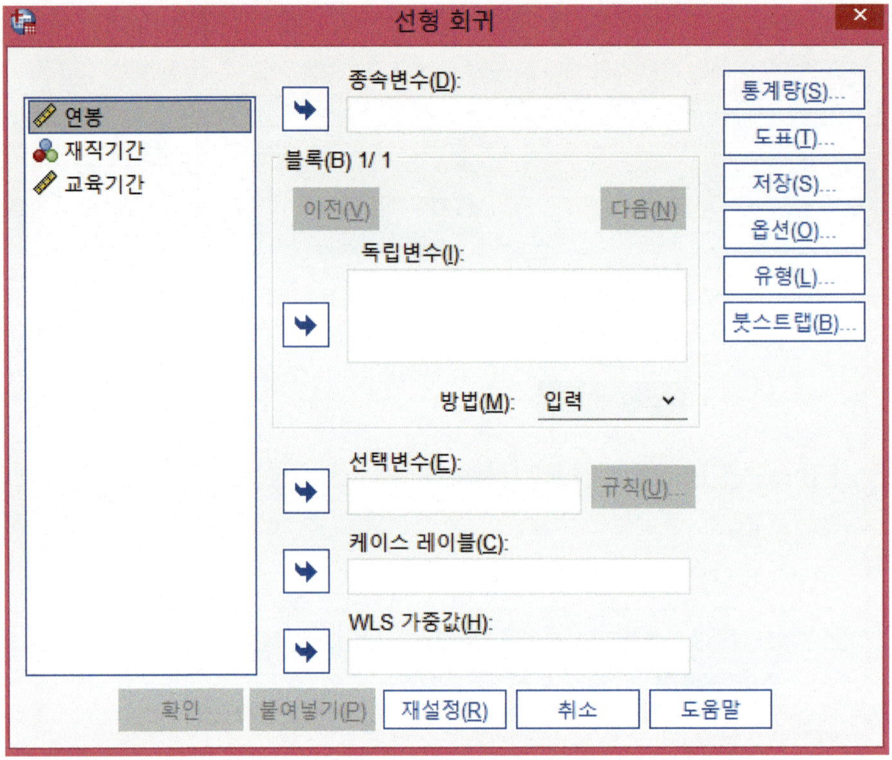

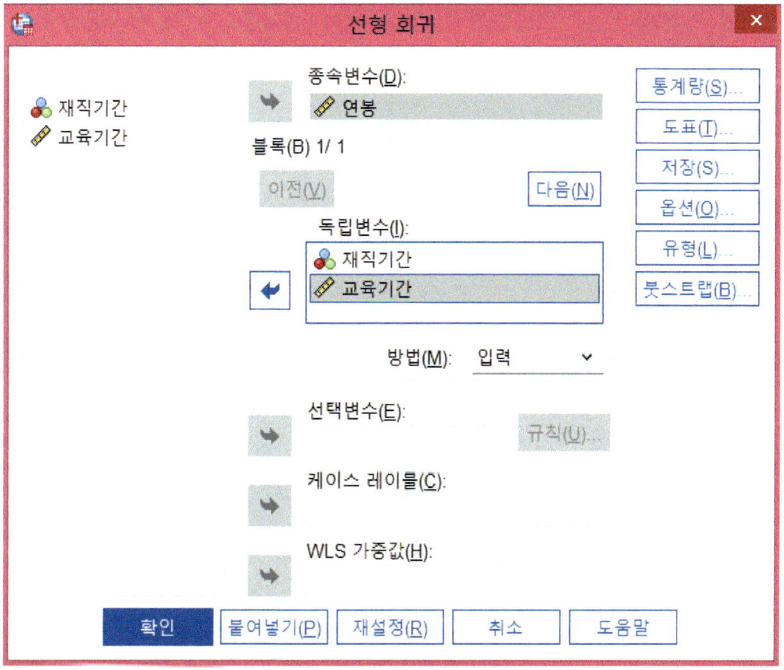

⑤ 다중공선성을 진단하기 위해 [선형 회귀: 통계량] 창에서 먼저 [회귀계수]에서 [추정값]을, [잔차]에서 [Durbin－Watson], 그리고 오른쪽에 있는 [모형 적합], [공선성 진단], [기술통계]를 체크하고 [계속] 버튼을 클릭한다.

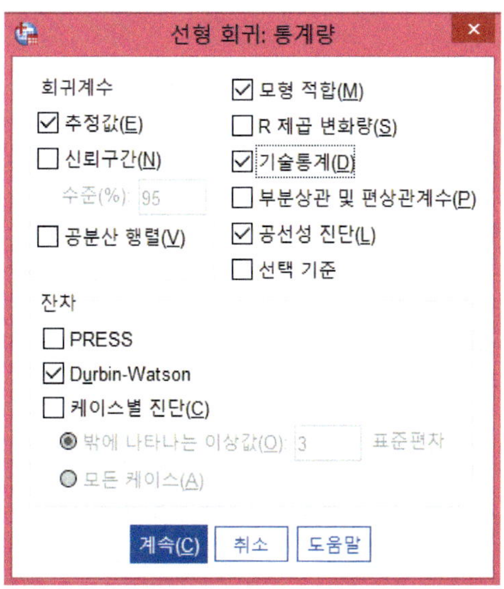

⑥ [도표] 옵션에서 [ZPRED]를 [X]에, [ZRESID]를 [Y]에 이동시키고 표준화 잔차 도표에서 [히스토그램]과 [정규확률도표]를 체크하고 [계속] 버튼을 클릭한다.

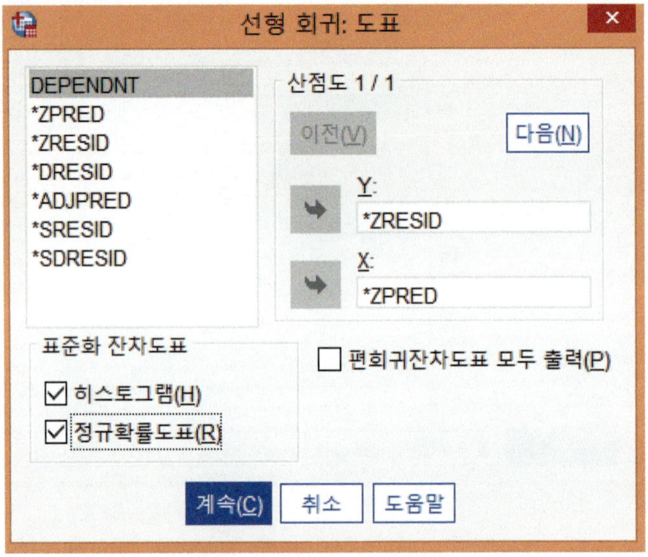

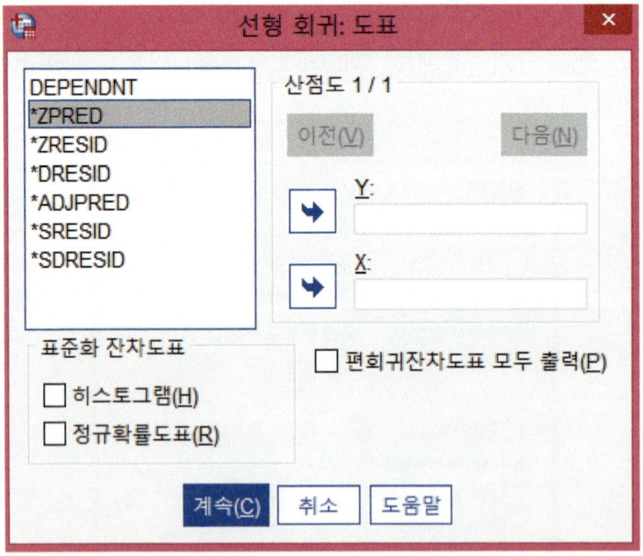

⑦ [저장] 옵션의 [잔차]에서 [표준화]를, [영향력 통계량]에서 [표준화 DfFit]를 체크하고 [계속] 버튼을 클릭한다.

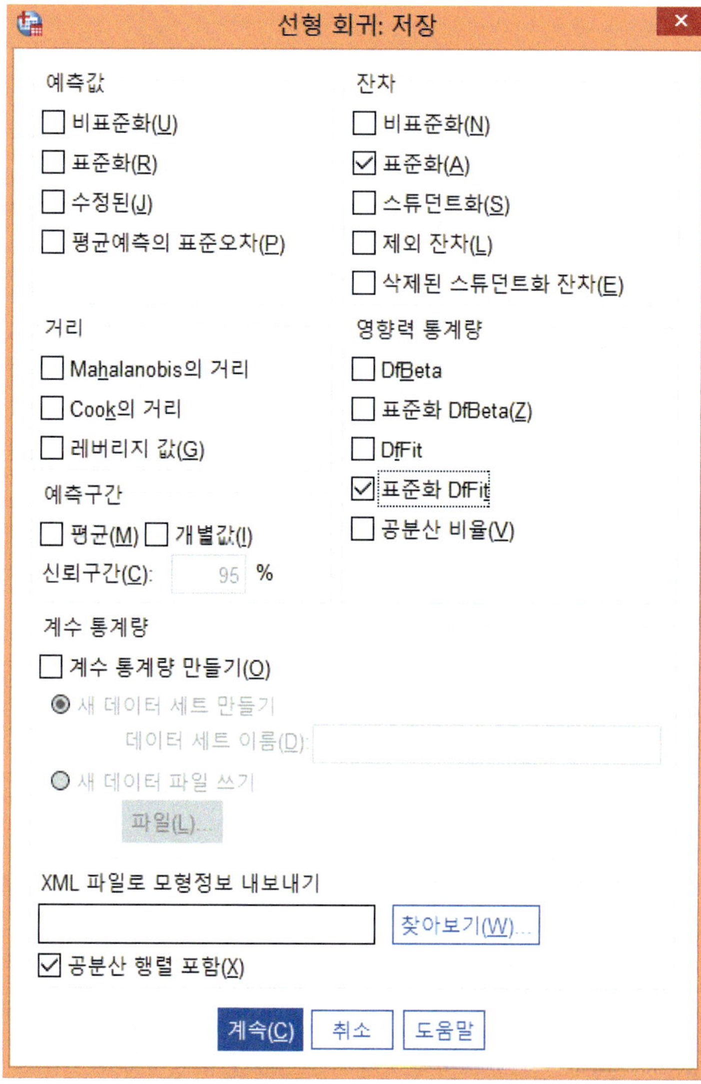

⑧ 마지막으로 [선형회귀] 창의 하단에 있는 [확인]을 클릭하여 다중회귀분석을 맞친다. 그러면 다중회귀분석을 위한 가정의 진단과 분석결과들이 나타난다.

3) 다중회귀분석의 주요 분석 결과

(1) 선형성 및 다중공선성의 검증

종속변수(연봉)과 독립변수(재직기간, 교육기간) 간의 행렬 산점도에 의한 선형성검증의 결과를 보면, 연봉과 재직기간 간에는 직선의 형태를 보이고 있다. 연봉과 교육기관 간에는 상관관계가 거의 없는 것으로 나타났는데, 상관관계의 결과에서도 연봉과 교육기간의 상관계수가 0.107로 낮게 나타났다. 교육기간과 재직기간의 상관계수가 0.157로 낮게 나타남에 따라 교육기간과 재직기간 간의 다중공선성의 문제는 없는 것으로 파악된다. 따라서 다중회귀분석의 기본가정을 충족하고 있다.

상관관계

		연봉	재직기간	교육기간
연봉	Pearson 상관	--		
	N	20		
재직기간	Pearson 상관	.986**	--	
	유의확률 (양측)	<.001		
	N	20	20	
교육기간	Pearson 상관	.107	.157	--
	유의확률 (양측)	.652	.510	
	N	20	20	20

**. 상관관계가 0.01 수준에서 유의합니다(양측).

(2) 잔차의 독립성 검증

회귀분석의 실행 결과 Durbib－Watson지수는 2.268로 2에 가깝기 때문에 잔차들 간에는 자기상관이 없고 독립적이다. 따라서 다중회귀분석의 기본가정인 잔차의 독립성을 충족하고 있다.

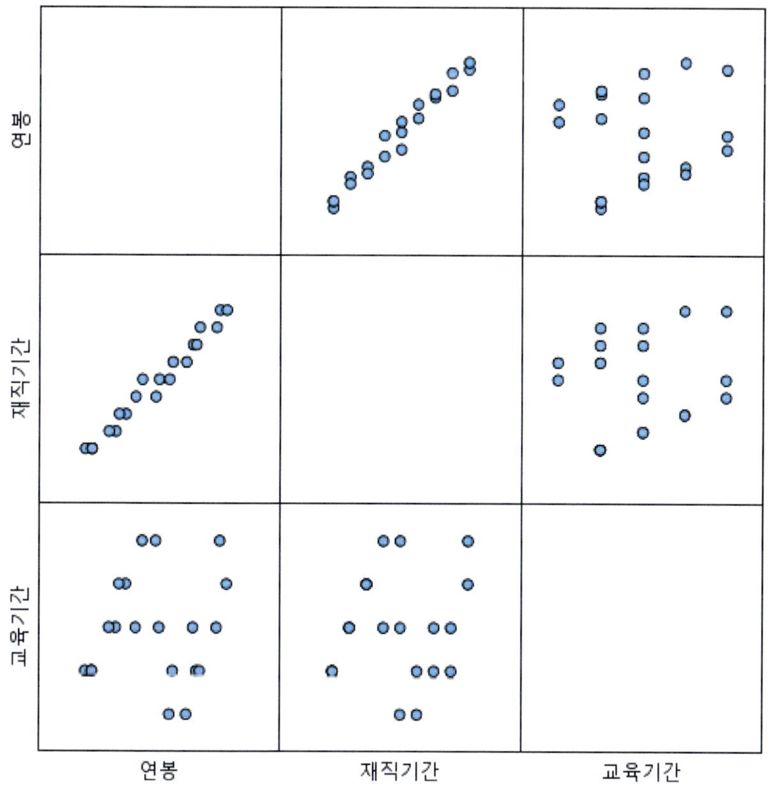

모형 요약[b]

모형	R	R 제곱	수정된 R 제곱	추정값의 표준 오차	Durbin-Watson
1	.987[a]	.975	.972	224.790	2.268

a. 예측자: (상수), 교육기간, 재직기간

b. 종속변수: 연봉

(3) 잔차의 정규성 검증

회귀분석의 실행 결과를 보면, 시각적인 판단과 각 변수의 왜도와 첨도의 절대값이 각각 2와 7보다 크지 않기 때문에 정규분포를 하고 있음을 알 수 있다.

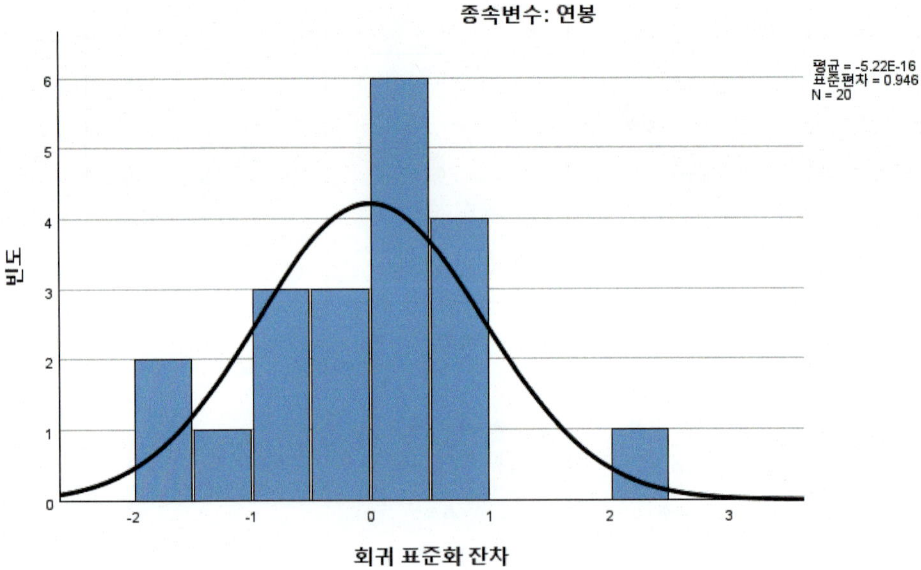

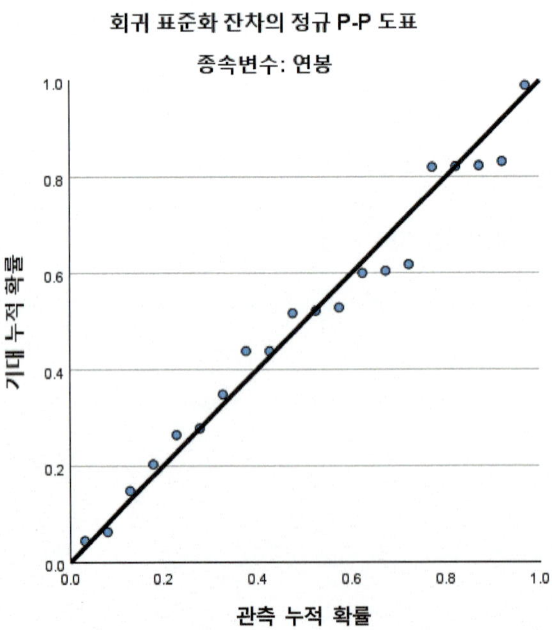

기술통계

	N	최소값	최대값	평균	표준 편차	왜도		첨도	
	통계	통계	통계	통계	통계	통계	표준 오차	통계	표준 오차
연봉	20	2300	6500	4390.00	1345.519	-.015	.512	-1.252	.992
재직기간	20	1	9	4.80	2.668	.053	.512	-1.180	.992
교육기간	20	15	19	16.95	1.234	.291	.512	-.725	.992
유효한 N(목록별)	20								

(3) 잔차의 등분산성 검증

잔차의 등분산성 검증결과, 산점도를 보면 2와 -2 사이에서 대부분의 관측치들이 산재되어 있으므로 다중회귀분석의 기분가정인 등분산성을 만족하고 있음을 알 수 있다.

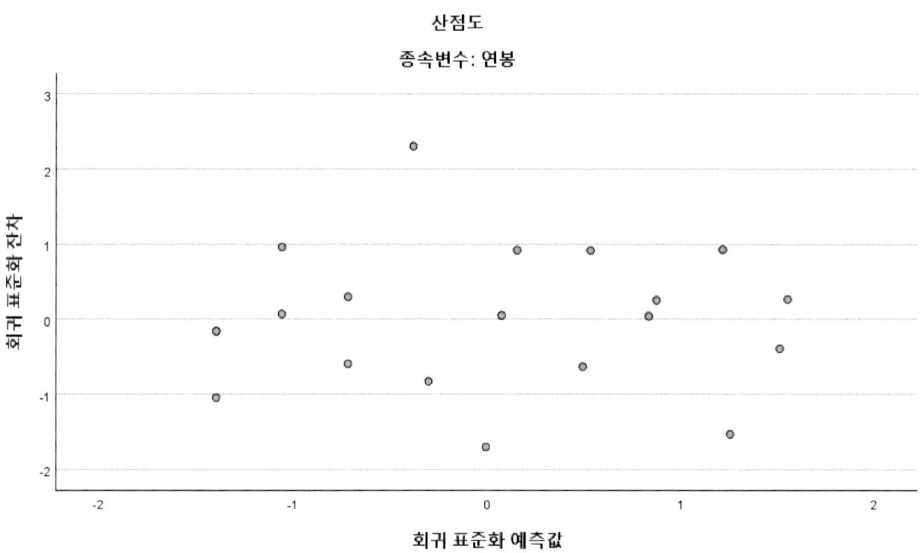

(4) 다중회귀분석의 실행 및 검증 결과

위의 검증의 결과에 따라 다중회귀분석의 기본 가정들을 충족하고 있기 때문에 다중회귀분석을 실행할 수 있는데, 그 결과는 다음과 같다.

① 설명력 평가

다중회귀모형의 수정된 R^2은 0.972인데, 이는 재직기간과 교육기간이 연봉에 미치는 영향은 97.2%로 절대적임을 의미한다.

모형 요약[b]

모형	R	R 제곱	조정된 R 제곱	표준 추정값 오류	Durbin-Watson
1	.987[a]	.975	.972	224.790	2.268

a. 예측변수: (상수), 교육기간, 재직기간

b. 종속 변수: 연봉

② 모형의 적합도

회귀선의 통계적 유의성을 검증하기 위한 F통계량은 331.869이고, 이에 대한 p값은 0.000으로 유의수준 0.05보다 작다. 따라서 "재직기간과 교육기간은 연봉에 영향을 주지 않는다"라는 귀무가설이 기각되고 "재직기간과 교육기간은 연봉에 영향을 준다"라는 대립가설이 채택되기 때문에 회귀모형은 통계적으로 의미가 있다고 할 수 있다.

분산 분석[a]

모형		제곱합	df	평균 제곱	F	유의수준
1	회귀분석	33538982.06	2	16769491.03	331.869	.000[b]
	잔차	859017.941	17	50530.467		
	총계	34398000.00	19			

a. 종속 변수: 연봉

b. 예측변수: (상수), 교육기간, 재직기간

③ 회귀계수의 설명

독립변수인 재직기간의 비표준화 계수는 501.298(표준화 계수: 0.994)인데, 이에 대한 p값은 0.000이고 유의수준 0.05보다 작으므로 재직기간은 연봉에 통계적으로 유의한 영향을 미치고 있다. 그리고 교육기간의 비표준화 계수는 −52.598(표준화 계수: −0.048)인데, 이에 대한 p값은 0.231이고 유의수준 0.05보다 크므로 교육기간은 연봉에 통계적으로 유의한 영향을 미친다고 할 수 없다.

계수[a]

모형		비표준 계수		표준 계수	t	유의수준	공선성 통계	
		B	표준 오차	베타			허용 오차	VIF
1	(상수)	2875.310	710.164		4.049	.001		
	재직기간	501.298	19.574	.994	25.610	.000	.975	1.025
	교육기간	-52.598	42.301	-.048	-1.243	.231	.975	1.025

a. 종속 변수: 연봉

(5) 다중회귀분석의 주요 분석결과 및 해석

다중회귀분석을 위한 예시된 자료에 의한 다중회귀분석의 결과를 보면, 분산분석표의 F값이 33.869로 유의수준 0.05에서 통계적으로 유의한 것으로 나타나 회귀모형은 적합하다고 판단된다. 그리고 재직기간과 교육기간이 연봉에 영향을 주는 영향력은 97.2%로 나타났다.

다중회귀분석을 위한 예시된 실습자료를 근거로 할 때 간호사의 재직기간은 간호사의 연봉에 정(+)의 효과를 주지만, 교육기간은 연봉에 부(−)의 효과로 나타났다.

(n=20)

독립변수	B	SE	β	t	p
상수	2875.310	710.164		4.049	0.001
재직기간	501.298	19.574	0.994	25.610	0.000
교육기간	−52.598	42.301	−0.048	−1.243	0.231
수정된 결정계수(R^2)=0.972, F=33.869					

주) 종속변수: 연봉

다중회귀분석의 결과 추정된 회귀선은 다음과 같다.

$$연봉 = 2875.310 + 501.298 \times 재직기간 - 52.598 \times 교육기간$$

추정된 다중회귀선에서 상수(절편)은 2875.310이며, 재직기간의 회귀계수는 501.298인데, 이는 교육기간이 변화하지 않는 상태에서 재직기간이 1년 증가하면, 연봉의 증가는 501,298원임을 의미한다. 하지만 예시된 실습자료를 근거 할 때 교육기간은 연봉에 부(−)의 효과를 미치고 있음으로 재직기간이 변화하지 않을 때 교육기간이 길수록 오히려 연봉이 감소하는 것으로 분석되었다.

제14장 정리

01 다음 용어들을 개략적으로 설명하시오.

- 회귀분석
- 단순회귀분석
- 다중회귀분석
- 결정계수
- 조정된 결정계수
- 다중공선성

02 회귀분석의 개념과 사용목적을 설명하시오.

03 단순회귀분석의 기본가정 및 진단방법을 설명하시오.

04 단순회귀분석의 절차를 설명하시오.

05 다중회귀분석의 기본가정 및 진단방법을 설명하시오.

06 다중회귀분석의 절차를 설명하시오.

07 결정계수 $R^2 = 0.5$라면, 그 의미는 무엇인가?

08 다중회귀분석에서 독립변수를 어떻게 선택하는 것이 바람직한가?

09 65세 이상 노인 15명을 대상으로 혈압, 나이, 그리고 BMI(체질량지수)를 측정한 결과는 다음과 같다. 나이와 BMI(체질량지수)가 혈압에 어떠한 영향을 미치는가를 가설의 설정과 회귀분석의 결과를 해석하시오.

ID	혈압	나이	BMI
1	140	86	23.1
2	116	67	18.3
3	130	80	23.9
4	100	68	20.8
5	125	69	21.6
6	130	70	23.9
7	128	81	22.8
8	131	73	26.7
9	140	68	29.5
10	150	66	22.3
11	155	74	21.5
12	130	67	20.8
13	140	83	28.0
14	141	68	23.4
15	147	69	22.8

10 건강한 성인 남자 15명을 대상으로 콜레스테롤(mg/100ml), 체중(kg), 그리고 혈압(mmHg)을 조사한 결과는 다음과 같다. 다중회귀분석을 위해 가설을 설정하고, 다중회귀분석을 실행한 후에 추정된 회귀선을 도출하고 통계량들을 해석하시오.

ID	콜레스테롤	체중	혈압
1	155	65	117
2	167	60	120
3	170	54	109
4	176	57	134
5	150	59	120
6	166	55	117
7	169	58	118
8	180	59	110
9	177	55	123
10	170	54	121
11	160	65	117
12	155	59	119
13	166	61	118
14	177	58	117
15	176	60	106

제15장

비모수통계분석

1. 비모수통계분석의 개요

1.1 비모수통계분석의 개념과 사용목적

지금까지 통계분석을 일반적으로 모집단이 정규분포나 이항분포를 이룬다는 모집단의 분포형태나 특성에 대해 어떤 가정을 설정하고, 그 가정 하에서 모집단에서 추출한 표본의 통계량(평균, 분산)을 이용하여 모집단의 모수(평균, 분산)를 가설설정을 하고 추정하거나 검증을 하였다. 이와 같이 모집단의 분포에 대한 일정한 가정 하에 모집단의 모수에 대한 통계적 추론을 수행하는 통계적 방법이 모수통계분석(parametric analysis)이다.

그러나 실제로는 모집단의 분포형태 및 그 특징을 모르는 경우가 많다. 그리고 모수통계분석에서는 구간척도나 비율척도 등과 같이 양적으로 측정한 자료가 사용되기 때문에 명목척도나 순위척도와 같은 질적인 자료(소득수준을 나타내는 상, 중, 하, 또는 성별을 나타내는 남성, 여성)의 경우는 모수통계분석이 어렵다. 이와 같이 모집단의 분포형태에 대해 알지 못하거나 사용되는 자료가 양적으로 측정될 수 없는 경우의 통계적 추론에 이용되는 통계적 방법을 비모수통계분석(nonparametric analysis)이라고 한다. 따라서 비모수통계분석은 모집단의 분포형태에 관한 정보를 정확히 알지 못하거나 측정된 자료가 순서만을 나타낸다든지 또는 몇 개의 범주만으로 이루어진 경우의 가설검증에 이용된다.

비모수통계분석은 일반적으로 모수통계분석만큼 활용되지 않지만, 모수통계분석의 적용이 어렵거나 불가능한 경우에 사용될 수 있는 통계분석방법일 뿐만 아니라 표본의 크기에 관계없이 사용할 수 있으며 계산 및 그 적용방법이 비교적 간편하다는 장점을 갖고 있다. 하지만 비모수통계분석은 모수통계분석보다는 정확성과 신뢰성이 다소 떨어진다는 것이 단점이라고 할 수 있다. 여기에서는 비모수통계분석에서 자주 사용되는 몇 가지 분석방법을 살표보기로 한다.

[비모수통계분석의 개념 및 사용목적]

① 모집단의 분포형태에 대한 정보를 알지 못하는 경우의 통계분석
② 명목척도나 순위척도와 같은 질적인 자료에 대한 통계분석
③ 모수통계분석에 비해 정확성과 신뢰성이 다소 떨짐

1.1 비모수통계분석의 유형 및 이론적 이해

비모수통계분석 중에서 일반적으로 자주 사용하고 있는 통계분석을 보면 다음과 같다.

목적	모수통계분석방법	비모수통계분석방법
두 집단(표본과 모집단)의 평균비교	일표본 t검증	Wilcoxon(월콕슨) 부호순위검증
두 집단(표본과 표본)의 평균비교	독립표본 t검증	Mann−Whitney(맨−휘트니) 검증
두 집단(사전집단과 사후집단)의 평균비교	대응표본 t검증	Wilcoxon(월콕슨) 부호순위검증
세 집단의 평균비교	일원분산분석 (one−way ANOVA)	Kruskal−Wallis 검증
두 변수 간의 상관관계	상관분석(pearrson)	Spearman 순위검증

위의 비모수통계분석방법들 중에서 일반적으로 많이 활용되는 Mann−Whitney(맨−휘트니) 검증, Wilcoxon(월콕슨) 부호순위검증, 그리고 Kruskal−Wallis 검증을 실행해보자.

1) Mann-Whitney(맨-휘트니) 검증의 이론적 이해

Mann−Whitney(맨−휘트니) 검증은 독립적으로 추출된 두 표본의 평균이 같

은지의 여부를 검증하는 검증방법이다. 이 검증은 두 평균 간의 평균을 비교하기 위한 모수적 통계분석인 독립표본 t검증을 하기 위한 필요한 가정들을 충족되지 않는 경우에 대신 사용하는 비모수적 통계분석이다. 다시 말하면, 독립표본 t검증의 기본 가정은 독립성, 정규성 및 등분산성인데, 이를 모두 만족되었다면 모수통계분석인 독립표본 t검증을 적용하고, 독립성만 만족하고 정규성과 등분산성을 만족하지 못하면 비모수통계분석인 Mann-Whitney(맨-휘트니) 검증을 실행해야 한다.

맨-휘트니 검증은 표본의 크기가 각각 n_1, n_2인 두 독립적인 표본을 사용하여 다음과 같이 실행한다. 먼저 두 표본의 관측치들을 하나로 통합하여 그 관측치들을 작은 것부터 시작하여 크기 순으로 순위를 붙인다. 같은 순위의 관측치들이 있는 경우에는 그에 해당하는 순위들의 합의 평균치를 각각의 순위로 사용한다. 두 표본의 순위 합을 각각 R_1, R_2라고 하면, 검증통계량은 u_1과 u_2는 각각 다음과 같다.

$$U_1 = n_1 n_2 + \frac{n_1(n_1+1)}{2} - R_1$$

$$U_2 = n_1 n_2 + \frac{n_2(n_2+1)}{2} - R_2$$

검증통계량 u_1과 u_2 중에서 작은 값을 갖는 u를 실제의 검증통계량으로 사용하는데, 작은 u값과 부표의 연(Run) 검증표에서 유의확률과 임계치를 비교하여 가설을 검증한다.

2) Wilcoxon(윌콕슨) 부호순위검증의 이론적 이해

모수통계분석에서 대응표본 t검증은 동일한 응답자에게 사전과 사후로 수집된 관측자료를 분석에 활용되는 두 개의 대응표본 간의 평균비교방법이다. 이러한 대은표본 t검증을 위한 기본 가정은 독립변수에 따른 종속변수는 정규성을 만족해야 한다. 정규성의 검증은 사전 관측치와 사후 관측치의 차에 대한 정규성은 말한다. 사전 관측치와 사후 관측치의 차가 정규성을 만족하면 대응표본 t검증을 적용하고, 정규성의 가정을 만족하지 않으면, 비모수통계분석인 Wilcoxon

(윌콕슨) 부호순위검증을 적용해야 한다.

Wilcoxon(윌콕슨) 부호순위검증은 표본의 관측치 간의 차이의 부호와 그 차이의 크기(순위)를 모두 고려한 두 집단(표본과 모집단)의 평균을 비교할 때 사용하는 검증방법이다.

두 표본의 관측치에 대한 검증을 하기 위해 먼저 짝을 이룬 X_I와 Y_I의 차이 d_i를 계산한다. d_i의 절대값를 기준으로 크기에 따라 순위를 부여한다. 이때 짝지어진 두 관측치의 차이 d_i가 0인 경우는 분석에서 제외한다. 그리고 d_i의 절대값을 기준으로 순위를 정할 때 크기가 같은 것이 있으면 그들의 순위의 평균값을 각각의 순위로 한다. 예를 들면, 세 번째, 네 번째 순위의 d_i 절대값이 같다면, (3+4)/2=3.5을 두 개의 d_i 절대값에 동시에 부여한다. 이를 평균순위법(mid−rank method)이라 하며, 순위를 이용한 다른 모든 검증에도 많이 적용된다.

d_i의 절대값에 순위를 부여하고 난 후에 다시 그 순위에 원래 d_i의 부호를 붙이고, +의 부호를 붙인 순위값의 합계(T_+) 또는 −의 부호를 붙인 순위값의 합계(T_-)를 구하여 이 합계 T_+ 또는 T_-를 검증통계량으로 사용한다.

Wilcoxon(윌콕슨) 부호순위검증에서의 귀무가설은 표본의 모집단은 동질적이다라고 설정한다. 표본의 관측치 수가 25미만인 소표본의 경우는 계산된 검증통계량 T와 주어진 유의확률이 표본의 크기에 따른 임계치와 비교하여 귀무가설의 기각여부를 결정한다.

표본의 관측치 수 n이 25이상인 대표본에 있어서는 T_+ 또는 T_-의 평균과 분산은 각각 다음과 같다. 이는 표분정규분포를 이루므로 정규분포표를 통해 검증하면 된다.

$$\mu_T = \frac{n(n+1)}{4}$$

$$\sigma_T^2 = \frac{n(n+1)(2n+1)}{24}$$

$$Z = \frac{T - \mu_T}{\sigma_T}$$

3) Kruskal–Wallis(크루스칼－왈리스) 검증의 이론적 이해

제11장 분산분석에서 셋 이상의 집단의 경우에 독립변수에 대한 종속변수의 평균을 비교하는 통계분석을 설명하였다. 이때 분산분석을 하기 위한 기본가정은 독립성, 정규성, 등분산성 등이 충족되어야 한다는 통계분석결과에 대한 신뢰성이 높아지게 된다. 정규성의 검증은 왜도와 첨도의 절대값이 각각 2와 7이하이면 된다. 등분산성의 검증은 Levene 검증통계량을 보고 확인한다. 그러나 분산분석의 기본가정들을 충족되지 않으면 어떻게 할 것인가? 이러한 경우에 비모수적 통계분석 중의 하나인 Kruskal－Wallis(크루스칼－왈리스) 검증을 사용하게 된다.

크루스칼－왈리스 검증은 표본의 관측치들을 크기가 각각 n_1, n_2, ⋯ n_k인 k개의 집단으로 나누어 이들 k개의 집단의 평균들이 모두 같은지를 검증하는 비모수통계분석이다. 그러므로 귀무가설은 k개의 표본은 동일한 모집단에서 추출되었다고 설정한다. 이 검증을 사용하기 위해서는 먼저 $n_1 + n_2 + \cdots + n_k = n$개의 표본관측치로 혼합 표본을 만든 다음에 그 관측치들을 작은 것부터 시작하여 크기 순으로 순위를 부여한다. 그 다음에 각 표본집단별 순위의 합을 계산한다. 이때 i 표본집단의 순위의 합이 w_i라고 하면, 이러한 w_i들 간의 차이를 총합계하여 귀무가설을 검증한다. w_i들 간의 차이에 대한 총합계는 다음과 같다.

$$H = \frac{12}{n(n+1)} \sum_{i=1}^{k} \frac{w_i^2}{n_i} - 3(n+1)$$

여기서, k는 독립된 표본의 개수, n_i는 i번째의 표본의 관측치 수, n은 모든 표본을 통합한 전체 관측치 수를 나타내는데, H의 값이 크루스칼－왈리스 검증의 검증통계량이다.

크루스칼－왈리스 검증의 검증통계량은 각 표본집단의 관측치 수가 5 이상인 경우는 $k-1$ 자유도를 갖는 카이제곱분포를 따르기 때문에 만약 Kruskal－Wallis(크루스칼－왈리스) 검증 값이 임계치 카이제곱 값보다 적으면, 귀무가설을 기각할 수 없다. 만약 Kruskal－Wallis(크루스칼－왈리스) 검증 값이 임계치 카이제곱 값보다 크면, 귀무가설을 기각하고 적어도 하나의 표본집단은 동일한 모집단이 아닌 다른 모집단에서 추출되었다고 말할 수 있다.

2. 비모수통계분석을 위한 SPSS 통계프로그램

2.1 Mann-Whitney(맨-휘트니) 검증

1) 맨-휘트니 검증을 위한 가설설정과 실습자료

『종합병원에 근무하는 간호사 20명(남자간호사 10명, 여자간호사 10명)을 대상으로 성별(남자, 여자)에 따라 간호업무만족도에 차이가 있는지를 맨-휘트니검증을 실행해보자.』 독립변수는 성별(1. 남자, 2. 여자)이며, 종속변수(간호업무만족도)는 100점으로 조사한 결과표는 다음과 같다고 하자.

▸ 가설의 설정

귀무가설: 성별에 따라 간호업무만족도에 차이가 없다.

대립가설: 성별에 따라 간호업무만족도에 차이가 있다.

▸ 설문항목

설문항목1: 귀하의 성별은 무엇입니까?

① 남자 ② 여자

설문항목2: 귀하의 간호업무만족도는 얼마입니까? (100점 만점)

(　　　)

▸ 설문코딩

ID	성별	간호업무만족도	ID	성별	간호업무만족도
1	1	60	11	2	80
2	2	85	12	1	75
3	1	88	13	1	66
4	2	73	14	2	77
5	1	86	15	1	73
6	2	80	16	2	75
7	1	66	17	1	96
8	2	77	18	2	65
9	1	70	19	2	50
10	2	68	20	1	84

2) 맨-휘트니 검증을 위한 SPSS 통계분석실행

① 처음 SPSS 통계프로그램을 실행하는 경우는 먼저 PC의 바탕화면에 내장되어 있는 [IBM SPSS Statistics]을 클릭한다. 그리고 [SPSS Statistics Data Editor(SPSS 데이터 편집기)] 창에서 하단에 있는 [변수보기]에서 [이름]의 세로열에 변수명(성별, 간호업무만족도)을 입력하고, [데이터 보기] 창에서 성별과 간호업무만족도 해당하는 조사한 코딩한 자료들을 각 셀에 입력한다. [SPSS Statistics Data Editor(SPSS 데이터 편집기)] 창의 좌측 맨 위에 있는 [파일]→[저장]→[파일이름] 란에 연구자가 원하는 자료의 명을 입력한다. 그 다음 [저장]을 클릭하면 자료는 [SPSS 통계프로그램]에 저장된다. 이미 [SPSS 통계프로그램]에 저장되어 있는 경우는 [파일－열기－데이터]로 들어가 SPSS에 이미 저장된 분석하고자하는 파일을 불러들여 실행하면 된다.

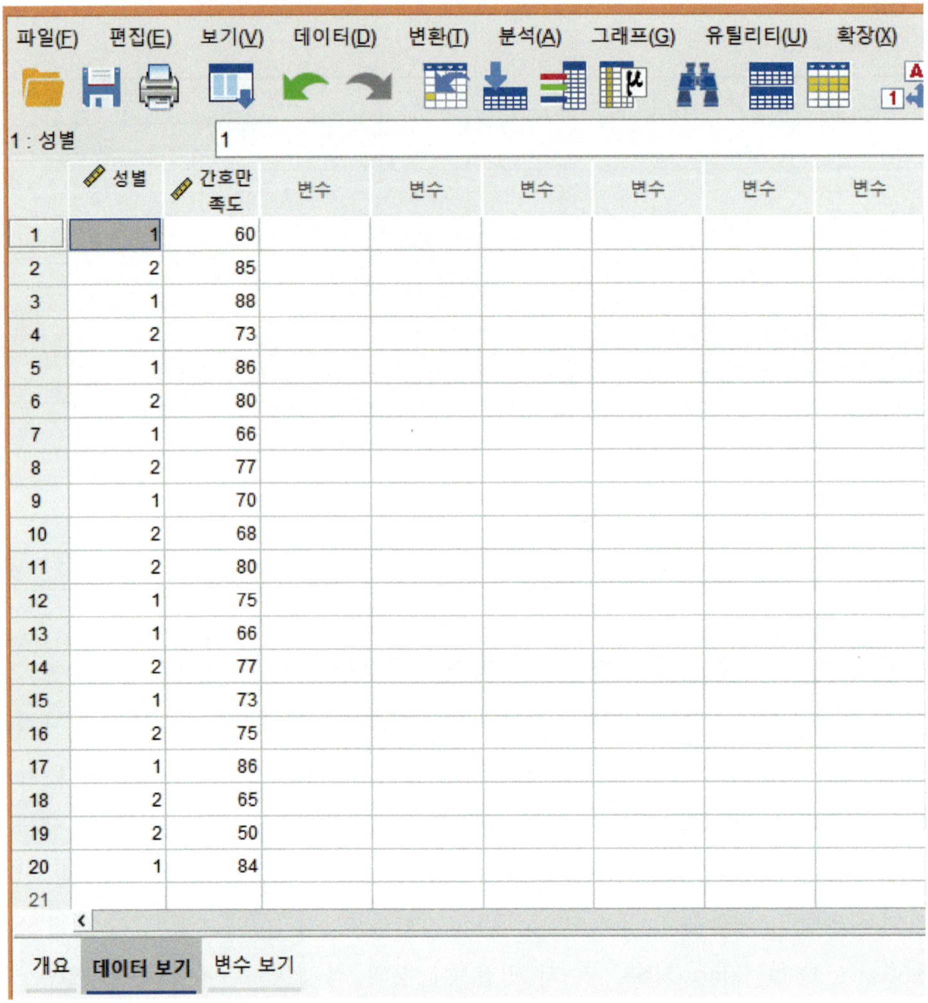

	성별	간호만족도	변수	변수	변수	변수	변수	변수
1	1	60						
2	2	85						
3	1	88						
4	2	73						
5	1	86						
6	2	80						
7	1	66						
8	2	77						
9	1	70						
10	2	68						
11	2	80						
12	1	75						
13	1	66						
14	2	77						
15	1	73						
16	2	75						
17	1	86						
18	2	65						
19	2	50						
20	1	84						
21								

② [분석－기술통계－데이터 탐색]을 클릭하여 [데이터 탐색] 창을 연다. [데이터 탐색] 창의 왼쪽에 있는 [성별]을 오른쪽 [요인]으로, 그리고 [간호업무만족도]를 [종속변수]로 이동시킨다.

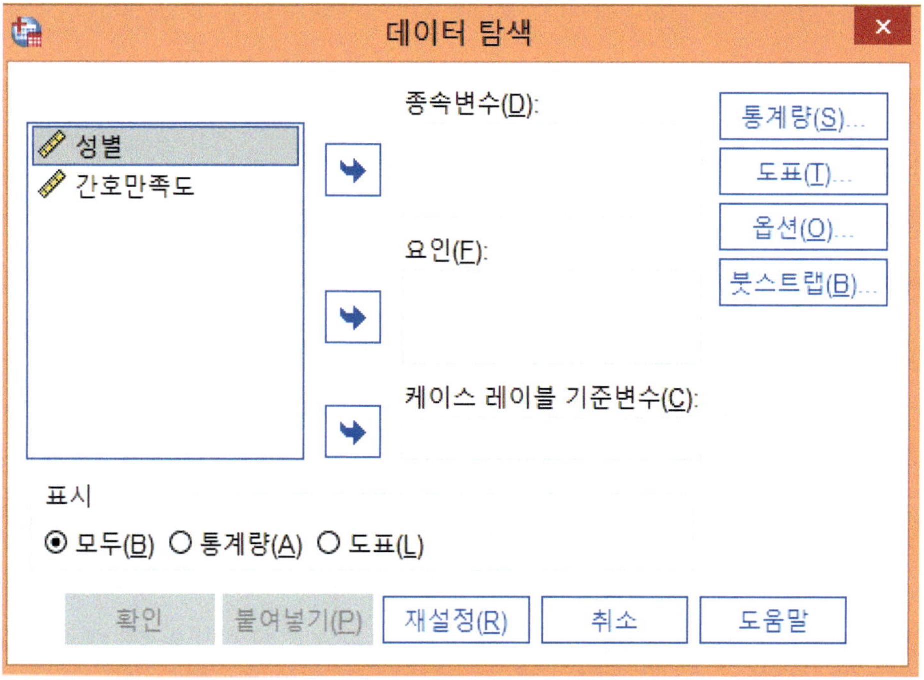
데이터 탐색
성별
간호만족도
종속변수(D):
요인(F):
케이스 레이블 기준변수(C):
통계량(S)...
도표(T)...
옵션(O)...
붓스트랩(B)...
표시
모두(B) 통계량(A) 도표(L)
확인
붙여넣기(P)
재설정(R)
취소
도움말

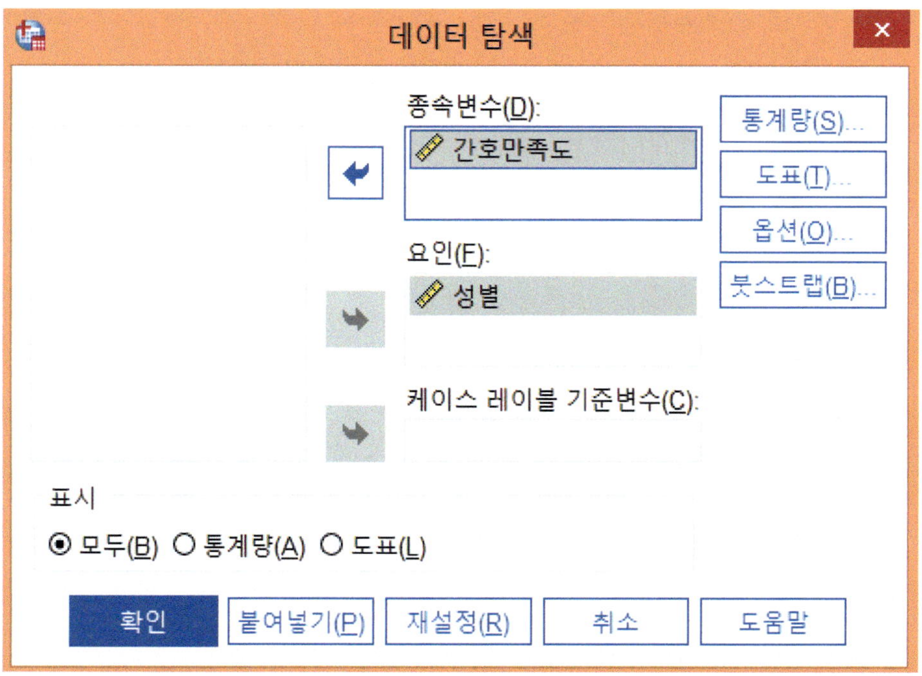
데이터 탐색
종속변수(D):
간호만족도
요인(F):
성별
케이스 레이블 기준변수(C):
통계량(S)...
도표(T)...
옵션(O)...
붓스트랩(B)...
표시
모두(B) 통계량(A) 도표(L)
확인
붙여넣기(P)
재설정(R)
취소
도움말

③ [데이터 탐색: 도표] 창에서 [상자도표] 상자에서 [요인 수준 포함]을, [기술통계] 상자에서 [히스토그램]을, 그리고 [검증과 함께 정규분포]를 체크한 후 [계속] 버튼을 클릭한다. [데이터 탐색] 창에서 [확인] 버튼을 체크하면, 기술통계량과 데이터의 정규성에 대한 분석 결과가 나타난다.

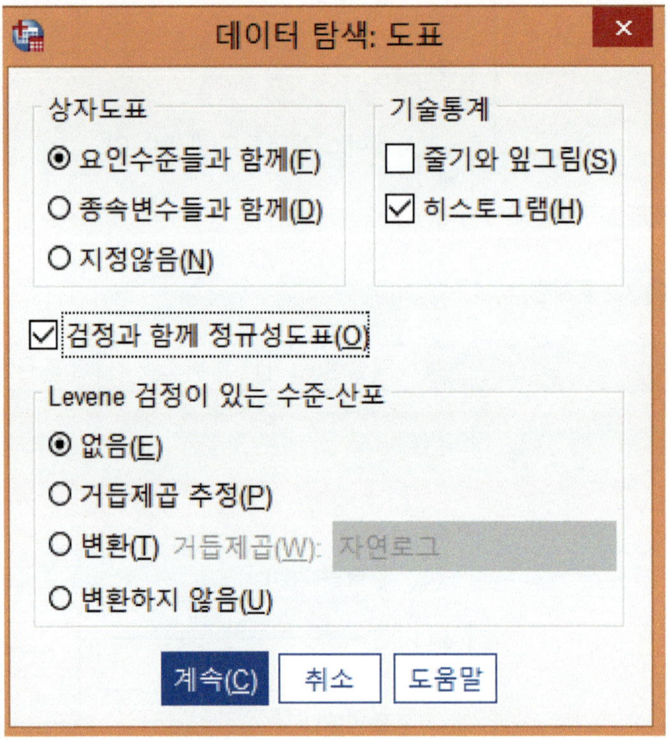

④ [분석 – 비모수검증 – 레거시 대화상자 – 2 – 독립표본]을 클릭하여 [2 – 독립표본 비모수검증] 창을 연다. 동일한 모집단에서 두 표본(남자간호사집단과 여자간호사집단)이기 때문에 독립표본을 선택한다. 왼쪽에 있는 [성별]을 오른쪽 [집단변수]로, [간호만족도]를 [검증변수]로 이동시킨다.

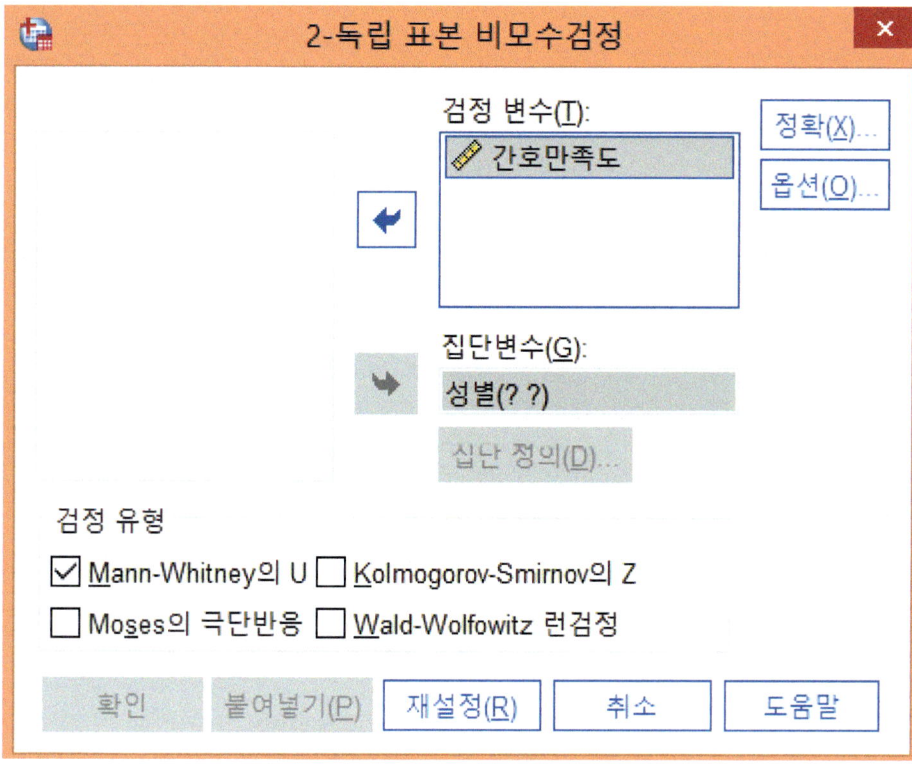

⑤ [성별]과 [집단정의]를 클릭해 [집단1]에는 [1], [집단2]에는 [2]를 입력하고 [계속] 버튼을 누른다.

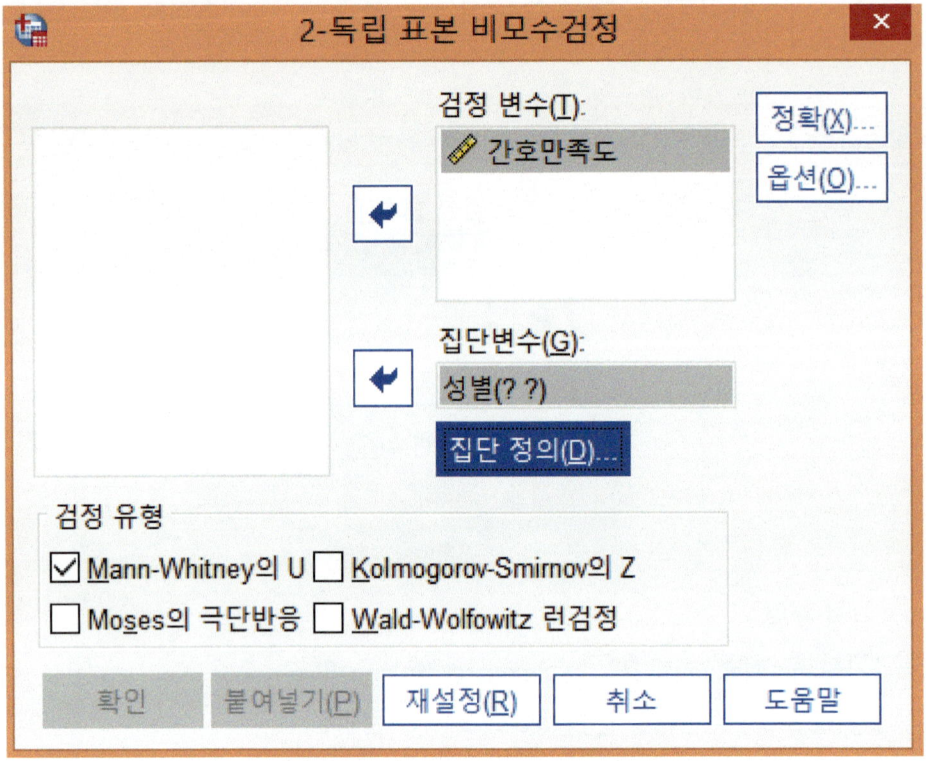

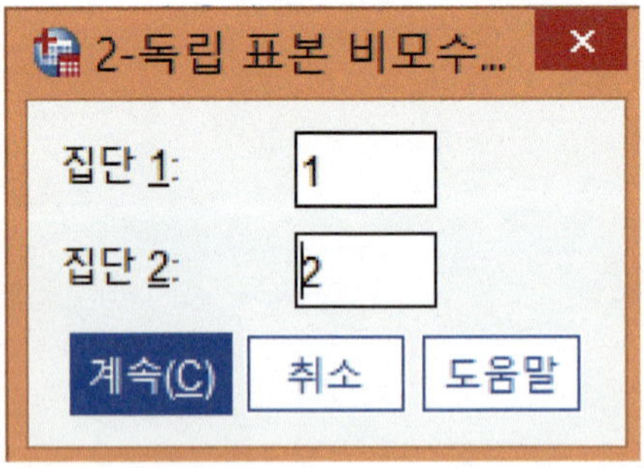

⑥ [검증 유형]에서 [Mann–Whitney의 U]를 체크한다. [2–독립표본 비모수검증] 창에서 [확인] 버튼을 클릭하면 맨–휘트니 검증의 분석결과가 출력된다.

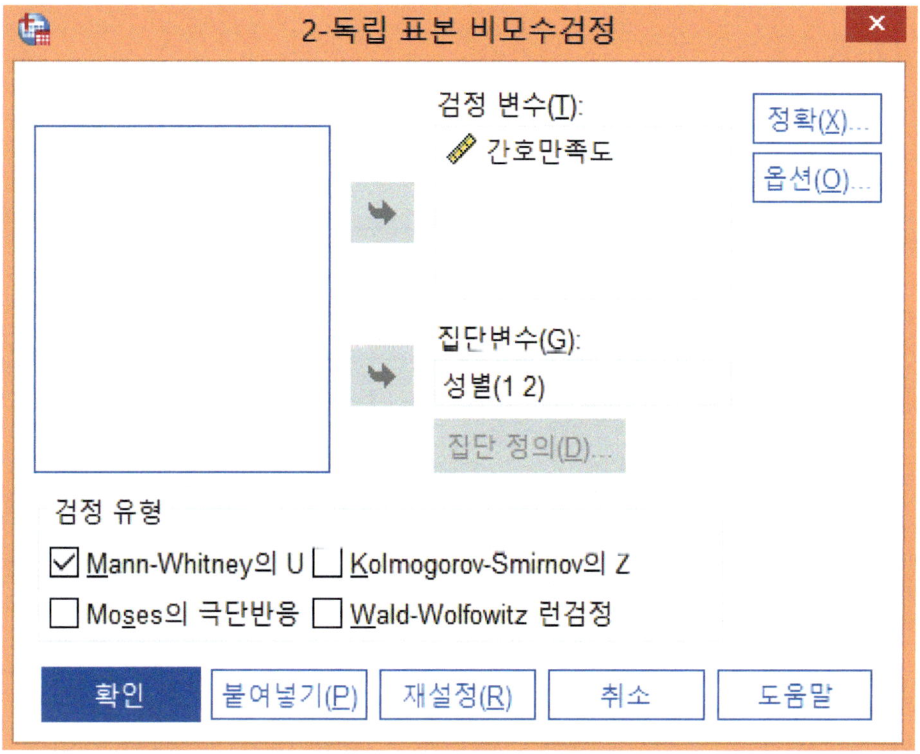

3) 맨–휘트니 검증의 분석결과 및 해석

(1) 기술통계량 및 정규성검증

기술통계분석에서 남자간호사집단과 여자간호사집단은 모두 왜도와 첨도의 절대값이 2와 7 미만으로 정규분포를 하고 있다고 볼 수 있다. 또한 Kolmogorov–Smirnov 검증과 Shapiro–Wilk 검증의 p값이 모두 유의수준 0.05보다 크기 때문에 정규분포를 한다고 볼 수 있다. 따라서 맨–휘트니 검증을 수행할 수 있다.

기술통계

성별				통계	표준 오류
간호만족도	1	평균		75.40	3.174
		평균의 95% 신뢰구간	하한	68.22	
			상한	82.58	
		5% 잘린 평균		75.56	
		중앙값		74.00	
		분산		100.711	
		표준 편차		10.035	
		최소값		60	
		최대값		88	
		범위		28	
		사분위수 범위		20	
		왜도		-.064	.687
		첨도		-1.571	1.334
	2	평균		73.00	3.155
		평균의 95% 신뢰구간	하한	65.86	
			상한	80.14	
		5% 잘린 평균		73.61	
		중앙값		76.00	
		분산		99.556	
		표준 편차		9.978	
		최소값		50	
		최대값		85	
		범위		35	
		사분위수 범위		13	
		왜도		-1.434	.687
		첨도		2.501	1.334

정규성 검정

		Kolmogorov-Smirnov[a]			Shapiro-Wilk		
	성별	통계	df	유의수준	통계	df	유의수준
간호만족도	1	.204	10	.200*	.911	10	.285
	2	.200	10	.200*	.885	10	.148

*. 실질적인 유의수준의 하한입니다.

a. Lilliefors 유의수준 정정

(2) 맨－휘트니 검증의 결과

간호사의 성별에 따라 간호업무만족도에 차이가 있는지를 알아보기 위해 맨－휘트니 검증의 결과를 보면, *Z*값이 0.705이어서 유의수준 0.05수준보다 크게 나타났다. 따라서 성별에 따라 간호업무만족도에 차이가 없다는 귀무가설이 채택되고 반면 성별에 따라 간호업무만족도에 차이가 있다는 대립가설은 기각된다. 다시 말하면, 남자간호사와 여자간호사의 간호업무만족도는 같다는 결론을 내릴 수 있다. 기술통계표에서 남자간호사와 여자간호사에 대한 간호업무만족도의 표준오차가 각각 3.174와 3.155로 남자간호사의 간호업무만족도(평균: 75.40)와 여자간호사의 간호업무만족도(평균: 73.00)는 대체로 같다고 할 수 있다.

순위

	성별	N(C)	평균 순위	순위 합계
간호만족도	1	10	11.00	110.00
	2	10	10.00	100.00
	총계	20		

검정 통계량[a]

	간호만족도
Mann-Whitney U	45.000
윌콕슨 W	100.000
Z	-.379
점근 유의수준 (양쪽)	.705
정확한 유의수준[2*(1-tailed 유의수준.)]	.739[b]

a. 그룹화 변수: 성별

b. 동률로 수정되지 않았습니다.

2.2 Wilcoxon(윌콕슨) 부호순위검증

1) 윌콕슨 부호순위검증 위한 가설설정과 실습자료

『10명의 환자들이 병원에서 실시하는 재활 프로그램에 참가하기 전과 프로그램 이수 후의 재활정도를 측정한 실습자료는 다음과 같다고 하자.』 재활교육 전과 재활교육 후에 재활정도에 차이가 있는지를 윌콕슨 부호순위검증을 실행해보자.

▸ 가설의 설정

귀무가설(H_0): 재활 프로그램 참가 전과 후의 재활정도에 차이가 없다.

대립가설(H_1): 재활 프로그램 참가 전과 후의 재활정도에 차이가 있다.

▸ 설문코딩

ID	참가 전	참가 후
1	9	10
2	12	13
3	10	11
4	8	11
5	22	21
6	18	19
7	15	16
8	6	7
9	10	12
10	11	13

2) 윌콕슨 부호순위검증을 위한 SPSS 통계분석실행

① 처음 SPSS 통계프로그램을 실행하는 경우는 먼저 PC의 바탕화면에 내장되어 있는 [IBM SPSS Statistics]을 클릭한다. 그리고 [SPSS Statistics Data Editor(SPSS 데이터 편집기)] 창에서 하단에 있는 [변수보기]에서 [이름]의 세로열에 변수명(참가 전, 참가 후)을 입력하고, [데이터 보기] 창에서 참가 전과, 참가 후에 해당하는 조사한 코딩한 자료들을 각 셀에 입력한다. [SPSS Statistics

Data Editor(SPSS 데이터 편집기)] 창의 좌측 맨 위에 있는 [파일]→[저장]→[파일이름] 란에 연구자가 원하는 자료의 명을 입력한다. 그 다음 [저장]을 클릭하면 자료는 [SPSS 통계프로그램]에 저장된다. 이미 [SPSS 통계프로그램]에 저장되어 있는 경우는 [파일–열기–데이터]로 들어가 SPSS에 이미 저장된 분석하고자하는 파일을 불러들여 실행하면 된다.

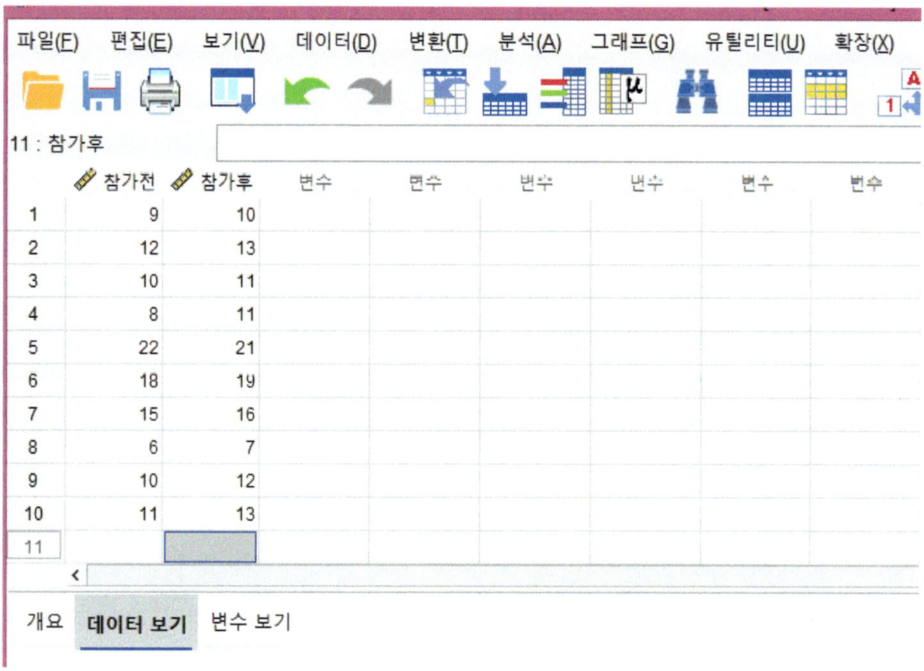

	참가전	참가후	변수	변수	변수	변수	변수	변수
1	9	10						
2	12	13						
3	10	11						
4	8	11						
5	22	21						
6	18	19						
7	15	16						
8	6	7						
9	10	12						
10	11	13						
11								

② [변환－변수 계산]을 클릭하여 [변수 계산] 창을 연다. [목표변수]에 [대응차]라고 입력한다. [숫자표현식]에 [참가전－참가후]를 입력한다. [확인] 버튼을 클릭하면, 데이터 입력창에 새로운 변수인 [대응차] 변수가 생성한다.

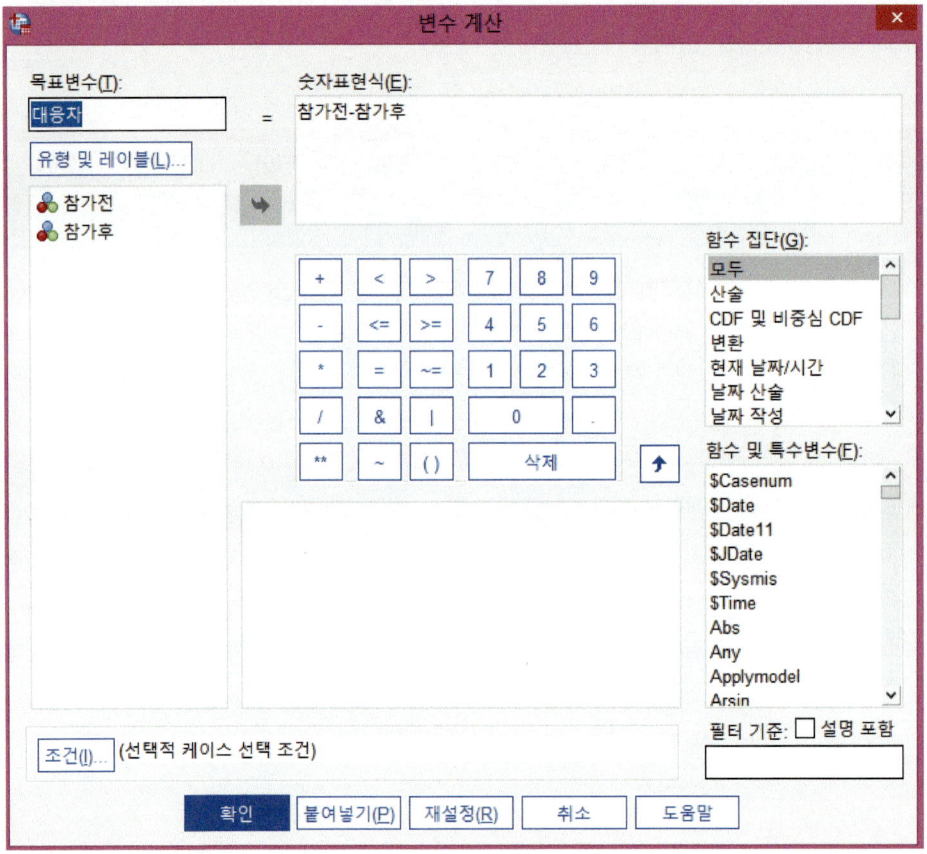

③ 데이터 입력창에서 [대응차 변수] 역시 [참가 전]과 [참가 후]의 변수와 같이 소숫점 이하의 제거하기 위해 데이터 입력 창에서 [변수보기]에 들어가 각 셀에서 [소수점이하]를 [0]으로 변경한다.

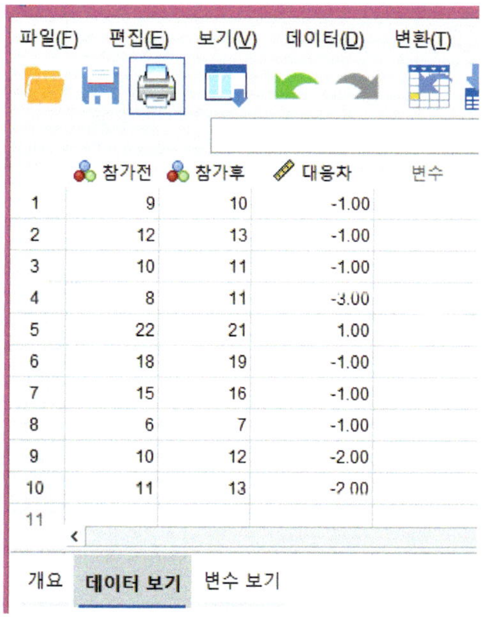

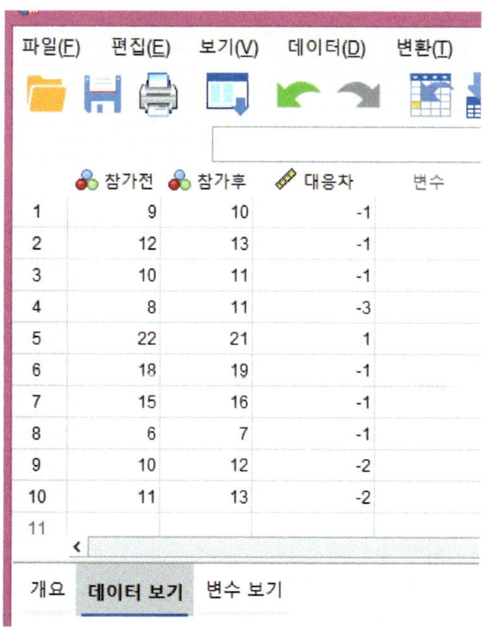

⑤ 1표본 자료의 정규성검증을 위해 [분석−비모수검증−레거시 대화상자−1−표본 K−S]을 클릭하여 [일표본 Kolmogorov−Smirnov검증] 창을 연다. 왼쪽에 있는 [대응차]를 선택해 오른쪽 [검증 변수]로 이동시킨다. [검증분포]에는 [정규]를 선택한 후 [확인] 버튼을 클릭하면, 정규성검증에 대한 분석결과가 나타난다.

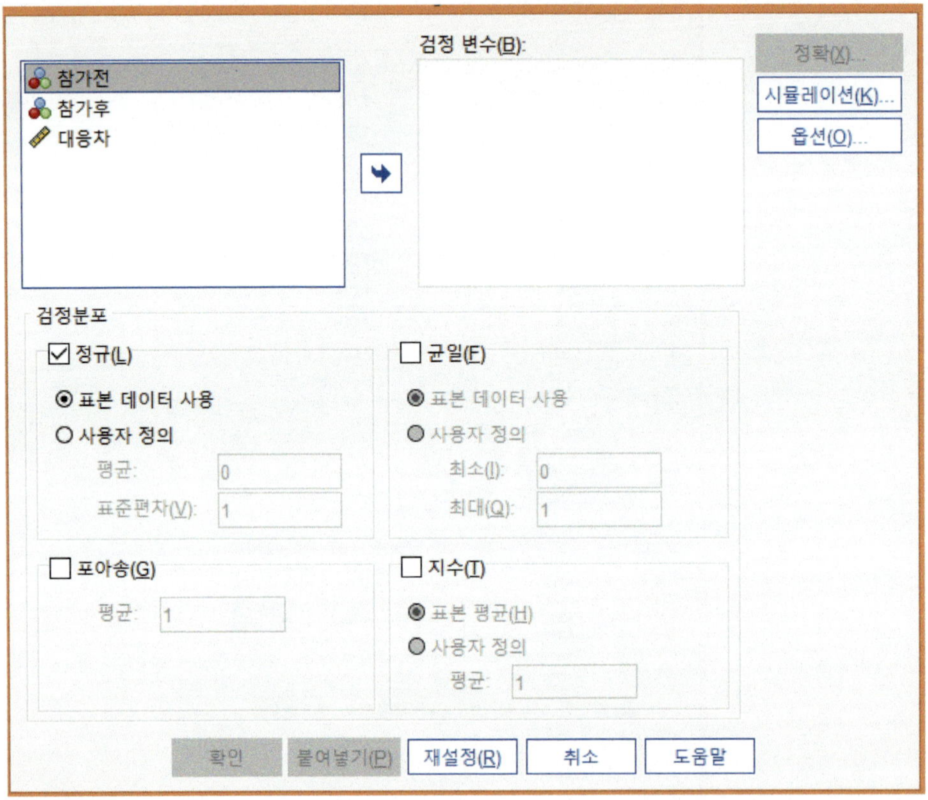

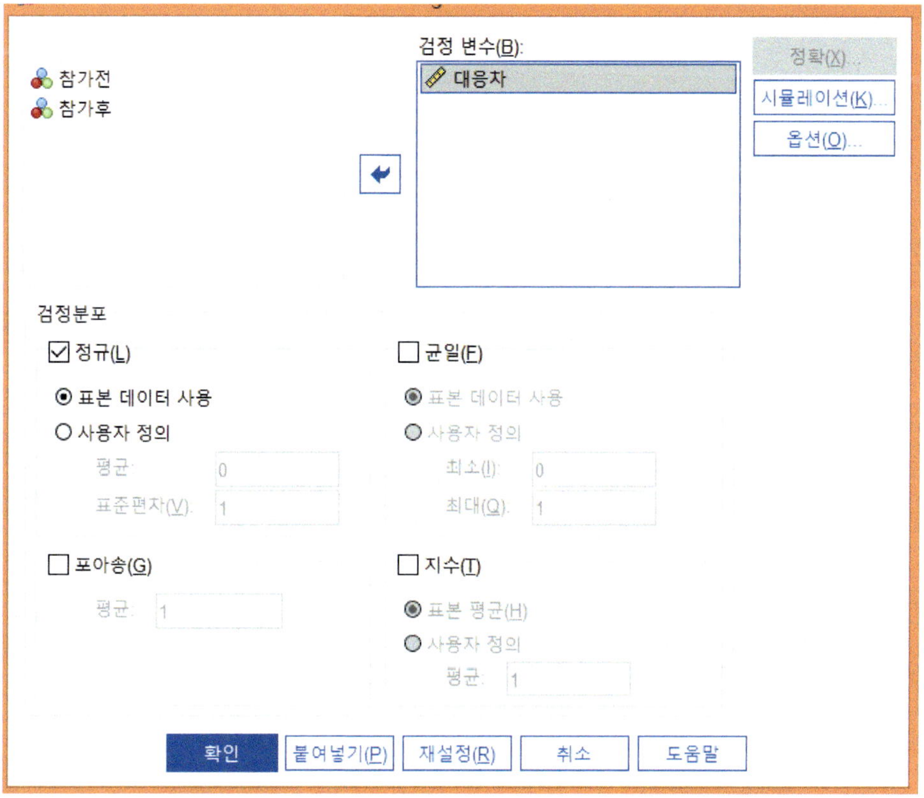
참가전
참가후
검정 변수(B):
대응차
정확(X)...
시뮬레이션(K)...
옵션(O)...
검정분포
정규(L)
표본 데이터 사용
사용자 정의
평균:
0
표준편차(V):
1
균일(F)
표본 데이터 사용
사용자 정의
최소(I):
0
최대(Q):
1
포아송(G)
평균:
1
지수(T)
표본 평균(H)
사용자 정의
평균:
1
확인
붙여넣기(P)
재설정(R)
취소
도움말

⑥ [분석－비모수검증－레거시 대화상자－2－대응표본]을 클릭하여 [2－대응표본 비모수검증] 창을 연다. 왼쪽에 있는 [참가전]과 [참사후]를 오른쪽 [검증대응]으로 이동시킨다. [검증 유형]은 [Wilcoxon]이 체크되어 있는지를 확인하고, [확인] 버튼을 클릭하면 윌콕슨 부호순위검증의 분석 결과가 나타난다.

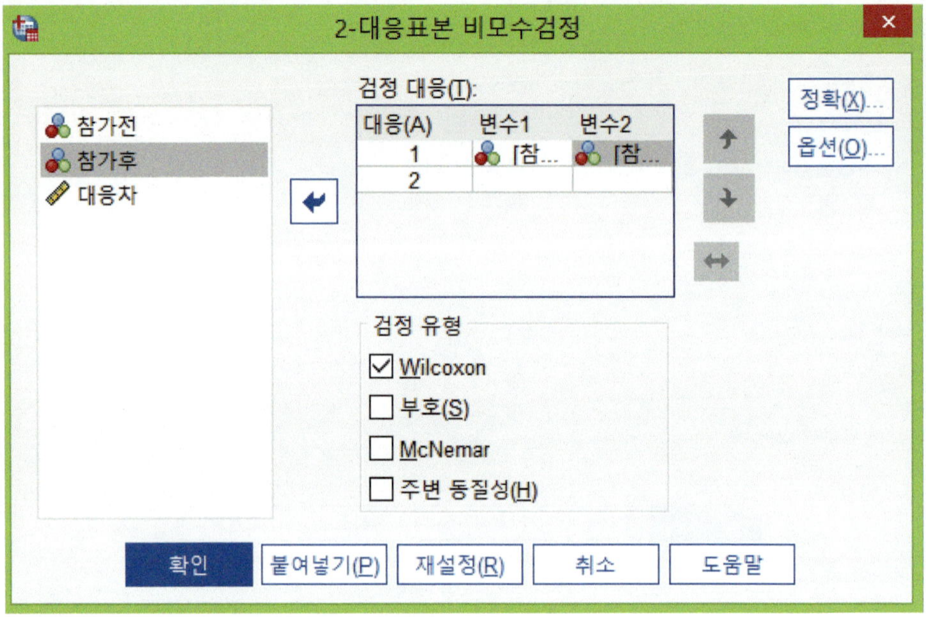

3) 윌콕슨 부호순위검증의 분석결과 및 해석

(1) [대응차] 변수의 정규성 검증

참가전과 참가후의 차로 생성된 [대응차] 변수의 정규성을 검증한 결과를 보면, 검증통계량이 0.323이며, 이에 대한 근사 유의확률(양측)이 0.004로 유의수준 0.05보다 작기 때문에 『대응차 변수는 정규분포를 한다』는 귀무가설이 기각되고, 『대응차 변수는 정규분포를 하지 않는다』는 대립가설이 채택된다. 따라서 윌콕슨 부호순위검증을 수행해야 한다.

일표본 Kolmogorov-Smirnov 검정

			대응차
N			10
정규 모수[a,b]	평균		-1.20
	표준편차		1.033
최대극단차이	절대값		.323
	양수		.323
	음수		-.277
검정 통계량			.323
근사 유의확률 (양측)[c]			.004
Monte Carlo 유의확률 (양측)[d]	유의확률		.003
	99% 신뢰구간	하한	.002
		상한	.005

a. 검정 분포가 정규입니다.

b. 데이터로부터 계산.

c. Lilliefors 유의확률 수정

d. 난수 시작값이 2000000인 Monte Carlo 표본 10000개를 기준으로 하는 Lilliefors 방법입니다.

(2) 윌콕슨 부호순위검증결과

윌콕슨 부호순위검증을 위해 재활 프로그램 전과 후의 순위합 차이에 대한 분석 결과를 보면, $Z=-2.4896$, $p=0.013$으로 유의수준 0.05보다 적기 때문에 통계적으로 유의하다. 따라서 재활 프로그램 참가 전과 후의 재활정도에 차이가 없다는 귀무가설이 기각되고, 재활 프로그램 참가 전과 후의 재활정도에 차이가 있다는 대립가설이 채택됨으로서 재활 프로그램은 재활에 효과가 있다고 판단할 수 있다.

순위

		N	평균 순위	순위합
참가후 - 참가전	음의 순위	1[a]	4.00	4.00
	양의 순위	9[b]	5.67	51.00
	등순위	0[c]		
	전체	10		

a. 참가후 < 참가전

b. 참가후 > 참가전

c. 참가후 = 참가전

검정 통계량[a]

	참가후 - 참가전
Z	-2.489[b]
근사 유의확률 (양측)	.013

a. Wilcoxon 부호순위 검정

b. 음의 순위를 기준으로.

2.3 Kruskal–Wallis(크루스칼 – 왈리스) 검증

1) 크루스칼–왈리스 검증을 위한 가설설정과 실습자료

『어떤 실험동물들을 3개의 집단(한 집단에 5마리)으로 나누어 각 집단에 약 A, 약 B, 그리고 약 C를 투여하고, 각 집단의 반응시간을 비교하였다. 다음의 실습자료를 통해 세 집단의 반응시간에 차이가 있다고 할 수 있는지를 확인해 보자.』

▸ 가설의 설정

귀무가설(H_0): 세 집단의 반응시간은 모두 같다.

대립가설(H_1): 세 집단의 반응시간은 모두 같지 않다.

▸ 설문코딩

ID	집단	반응시간
1	1	6
2	1	5
3	1	6
4	1	5
5	1	5
6	2	6
7	2	5
8	2	6
9	2	6
10	2	6
11	3	5
12	3	5
13	3	6
14	3	5
15	3	5

2) 크루스칼-왈리스 검증을 위한 SPSS 통계분석실행

① 처음 SPSS 통계프로그램을 실행하는 경우는 먼저 PC의 바탕화면에 내장되어 있는 [IBM SPSS Statistics]을 클릭한다. 그리고 [SPSS Statistics Data Editor(SPSS 데이터 편집기)] 창에서 하단에 있는 [변수보기]에서 [이름]의 세로열에 변수명(그룹, 반응시간)을 입력하고, [데이터 보기] 창에서 그룹과 반응시간의 변수에 해당하는 조사한 코딩한 자료들을 각 셀에 입력한다. [SPSS Statistics Data Editor(SPSS 데이터 편집기)] 창의 좌측 맨 위에 있는 [파일]→[저장]→[파일이름] 란에 연구자가 원하는 자료의 명을 입력한다. 그 다음 [저장]을 클릭하면 자료는 [SPSS 통계프로그램]에 저장된다. 이미 [SPSS 통계프로그램]에 저장되어 있는 경우는 [파일－열기－데이터]로 들어가 SPSS에 이미 저장된 분석하고자하는 파일을 불러들여 실행하면 된다.

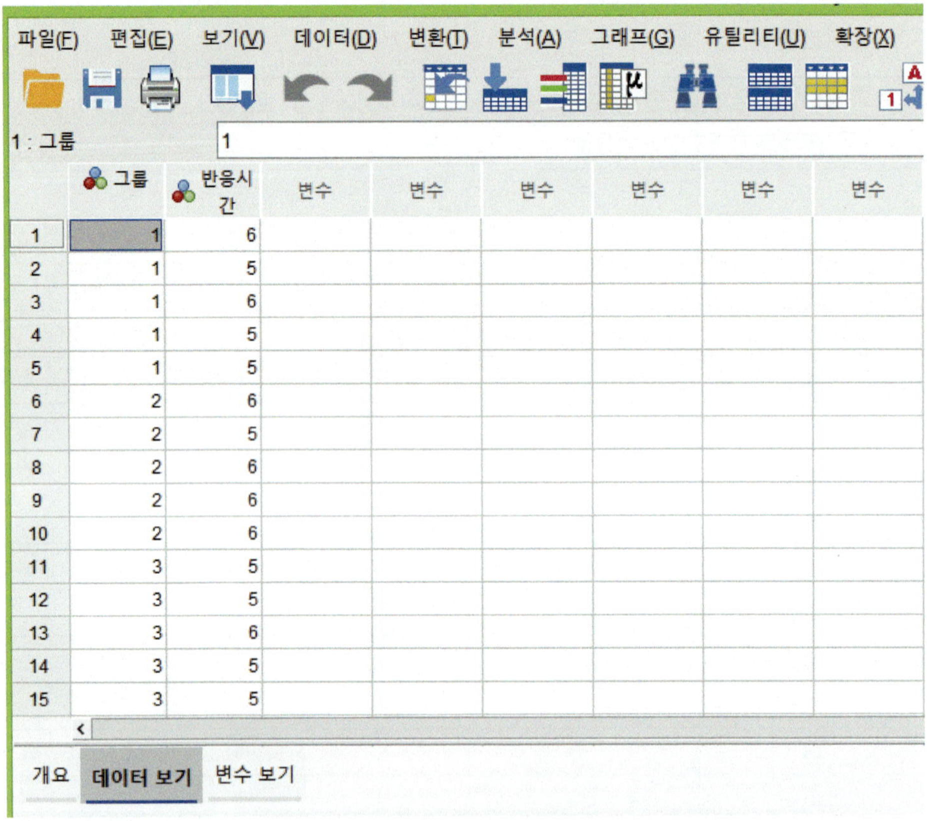

② [분석-기술통계량-데이터 탐색]을 클릭하여 [데이터 탐색] 창을 연다. 왼쪽에 있는 [그룹]을 오른쪽 [요인]으로, [반응시간]을 [종속변수]로 이동시킨다.

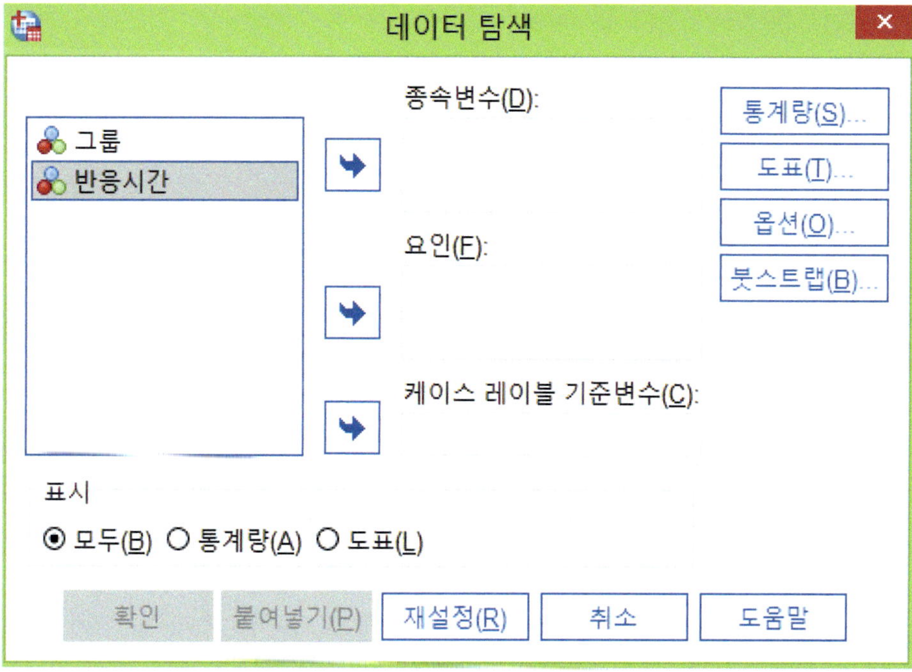
데이터 탐색
그룹
반응시간
종속변수(D):
요인(F):
케이스 레이블 기준변수(C):
통계량(S)...
도표(T)...
옵션(O)...
붓스트랩(B)...
표시
모두(B) 통계량(A) 도표(L)
확인 붙여넣기(P) 재설정(R) 취소 도움말

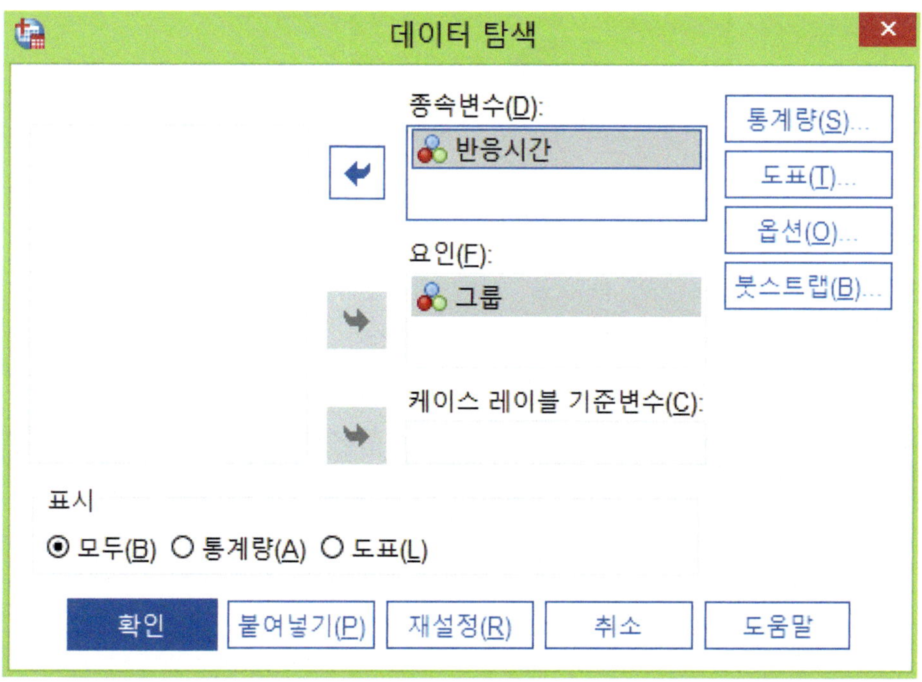
데이터 탐색
종속변수(D):
반응시간
요인(F):
그룹
케이스 레이블 기준변수(C):
통계량(S)...
도표(T)...
옵션(O)...
붓스트랩(B)...
표시
모두(B) 통계량(A) 도표(L)
확인 붙여넣기(P) 재설정(R) 취소 도움말

③ 실험자료가 정규분포를 하는지 정규분포를 하지 않는지를 확인하기 위해 [데이터 탐색: 도표] 창에서 [검증과 함께 정규성 도표]를 체크하고 [계속] 버튼을 클릭한다. [데이터 탐색] 창에서 [확인] 버튼을 클릭하면 실험자료의 정규성에 대한 분석 결과가 나타난다.

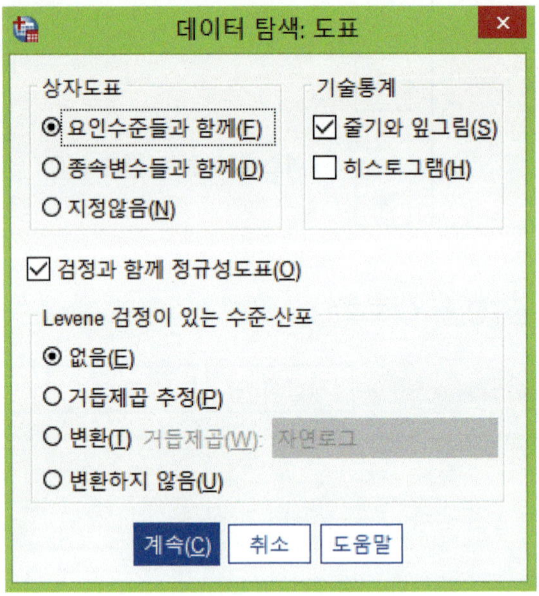

④ [분석−비모수검증−독립표본]을 클릭하여 [비모수검증: 둘 이상의 독립표본] 창을 연다. 상단에 있는 [목적] 탭에서 [귀하의 원하는 목적은 무엇입니까?]에서 [사용자 정의에 의한 분석]을 체크한다. [필드] 탭에서 왼쪽에 있는 [집단]을 오른쪽 [집단]으로, [반응시간]을 [검증 필드]로 이동시킨다. 그리고 [설정] 탭에서 [사용자정의에 의한 검증]을 선택한다. [Kruskal−Wallis 일원배치 분산분석(k−표본)]을 체크하고 창의 하단에 있는 [▶실행] 버튼을 클릭하면, 크루스칼−왈리스 검증의 분석 결과가 나타난다.

3) 크루스칼–왈리스 검증의 분석결과 및 해석

(1) 기술통계량 및 정규성검증

기술통계에서 왜도와 첨도의 절대값이 각각 2와 7 미만으로 실습을 위한 집단별 자료는 정규분포를 따르고 있음을 알 수 있다. 하지만 Shapiro−Wilk검증 결과를 보면, p값이 모두 유의수준 0.05보다 작기 때문에 실습을 위한 집단별 자료는 정규분포를 따르지 않고 있음을 알 수 있다. 따라서 모수통계분석이 아닌 비모수통계분석인 크루스칼−왈리스 검증을 수행해야 한다.

기술통계

	그룹			통계	표준오차
반응시간	1	평균		5.40	.245
		평균의 95% 신뢰구간	하한	4.72	
			상한	6.08	
		5% 절사평균		5.39	
		중위수(D)		5.00	
		분산(V)		.300	
		표준편차		.548	
		최소값(U)		5	
		최대값(X)		6	
		범위(R)		1	
		사분위수 범위		1	
		왜도(W)		.609	.913
		첨도(K)		-3.333	2.000
	2	평균		5.80	.200
		평균의 95% 신뢰구간	하한	5.24	
			상한	6.36	
		5% 절사평균		5.83	
		중위수(D)		6.00	
		분산(V)		.200	
		표준편차		.447	
		최소값(U)		5	
		최대값(X)		6	
		범위(R)		1	
		사분위수 범위		1	
		왜도(W)		-2.236	.913
		첨도(K)		5.000	2.000
	3	평균		5.20	.200
		평균의 95% 신뢰구간	하한	4.64	
			상한	5.76	
		5% 절사평균		5.17	
		중위수(D)		5.00	
		분산(V)		.200	
		표준편차		.447	
		최소값(U)		5	
		최대값(X)		6	
		범위(R)		1	
		사분위수 범위		1	
		왜도(W)		2.236	.913
		첨도(K)		5.000	2.000

정규성 검정

	그룹	Kolmogorov-Smirnov[a] 통계	자유도	CTT 유의확률	Shapiro-Wilk 통계	자유도	CTT 유의확률
반응시간	1	.367	5	.026	.684	5	.006
	2	.473	5	<.001	.552	5	<.001
	3	.473	5	<.001	.552	5	<.001

a. Lilliefors 유의확률 수정

(2) 크루스칼-왈리스 검증결과

검증통계량이 9.009이며, 이에 대한 근사 유의확률은 0.032로 유의수준 0.05보다 적기 때문에 세 집단의 반응시간은 모두 같다는 귀무가설은 기각되고, 세 집단의 반응시간은 모두 같지 않다는 대립가설은 채택된다.

독립표본 Kruskal-Wallis 검증 요약

전체 N	15
검증통계량	9.009
자유도	2
근사 유의확률(양측검증)	.032

구분		N	평균순위	검증통계량	p값	시후검증
반응시간	집단1	5	5.40	9.009*	0.041	1>2
	집단2	5	5.80			
	집단3	5	5.20			

* $p<0.05$

제15장 정리

01 비모수통계분석에서 많이 사용되는 다음의 검증방법을 개략적으로 설명하시오.

- Mann–Whitney(맨–휘트니) 검증
- Wilcoxon(윌콕슨) 부호순위 검증
- Kruskal–Wallis 검증

02 일반적인 통계분석과 비모수통계분석은 어떻게 다른가?

03 다음의 표는 저체중(BMI 18.5 미만)과 비만(BMI 30 이상)인 사람의 24시간 동안 총 에너지소비량(MJ/day)을 조사한 것이다. 이 자료를 통해 두 집단 간에 에너지 소비량의 차이가 있는지를 비모수적 통계분석을 수행하시오.

ID	저체중	비만
1	6.77	8.88
2	6.45	8.90
3	7.10	9.06
4	7.08	9.99
5	8.77	8.67
6	8.43	10.9
7	7.77	11.0
8	8.00	9.80
9	9.87	8.99
10	9.88	10.0

04 새로 개발된 혈압약이 혈압(mmHg)에 영향을 미치는가를 확인하기 위해 혈압 140 이상의 고혈압 환자 15명을 대상으로 신규 개발된 혈압약 투입의 전과 후의 혈압을 측정하였다. 다음의 실습자료를 통해 정규성을 확인하고, 만약 정규성을 따른 경우에는 대응표본 t검증을 실행하고, 정규성을 따르지 않는 경우에 윌콕슨 부호순위검증을 실행하시오.

전	140	154	144	160	144	153	154	155	167	156	176	155	150	147	142
후	125	133	99	124	115	124	130	132	140	134	134	132	133	134	120

부 표

통계 분포표

1. 이항분포표
2. 포아송분포표
3. 표준정규분포표
4. t 분포표
5. χ^2분포표
6. F분포표

1. 이항분포표: $F(X=x)=n\,C_x \pi^x (1-\pi)^{n-x}$

n	x \ p	.01	.05	.10	.15	.20	.25	.30	.35	.40	.45	.50
1	0	.9900	.9500	.9000	.8500	.8000	.7500	.7000	.6500	.6000	.5500	.5000
	1	.0100	.0500	.1000	.1500	.2000	.2500	.3000	.3500	.4000	.4500	.5000
2	0	.9801	.9025	.8100	.7225	.6400	.5625	.4900	.4225	.3600	.3025	.2500
	1	.0198	.0950	.1800	.2550	.3200	.3750	.4200	.4550	.4800	.4950	.5000
	2	.0001	.0025	.0100	.0225	.0400	.0625	.0900	.1225	.1600	.2025	.2500
3	0	.9703	.8574	.7290	.6141	.5120	.4219	.3430	.2746	.2160	.1664	.1250
	1	.0294	.1354	.2430	.3251	.3840	.4219	.4410	.4436	.4320	.4084	.3750
	2	.0003	.0071	.0270	.0574	.0960	.1406	.1890	.2389	.2880	.3341	.3750
	3	.0000	.0001	.0010	.0034	.0080	.0156	.0270	.0429	.0640	.0911	.1250
4	0	.9606	.8145	.6561	.5220	.4096	.3164	.2401	.1785	.1296	.0915	.0625
	1	.0388	.1715	.2916	.3685	.4096	.4219	.4116	.3845	.3456	.2995	.2500
	2	.0006	.0135	.0486	.0975	.1536	.2109	.2646	.3105	.3456	.3675	.3750
	3	.0000	.0005	.0036	.0115	.0258	.0469	.0756	.1115	.1536	.2005	.2500
	4	.0000	.0000	.0001	.0005	.0016	.0039	.0081	.0150	.0256	.0410	.0625
5	0	.9510	.7738	.5905	.4437	.3277	.2373	.1681	.1160	.0778	.0503	.0312
	1	.0480	.2036	.3280	.3915	.4096	.3955	.3602	.3124	.2592	.2059	.1562
	2	.0010	.0214	.0729	1382	.2048	.2637	.3087	.3364	.3456	.3369	.3125
	3	.0000	.0011	.0081	.0244	.0512	.0879	.1323	.1811	.2304	.2757	.3125
	4	.0000	.0000	.0004	.0022	.0064	.0146	.0284	.0488	.0768	.1128	.1562
	5	.0000	.0000	.0000	.0001	.0003	.0010	.0024	.0053	.0102	.0185	.0312
6	0	.9415	.7351	.5314	.3771	.2621	.1780	.1176	.0754	.0467	.0277	.0156
	1	.0571	.2321	.3543	.3993	.3932	.3560	.3025	.2437	.1866	.1359	.0938
	2	.0014	.0305	.0984	.1762	.2458	.2966	.3241	.3280	.3110	.2780	.2344
	3	.0000	.0021	.0146	.0415	.0819	.1318	.1852	.2355	.2765	.3032	.3125
	4	.0000	.0001	.0012	.0055	.0154	.0330	.0595	.0951	.1382	.1861	.2344
	5	.0000	.0000	.0001	.0004	.0015	.0044	.0102	.0205	.0369	.0609	.0938
	6	.0000	.0000	.0000	.0000	.0001	.0002	.0007	.0018	.0041	.0083	.0156
7	0	.9321	.6983	.4783	.3206	.2097	.1335	.0824	.0490	.0280	.0152	.0078
	1	.0659	.2573	.3720	.3960	.3670	.3115	.2471	.1848	.1306	.0872	.0547
	2	.0020	.0406	.1240	.2097	.2753	.3115	.3177	.2985	.2613	.2140	.1641
	3	.0000	.0036	.0230	.0617	.1147	.1730	.2269	.2679	.2903	.2918	.2734
	4	.0000	.0002	.0026	.0109	.0287	.0577	.0972	.1442	.1935	.2388	.2734
	5	.0000	.0000	.0002	.0012	.0043	.0115	.0250	.0466	.0774	.1172	.1641
	6	.0000	.0000	.0000	.0001	.0004	.0013	.0036	.0084	.0172	.0320	.0547
	7	.0000	.0000	.0000	.0000	.0000	.0001	.0002	.0006	.0016	.0037	.0078

n	x \ p	.01	.05	.10	.15	.20	.25	.30	.35	.40	.45	.50
8	0	.9227	.6634	.4305	.2725	.1678	.1002	.0576	.0319	.0168	.0084	.0039
	1	.0746	.2793	.3826	.3847	.3355	.2670	.1977	.1373	.0896	.0548	.0312
	2	.0026	.0515	.1488	.2376	.2936	.3115	.2065	.2587	.2090	.1569	.1094
	3	.0001	.0054	.0331	.0839	.1468	.2076	.2541	.2786	.2787	.2568	.2188
	4	.0000	.0004	.0046	.0185	.0459	.0865	.1361	.1875	.2322	.2627	.2734
	5	.0000	.0000	.0004	.0026	.0092	.0231	.0467	.0808	.1239	.1719	.2188
	6	.0000	.0000	.0000	.0002	.0011	.0038	.0100	.0217	.0413	.0403	.1094
	7	.0000	.0000	.0000	.0000	.0001	.0004	.0012	.0033	.0079	.0164	.0312
	8	.0000	.0000	.0000	.0003	.0020	.0082	.0232	.0510	.0918	.1398	.1833
9	0	.9135	.6302	.3874	.2316	.1342	.0751	.0404	.0207	.0101	.0046	.0020
	1	.0830	.2985	.3874	.3679	.3020	.2253	.1556	.1004	.0605	.0339	.0176
	2	.0830	.2985	.3874	.3679	.3020	.2253	.1556	.1004	.0605	.0339	.0176
	3	.0001	.0077	.0446	.1069	.1762	.2336	.2668	.2716	.2508	.2119	.1641
	4	.0000	.0006	.0074	.0283	.0661	.1168	.1715	.2194	.2058	.2600	.2461
	5	.0000	.0000	.0008	.0050	.0165	.0389	.0735	.1181	.1672	.2128	.2461
	6	.0000	.0000	.0001	.0006	.0028	.0087	.0210	.0424	.0743	.1160	.1641
	7	.0000	.0000	.0000	.0000	.0003	.0012	.0039	.0098	.0212	.0407	.0703
	8	.0000	.0000	.0000	.0000	.0000	.0001	.0004	.0013	.0035	.0083	.0176
	9	.0000	.0000	.0000	.0000	.0000	.0000	.0000	.0001	.0003	.0008	.0020
10	0	.9044	.5987	.3487	.1969	.1074	.0563	.0282	.0135	.0060	.0025	.0010
	1	.0914	.3151	.3874	.3474	.2684	.1877	.1211	.0725	.0403	.0207	.0098
	2	.0042	.0746	.1937	.2759	.3020	.2816	.2335	.1757	.1209	.0763	.0439
	3	.0001	.0105	.0574	.1298	.2013	.2503	.2668	.2522	.2150	.1665	.1172
	4	.0000	.0010	.0112	.0401	.0881	.1460	.2001	.2377	.2508	.2384	.2051
	5	.0000	.0001	.0015	.0085	.0264	.0584	.1029	.1536	.2007	.2340	.2461
	6	.0000	.0000	.0001	.0012	.0055	.0162	.0368	.0689	.1115	.1596	.2051
	7	.0000	.0000	.0000	.0001	.0008	.0031	.0090	.0212	.0425	.0746	.1172
	8	.0000	.0000	.0000	.0000	.0001	.0004	.0014	.0043	.0106	.0229	.0439
	9	.0000	.0000	.0000	.0000	.0000	.0000	.0001	.0005	.0016	.0042	.0098
	10	.0000	.0000	.0000	.0000	.0000	.0000	.0000	.0000	.0001	.0003	.0010

n	x \ p	.01	.05	.10	.15	.20	.25	.30	.35	.40	.45	.50
15	0	.8601	.4633	.2059	.0874	.0352	.0134	.0047	.0016	.0005	.0001	.0000
	1	.1303	.3658	.3432	.2312	.1319	.0668	.0305	.0126	.0047	.0016	.0005
	2	.0092	.1348	.2669	.2856	.2309	.1559	.0916	.0476	.0219	.0090	.0032
	3	.0004	.0307	.1285	.2184	.2501	.2252	.1700	.1110	.0634	.0318	.0139
	4	.0000	.0049	.0428	.1156	.1876	.2252	.2186	.1792	.1268	.0780	.0417
	5	.0000	.4633	.2059	.0874	.0352	.0134	.0047	.0016	.0005	.0001	.0000
	6	.0000	.0000	.0019	.0132	.0430	.0917	.1472	.1906	.2066	.1914	.1527
	7	.0000	.0000	.0003	.0030	.0138	.0393	.0811	.1319	.1771	.2013	.1964
	8	.0000	.0000	.0000	.0005	.0035	.0131	.0348	.0710	.1181	.1647	.1964
	9	.0000	.0000	.0000	.0001	.0007	.0034	.0116	.0298	.0612	.1048	.1527
	10	.0000	.0000	.0000	.0000	.0001	.0007	.0030	.0096	.0245	.0515	.0916
	11	.0000	.0000	.0000	.0000	.0000	.0001	.0006	.0024	.0074	.0191	.0417
	12	.0000	.0000	.0000	.0000	.0000	.0000	.0001	.0004	.0016	.0052	.0139
	13	.0000	.0000	.0000	.0000	.0000	.0000	.0000	.0001	.0003	.0010	.0032
	14	.0000	.0000	.0000	.0000	.0000	.0000	.0000	.0000	.0000	.0001	.0005
	15	.0000	.0000	.0000	.0000	.0000	.0000	.0000	.0000	.0000	.0000	.0000
20	0	.8179	.3585	.1216	.0388	.0115	.0032	.0008	.0002	.0000	.0000	.0000
	1	.1652	.3774	.2702	.1368	.0576	.0211	.0068	.0020	.0008	.0001	.0000
	2	.0159	.1887	.2852	.2293	.1369	.0669	.0278	.0100	.0031	.0008	.0002
	3	.0010	.0596	.1901	.2428	.2054	.1339	.0718	.0323	.0123	.0040	.0011
	4	.0000	.0133	.0898	.1821	.2182	.1897	.1304	.0738	.0350	.0139	.0046
	5	.0000	.0022	.0319	.1028	.1746	.2023	.1789	.1272	.0746	.0365	.0148
	6	.0000	.0003	.0089	.0454	.1091	.1686	.1916	.1712	.1244	.0746	.0370
	7	.0000	.0000	.0020	.0160	.0545	.1124	.1643	.1844	.1659	.1221	.0739
	8	.0000	.0000	.0004	.0046	.0222	.0609	.1144	.1614	.1797	.1623	.1201
	9	.0000	.0000	.0001	.0011	.0074	.0271	.0654	.1158	.1597	.1771	.1602
	10	.0000	.0000	.0000	.0002	.0020	.0099	.0308	.0686	.1171	.1593	.1762
	11	.0000	.0000	.0000	.0000	.0005	.0030	.0120	.0336	.0710	.1185	.1602
	12	.0000	.0000	.0000	.0000	.0001	.0008	.0039	.0136	.0355	.0727	.1201
	13	.0000	.0000	.0000	.0000	.0000	.0002	.0010	.0045	.0146	.0366	.0739
	14	.0000	.0000	.0000	.0000	.0000	.0000	.0002	.0012	.0049	.0150	.0370
	15	.0000	.0000	.0000	.0000	.0000	.0000	.0000	.0003	.0013	.0049	.0148
	16	.0000	.0000	.0000	.0000	.0000	.0000	.0000	.0000	.0003	.0013	.0046
	17	.0000	.0000	.0000	.0000	.0000	.0000	.0000	.0000	.0000	.0002	.0011
	18	.0000	.0000	.0000	.0000	.0000	.0000	.0000	.0000	.0000	.0000	.0002
	19	.0000	.0000	.0000	.0000	.0000	.0000	.0000	.0000	.0000	.0000	.0000
	20	.0000	.0000	.0000	.0000	.0000	.0000	.0000	.0000	.0000	.0000	.0000

2. 포아송분포표: $P(X=x)=\dfrac{e^{-\lambda}\lambda^{x}}{x!}$

x	λ									
	0.1	0.2	0.3	0.4	0.5	0.6	0.7	0.8	0.9	1.0
0	.9048	.8187	.7408	.6703	.6065	.5488	.4966	.4493	.4066	.3679
1	.0905	.1637	.0222	.2681	.3033	.3293	.3476	.3595	.3659	.3679
2	.0045	.0164	.0333	.0536	.0758	.0988	.1217	.1438	.1647	.1839
3	.0002	.0011	.0033	.0072	.0126	.0198	.0284	.0383	.0494	.0613
4		.0001	.0002	.0007	.0016	.0030	.0050	.0077	.0111	.0153
5				.0001	.0002	.0004	.0007	.0012	.0020	.0031
6							.0001	.0002	.0003	.0005
7										.0001

X	λ									
	1.5	2.0	2.5	3.0	3.5	4.0	4.5	5.0	6.0	7.0
0	.2231	.1353	.0821	.0498	.0302	.0183	.0111	.0067	.0025	.0009
1	.3347	.2707	.2052	.1494	.1057	.0733	.0500	.0337	.0149	.0064
2	.2510	.2707	.2565	.2240	.1850	.1465	.1125	.0842	.0446	.0223
3	.1255	.1804	.2138	.2241	.2158	.1954	.1687	.1404	.0892	.0521
4	.0471	.0902	.1336	.1680	.1888	.1954	.1898	.1755	.1339	.0912
5	.0141	.0361	.0668	.1008	.1322	.1563	.1708	.1755	.1606	.1277
6	.0035	.0120	.0278	.0504	.0771	.1042	.1281	.1462	.1606	.1490
7	.0008	.0034	.0099	.0216	.0385	.0595	.0824	.1044	.1377	.1490
8	.0001	.0009	.0031	.0081	.0169	.0298	.0463	.0653	.1033	.1304
9		.0002	.0009	.0027	.0066	.0132	.0232	.0363	.0688	.1014
10			.0002	.0008	.0023	.0053	.0104	.0181	.0413	.0710
11				.0002	.0007	.0019	.0043	.0082	.0225	.0452
12				.0001	.0002	.0006	.0016	.0034	.0113	.0264
13					.0001	.0002	.0006	.0013	.0052	.0142
14						.0001	.0002	.0005	.0022	.0071
15							.0001	.0002	.0009	.0033
16									.0003	.0014
17									.0001	.0006
18										.0002
19										.0001

3. 표준정규분포표

z	0.00	0.01	0.02	0.03	0.04	0.05	0.06	0.07	0.08	0.09
0.0	0.500000	0.503989	0.507978	0.511966	0.515953	0.519939	0.523922	0.527903	0.531881	0.535856
0.1	0.539828	0.543795	0.547758	0.551717	0.555670	0.559618	0.563559	0.567495	0.571424	0.575345
0.2	0.579260	0.583166	0.587064	0.590954	0.594835	0.598706	0.602568	0.606420	0.610261	0.614092
0.3	0.617911	0.621720	0.625516	0.629300	0.633072	0.636831	0.640576	0.644309	0.648027	0.651732
0.4	0.655422	0.659097	0.662757	0.666402	0.670031	0.673645	0.677242	0.680822	0.684386	0.687933
0.5	0.691462	0.694974	0.698468	0.701944	0.705401	0.708840	0.712260	0.715661	0.719043	0.722405
0.6	0.725747	0.729069	0.732371	0.735653	0.738914	0.742154	0.745373	0.748571	0.751748	0.754903
0.7	0.758036	0.761148	0.764238	0.767305	0.770350	0.773373	0.776373	0.779350	0.782305	0.785236
0.8	0.788145	0.791030	0.793892	0.796731	0.799546	0.802337	0.805105	0.807850	0.810570	0.813267
0.9	0.815940	0.818589	0.821214	0.823814	0.826391	0.828944	0.831472	0.833977	0.836457	0.838913
1.0	0.841345	0.843752	0.846136	0.848495	0.850830	0.853141	0.855428	0.857690	0.859929	0.862143
1.1	0.864334	0.866500	0.868643	0.870762	0.872857	0.874928	0.876976	0.879000	0.881000	0.882977
1.2	0.884930	0.886861	0.888768	0.890651	0.892512	0.894350	0.896165	0.897958	0.899727	0.901475
1.3	0.903200	0.904902	0.906582	0.908241	0.909877	0.911492	0.913085	0.914657	0.916207	0.917736
1.4	0.919243	0.920730	0.922196	0.923641	0.925066	0.926471	0.927855	0.929219	0.930563	0.931888
1.5	0.933193	0.934478	0.935745	0.936992	0.938220	0.939429	0.940620	0.941792	0.942947	0.944083
1.6	0.945201	0.946301	0.947384	0.948449	0.949497	0.950529	0.951543	0.952540	0.953521	0.954486
1.7	0.955435	0.956367	0.957284	0.958185	0.959070	0.959941	0.960796	0.961636	0.962462	0.963273
1.8	0.964070	0.964852	0.965620	0.966375	0.967116	0.967843	0.968557	0.969258	0.969946	0.970621
1.9	0.971283	0.971933	0.972571	0.973197	0.973810	0.974412	0.975002	0.975581	0.976148	0.976705
2.0	0.977250	0.977784	0.978308	0.978822	0.979325	0.979818	0.980301	0.980774	0.981237	0.981691
2.1	0.982136	0.982571	0.982997	0.983414	0.983823	0.984222	0.984614	0.984997	0.985371	0.985738
2.2	0.986097	0.986447	0.986791	0.987126	0.987455	0.987776	0.988089	0.988396	0.988696	0.988989
2.3	0.989276	0.989556	0.989830	0.990097	0.990358	0.990613	0.990863	0.991106	0.991344	0.991576
2.4	0.991802	0.992024	0.992240	0.992451	0.992656	0.992857	0.993053	0.993244	0.993431	0.993613
2.5	0.993790	0.993963	0.994132	0.994297	0.994457	0.994614	0.994766	0.994915	0.995060	0.995201
2.6	0.995339	0.995473	0.995604	0.995731	0.995855	0.995975	0.996093	0.996207	0.996319	0.996427
2.7	0.996533	0.996636	0.996736	0.996833	0.996928	0.997020	0.997110	0.997197	0.997282	0.997365
2.8	0.997445	0.997523	0.997599	0.997673	0.997744	0.997814	0.997882	0.997948	0.998012	0.998074
2.9	0.998134	0.998193	0.998250	0.998305	0.998359	0.998411	0.998462	0.998511	0.998559	0.998605
3.0	0.998650	0.998694	0.998736	0.998777	0.998817	0.998856	0.998893	0.998930	0.998965	0.998999
3.1	0.999032	0.999065	0.999096	0.999126	0.999155	0.999184	0.999211	0.999238	0.999264	0.999289
3.2	0.999313	0.999336	0.999359	0.999381	0.999402	0.999423	0.999443	0.999462	0.999481	0.999499
3.3	0.999517	0.999534	0.999550	0.999566	0.999581	0.999596	0.999610	0.999624	0.999638	0.999651
3.4	0.999663	0.999675	0.999687	0.999698	0.999709	0.999720	0.999730	0.999740	0.999749	0.999758
3.5	0.999767	0.999776	0.999792	0.999792	0.999800	0.999807	0.999815	0.999822	0.999828	0.999835
3.6	0.999841	0.999847	0.999858	0.999858	0.999864	0.999869	0.999874	0.999879	0.999883	0.999888
3.7	0.999892	0.999896	0.999904	0.999904	0.999908	0.999912	0.999150	0.999918	0.999922	0.999925
3.8	0.999928	0.999931	0.999936	0.999936	0.999938	0.999941	0.999943	0.999946	0.999948	0.999950
3.9	0.999952	0.999954	0.999958	0.999958	0.999959	0.999961	0.999963	0.999964	0.999966	0.999967

표준정규분포는 평균 μ, 분산이 σ^2인 정규분포 $X \sim N(\mu, \sigma^2)$를 $Z = (X - \mu)/\sigma$ 공식을 이용하여 평균이 0, 분산이 1인 $Z \sim N(0,1)$로 표준화한 것이다. 정규분포의 공식에서 Z=2.55라면, 표준정규분포표의 세로축에서 2.5와 가로축에서 0.05와 교차한 0.994614(99.4614%)가 그래프의 면적에 해당하는 확률값이 된다.

그림 1-1 표준정규분포

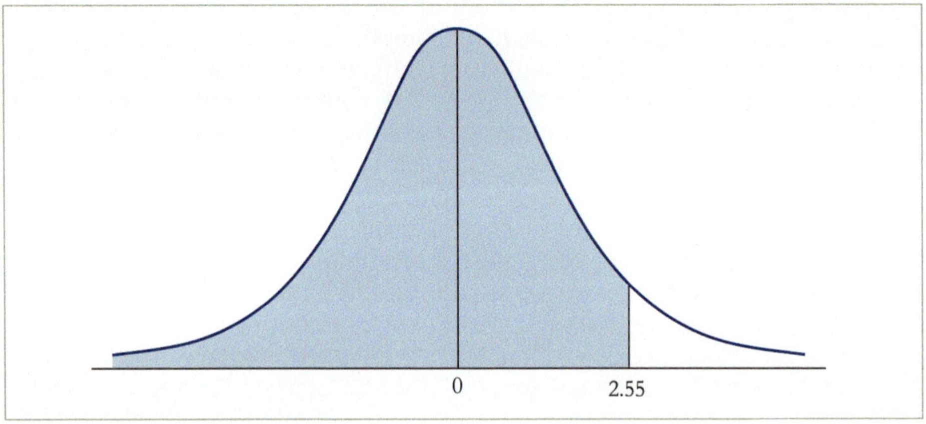

한편, 정규분포의 공식에서 구한 $Z = -2.55$이면 해당하는 확률값을 표준정규분포에서 어떻게 찾을 것인가? 정규분포의 좌우대칭성을 활용하면 간단히 찾을 수 있다. $Z = -2.55$에 해당하는 확률값은 $Z = 2.55$ 이상의 확률값과 같다. 따라서 정규분포의 총면적인 1에서 $Z = 2.55$ 미만인 확률값 0.994614를 뺀 값이 그래프의 면적과 같은 0.005386(5.386%)이 된다.

그림 1-2 표준정규분포

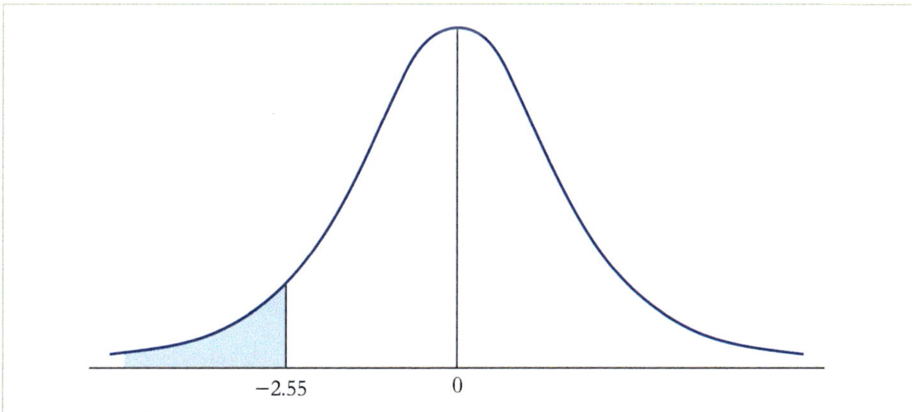

4. t분포표

v \ α	.10	.05	.025	.01	.005
1	3.078	6.314	12.706	31.821	63.657
2	1.886	2.920	4.303	6.965	9.925
3	1.638	2.353	3.182	4.541	5.841
4	1.533	2.132	2.776	3.747	4.604
5	1.476	2.015	2.571	3.365	4.032
6	1.440	1.943	2.447	3.143	3.707
7	1.415	1.895	2.365	2.998	3.499
8	1.397	1.860	2.306	2.896	3.355
9	1.383	1.833	2.262	2.821	3.250
10	1.372	1.812	2.228	2.764	3.169
11	1.363	1.796	2.201	2.718	3.106
12	1.356	1.782	2.179	2.681	3.055
13	1.350	1.771	2.160	2.650	3.012
14	1.345	1.761	2.145	2.624	2.977
15	1.341	1.753	2.131	2.602	2.947
16	1.337	1.746	2.120	2.583	2.921
17	1.333	1.740	2.110	2.567	2.898
18	1.330	1.734	2.101	2.552	2.878
19	1.328	1.729	2.093	2.539	2.861
20	1.325	1.725	2.086	2.528	2.845
21	1.323	1.721	2.080	2.518	2.831
22	1.321	1.717	2.074	2.508	2.819
23	1.319	1.714	2.069	2.500	2.807
24	1.318	1.711	2.064	2.492	2.797
25	1.316	1.708	2.060	2.485	2.787
26	1.315	1.706	2.056	2.479	2.779
27	1.314	1.703	2.052	2.473	2.771
28	1.313	1.701	2.048	2.467	2.763
29	1.311	1.699	2.045	2.462	2.756
30	1.310	1.697	2.042	2.457	2.750
40	1.303	1.684	2.021	2.423	2.704
60	1.296	1.671	2.000	2.390	2.660
120	1.289	1.658	1.980	2.358	2.617
∞	1.282	1.645	1.960	2.326	2.576

표본의 크기가 30보다 작고 모집단의 분산(σ^2)을 모르고 있는 경우에 모집단의 분산(σ^2)대신 표본의 분산(s^2)을 사용하게 되는데, 이때 표본분포가 t분포를 이룬다고 가정한다. t분포는 정규분포와 같이 형태이지만 자유도에 종모양이 결정된다. 자유도는 표본의 크기(n)에서 1을 뺀 $n-1$이 된다. t분포표에서 세로

축은 자유도(ν 또는 df), 가로축은 확률값을 나타낸다. 예를 들면, 표본의 크기가 12이면, 자유도(ν)는 11, 확률(α)이 0.05가 교차하는 1.796이 t값이며, 그래프의 면적이 된다.

그림 1-3 t분포

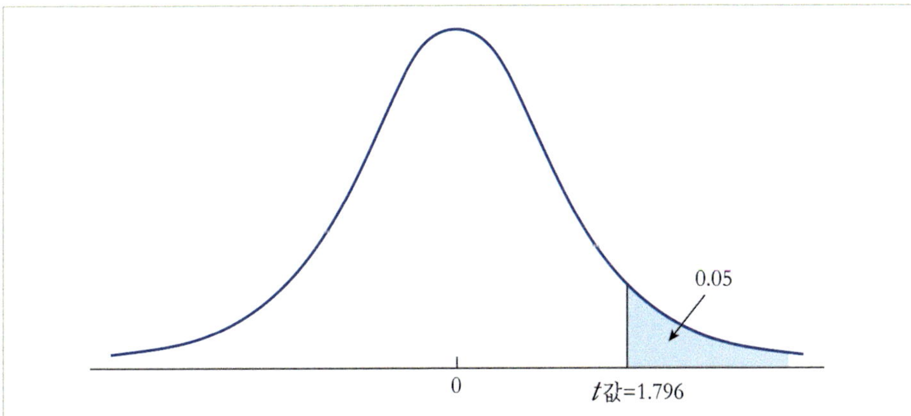

5. χ^2분포표

ν	α=0.995	α=0.99	α=0.975	α=0.95	α=0.05	α=0.025	α=0.01	α=0.005	ν
1	0.0000393	0.000157	0.000982	0.00393	3.841	5.024	6.635	7.879	2
2	0.0100	0.0201	0.0506	0.103	5.991	7.378	9.210	10.597	2
3	0.0717	0.115	0.216	0.352	7.815	9.348	11.345	12.838	3
4	0.207	0.297	0.484	0.711	9.488	11.143	13.277	14.860	4
5	0.412	0.554	0.831	1.145	11.070	12.832	15.086	16.750	5
6	0.676	0.872	1.237	1.635	12.592	14.449	16.812	18.548	6
7	0.989	1.239	1.690	2.167	14.067	16.013	18.475	20.278	7
8	1.344	1.646	2.180	2.733	15.507	17.535	20.090	21.955	8
9	1.735	2.088	2.700	3.325	16.919	19.023	21.666	23.589	9
10	2.156	2.558	3.247	3.940	18.307	20.483	23.209	25.188	10
11	2.603	3.053	3.816	4.575	19.675	21.920	24.725	26.757	11
12	3.074	3.571	4.404	5.226	21.026	23.337	26.217	28.300	12
13	3.565	4.107	5.009	5.892	22.362	24.736	27.688	29.819	13
14	4.075	4.660	5.629	6.571	23.685	26.119	29.141	31.319	14
15	4.601	5.229	6.262	7.261	24.996	27.488	30.578	32.801	15
16	5.142	5.812	6.908	7.962	26.296	28.845	32.000	34.267	16
17	5.697	6.408	7.564	8.672	27.587	30.191	33.409	35.718	17
18	6.265	7.015	8.231	9.390	28.869	31.526	34.805	37.156	18
19	6.844	7.633	8.907	10.117	30.144	32.852	36.191	38.582	19
20	7.434	8.260	9.591	10.851	31.410	34.170	37.566	39.997	20
21	8.034	8.897	10.283	11.591	32.671	35.479	38.932	41.401	21
22	8.643	9.542	10.982	12.338	33.924	36.781	40.289	42.796	22
23	9.260	10.196	11.689	13.091	35.172	38.076	41.638	44.181	23
24	9.886	10.856	12.401	13.848	36.415	39.364	42.980	45.558	24
25	10.520	11.524	13.120	14.611	37.652	40.646	44.314	46.928	25
26	11.160	12.198	13.844	15.379	38.885	41.923	45.642	48.290	26
27	11.808	12.879	14.573	16.151	40.113	43.194	46.963	49.645	27
28	12.461	13.565	15.308	16.928	41.337	44.461	48.278	50.993	28
29	13.121	14.256	16.047	17.708	42.557	45.722	49.588	52.336	29
30	13.787	14.953	16.791	18.493	43.773	46.979	50.892	53.672	30

χ^2(카이제곱)분포는 단일 모집단 분산의 분포를 추정하고 검증하는데 사용한다. 카이제곱분포는 제곱한 값이기 때문에 음수값은 존재하지 않고 양수값만 존재한다. 카이제곱분포 역시 자유도에 따라 카이제곱분포의 모양이 달라진다. 케이제곱분포표의 세로축은 자유도(ν), 가로축은 확률(α)을 나타낸다. 예를 들면,

표본의 크기가 12이면, 자유도(ν)는 11, 확률(α)이 0.05라고 할 때, χ^2값은 세로축의 11과 가로축의 확률(α) 0.05와 교차하는 19.68이 된다.

그림 1-4 χ^2분포

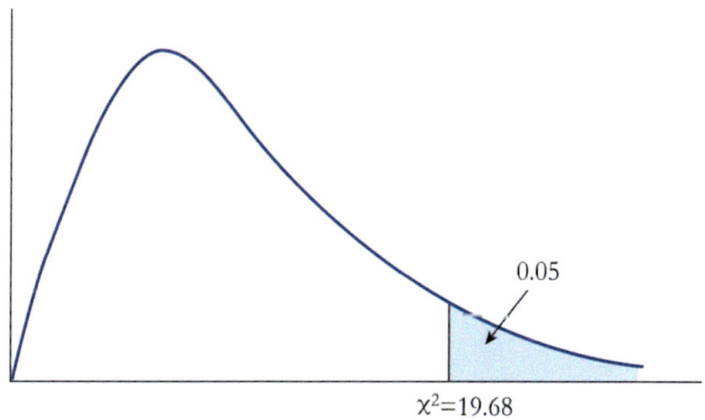

6. F분포표

α=0.05

$\nu_2 \backslash \nu_1$	1	2	3	4	5	6	7	8	9	10	12	15	20	24	30	40	60	120	∞
1	161.4	199.5	215.7	224.6	230.2	234.0	236.8	238.9	240.5	241.9	243.9	245.9	248.0	249.1	250.1	251.1	252.2	253.3	254.3
2	18.51	19.00	19.16	19.25	19.30	19.33	19.35	19.37	19.38	19.40	19.41	19.43	19.45	19.45	19.46	19.47	19.48	19.49	19.50
3	10.13	9.55	9.28	9.12	9.01	8.94	8.89	8.85	8.81	8.79	8.74	8.70	8.66	8.64	8.62	8.59	8.57	8.55	8.53
4	7.71	6.94	6.59	6.39	6.26	6.16	6.09	6.04	6.00	5.96	5.91	5.86	5.80	5.77	5.75	5.72	5.69	5.66	5.63
5	6.61	5.79	5.41	5.19	5.05	4.95	4.88	4.82	4.77	4.74	4.68	4.62	4.56	4.53	4.50	4.46	4.43	4.40	4.36
6	5.99	5.14	4.76	4.53	4.39	4.28	4.21	4.15	4.10	4.06	4.00	3.94	3.87	3.84	3.81	3.77	3.74	3.70	3.67
7	5.59	4.74	4.35	4.12	3.97	3.87	3.79	3.73	3.68	3.64	3.57	3.51	3.44	3.41	3.38	3.34	3.30	3.27	3.23
8	5.32	4.46	4.07	3.84	3.69	3.58	3.50	3.44	3.39	3.35	3.28	3.22	3.15	3.12	3.08	3.04	3.01	2.97	2.93
9	5.12	4.26	3.86	3.63	3.48	3.37	3.29	3.23	3.18	3.14	3.07	3.01	2.94	2.90	2.86	2.83	2.79	2.75	2.71
10	4.96	4.10	3.71	3.48	3.33	3.22	3.14	3.07	3.02	2.98	2.91	2.85	2.77	2.74	2.70	2.66	2.62	2.58	2.54
11	4.84	3.98	3.59	3.36	3.20	3.09	3.01	2.95	2.90	2.85	2.79	2.72	2.65	2.61	2.57	2.53	2.49	2.45	2.40
12	4.75	3.89	3.49	3.26	3.11	3.00	2.91	2.85	2.80	2.75	2.69	2.62	2.54	2.51	2.47	2.43	2.38	2.34	2.30
13	4.67	3.81	3.41	3.18	3.03	2.92	2.83	2.77	2.71	2.67	2.60	2.53	2.46	2.42	2.38	2.34	2.30	2.25	2.21
14	4.60	3.74	3.34	3.11	2.96	2.85	2.76	2.70	2.65	2.60	2.53	2.46	2.39	2.35	2.31	2.27	2.22	2.18	2.13
15	4.45	3.68	3.29	3.06	2.90	2.79	2.71	2.64	2.59	2.54	2.48	2.40	2.33	2.29	2.25	2.20	2.16	2.11	2.07
16	4.49	3.63	3.24	3.01	2.85	2.74	2.66	2.59	2.54	2.49	2.42	2.35	2.28	2.24	2.19	2.15	2.11	2.06	2.01
17	4.45	3.59	3.20	2.96	2.81	2.70	2.61	2.55	2.49	2.45	2.38	2.31	2.23	2.19	2.15	2.10	2.06	2.01	1.96
18	4.41	3.55	3.16	2.93	2.77	2.66	2.58	2.51	2.46	2.41	2.34	2.27	2.19	2.15	2.11	2.06	2.02	1.97	1.92
19	4.38	3.52	3.13	2.90	2.74	2.63	2.54	2.48	2.42	2.38	2.31	2.23	2.16	2.11	2.07	2.03	1.98	1.93	1.88
20	4.35	3.49	3.10	2.87	2.71	2.60	2.51	2.45	2.39	2.35	2.28	2.20	2.12	2.08	2.04	1.99	1.95	1.90	1.84
21	4.32	3.47	3.07	2.84	2.68	2.57	2.49	2.42	2.37	2.32	2.25	2.18	2.10	2.05	2.01	1.96	1.92	1.87	1.81
22	4.30	3.44	3.05	2.82	2.66	2.55	2.46	2.40	2.34	2.30	2.23	2.15	2.07	2.03	1.98	1.94	1.89	1.84	1.78
23	4.28	3.42	3.03	2.80	2.64	2.53	2.44	2.37	2.32	2.27	2.20	2.13	2.05	2.01	1.96	1.91	1.86	1.81	1.76
24	4.26	3.40	3.01	2.78	2.62	2.57	2.42	2.36	2.30	2.25	2.18	2.11	2.03	1.98	1.94	1.89	1.84	1.79	1.73
25	4.24	3.39	2.99	2.76	2.60	2.49	2.40	2.34	2.28	2.24	2.16	2.09	2.01	1.96	1.92	1.87	1.82	1.77	1.71
26	4.23	3.37	2.98	2.74	2.59	2.47	2.39	2.32	2.27	2.22	2.15	2.07	1.99	1.95	1.90	1.85	1.80	1.75	1.69
27	4.21	3.35	2.96	2.73	2.57	2.46	2.37	2.31	2.25	2.20	2.13	2.06	1.97	1.93	1.88	1.84	1.79	1.73	1.67
28	4.20	3.34	2.95	2.71	2.56	2.45	2.36	2.29	2.24	2.19	2.12	2.04	1.96	1.91	1.87	1.82	1.77	1.71	1.65
29	4.18	3.33	2.93	2.70	2.55	2.43	2.35	2.28	2.22	2.18	2.10	2.03	1.94	1.90	1.85	1.81	1.75	1.70	1.64
30	4.17	3.32	2.92	2.69	2.53	2.42	2.33	2.27	2.21	2.16	2.09	2.01	1.93	1.89	1.84	1.79	1.74	1.68	1.62
40	4.08	3.23	2.84	2.61	2.45	2.34	2.25	2.18	2.2	2.08	2.00	1.92	1.84	1.79	1.74	1.69	1.64	1.58	1.51
60	4.00	3.15	2.76	2.53	2.37	2.25	2.17	2.10	2.04	1.99	1.92	1.84	1.75	1.70	1.65	1.59	1.53	1.47	1.39
120	3.92	3.07	2.68	2.45	2.29	2.17	2.09	2.02	1.96	1.91	1.83	1.75	1.66	1.61	1.55	1.50	1.43	1.35	1.25
∞	3.84	3.00	2.60	2.37	2.21	2.10	2.01	1.94	1.88	1.83	1.75	1.67	1.57	1.52	1.46	1.39	1.32	1.22	1.00

α=0.01

$n_2 \backslash n_1$	1	2	3	4	5	6	7	8	9	10	12	15	20	24	30	40	60	120	∞
1	4052	4999.5	5403	5625	5764	5859	5928	5981	6022	6056	6106	6157	6209	6235	6261	6287	6313	6339	6366
2	98.50	99.00	99.17	99.25	99.30	99.33	99.36	99.37	99.39	99.40	99.42	99.43	99.45	99.46	99.47	99.47	99.48	99.49	99.50
3	34.12	30.82	29.46	28.11	28.24	27.91	27.67	27.49	27.35	27.23	27.05	26.87	26.69	26.60	26.50	26.41	26.32	26.22	26.13
4	21.20	18.00	16.69	15.98	15.52	15.21	14.98	14.80	14.66	14.55	14.37	14.20	14.02	13.93	13.84	13.75	13.65	13.56	13.46
5	16.26	13.27	12.06	11.39	10.97	10.67	10.46	10.29	10.16	10.05	9.89	9.72	9.55	9.47	9.38	9.29	9.20	9.11	9.02
6	13.75	10.92	9.78	9.15	8.75	8.47	8.26	8.10	7.98	7.87	7.72	7.56	7.40	7.31	7.23	7.14	7.06	6.97	6.88
7	12.25	9.55	8.45	7.85	7.46	7.19	6.99	6.84	6.72	6.62	6.47	6.31	6.16	6.07	5.99	5.91	5.82	5.74	5.65
8	11.26	8.65	7.59	7.01	6.63	6.37	6.18	6.03	5.91	5.81	5.67	5.52	5.36	5.28	5.20	5.12	5.03	4.95	4.86
9	10.56	8.02	6.99	6.42	6.06	5.80	5.61	5.47	5.35	5.26	5.11	4.96	4.81	4.73	4.65	4.57	4.48	4.40	4.31
10	10.04	7.56	6.55	5.99	5.64	5.39	5.20	5.06	4.94	4.85	4.71	4.56	4.41	4.33	4.25	4.17	4.08	4.00	3.91
11	9.65	7.21	6.22	5.67	5.32	5.07	4.89	4.74	4.63	4.54	4.40	4.25	4.10	4.02	3.94	3.86	3.78	3.69	3.60
12	9.33	6.93	5.95	5.41	5.06	4.82	4.64	4.50	4.39	4.30	4.16	4.01	3.86	3.78	3.70	3.62	3.54	3.45	3.36
13	9.07	6.70	5.74	5.21	4.86	4.62	4.44	4.30	4.19	4.10	3.96	3.82	3.66	3.59	3.51	3.43	3.34	3.25	3.17
14	8.86	6.51	5.56	5.04	4.69	4.46	4.28	4.14	4.03	3.94	3.80	3.66	3.51	3.43	3.35	3.27	3.18	3.09	3.00
15	8.68	6.36	5.42	4.89	4.56	4.32	4.14	4.00	3.89	3.80	3.67	3.52	3.37	3.29	3.21	3.13	3.05	3.96	3.87
16	8.53	6.23	5.29	4.77	4.44	4.20	4.03	3.89	3.78	3.69	3.55	3.41	3.26	3.18	3.10	3.02	2.93	2.84	2.15
17	8.40	6.11	5.18	4.67	4.34	4.10	3.93	3.79	3.68	3.59	3.46	3.31	3.16	3.08	3.00	2.92	2.83	2.75	2.65
18	8.29	6.01	5.09	4.58	4.25	4.01	3.84	3.71	3.60	3.51	3.37	3.23	3.08	3.00	2.92	2.84	2.75	2.66	2.57
19	8.18	5.93	5.01	4.50	4.17	3.94	3.77	3.63	3.52	3.43	3.30	3.15	3.00	2.92	2.84	2.76	2.67	2.58	2.49
20	8.10	5.85	4.94	4.43	4.10	3.87	3.70	3.56	3.46	3.37	3.23	3.09	2.94	2.86	2.78	2.69	2.61	2.52	2.42
21	8.02	5.78	4.87	4.37	4.04	3.81	3.64	3.51	3.40	3.31	3.17	3.03	2.88	2.80	2.72	2.64	2.55	2.46	2.36
22	7.95	5.72	4.82	4.31	3.99	3.76	3.59	3.45	3.35	3.26	3.12	2.98	2.83	2.75	2.67	2.58	2.50	2.40	2.31
23	7.88	5.66	4.76	4.26	3.94	3.71	3.54	3.41	3.30	3.21	3.07	2.93	2.78	2.70	2.62	2.54	2.45	2.35	2.26
24	7.82	5.61	4.72	4.22	3.90	3.67	3.50	3.36	3.26	3.17	3.03	2.89	2.74	2.66	2.58	2.49	2.40	2.31	2.21
25	7.77	5.57	4.68	4.18	3.85	3.63	3.46	3.32	3.22	3.13	2.99	2.85	2.70	2.62	2.54	2.45	2.36	2.27	2.17
26	7.72	5.53	4.64	4.14	3.82	3.59	3.42	3.29	3.18	3.09	2.96	2.81	2.66	2.58	2.50	2.42	2.33	2.23	2.13
27	7.68	5.49	4.60	4.11	3.78	3.56	3.39	3.26	3.15	3.06	2.93	2.78	2.63	2.55	2.47	2.38	2.29	2.20	2.10
28	7.64	5.45	4.57	4.07	3.75	3.53	3.36	3.23	3.12	3.03	2.90	2.75	2.60	2.52	2.44	2.35	2.26	2.17	2.06
29	7.60	5.42	4.54	4.04	3.73	3.50	3.33	3.20	3.09	3.00	2.87	2.73	2.57	2.49	2.41	2.33	2.23	2.14	2.03
30	7.56	5.39	4.51	4.02	3.70	3.47	3.30	3.17	3.07	2.98	2.84	2.70	2.55	2.47	2.39	2.30	2.21	2.11	2.01
40	7.31	5.18	4.31	3.83	3.51	3.29	3.12	2.99	2.89	2.80	2.66	2.52	2.37	2.29	2.20	2.11	2.02	1.92	1.80
60	7.08	4.98	4.13	3.65	3.34	3.12	2.95	2.82	2.72	2.63	2.50	2.35	2.20	2.12	2.03	1.94	1.84	1.73	1.60
120	6.85	4.79	3.95	3.48	3.17	2.96	2.79	2.66	2.56	2.47	2.34	2.19	2.03	1.95	1.86	1.76	1.66	1.53	1.38
∞	6.63	4.61	3.78	3.32	3.02	2.80	2.64	2.51	2.41	2.32	2.18	2.04	1.88	1.79	1.70	1.59	1.47	1.32	1.00

F분포는 두 집단의 분산을 비교할 때 사용하는 분포인데, 분산의 제곱한 값이기 때문에 χ^2(카이제곱)분포와 같이 양수값만 존재하며 오른쪽 꼬리가 긴 비대칭 분포의 형태를 이룬다. F분포는 카이제곱분포와는 달리 두 집단의 분산을 비교하기 때문에 자유도가 2개가 필요하다. F분포표에서 세로축은 분자의 자유도(n_1-1), 가로축은 분모의 자유도(n_2-1), 그리고 확률(α)은 그래프의 면적에 해당한다.

예를 들면, 두 집단 A와 B가 있는데, A 집단의 표본분산은 20이고, $n=10$이며, B집단의 표본분산은 30이고, $n=7$이라고 한다. 이때 확률(α)은 0.1에 해당하는 F값을 F분포표에서 찾아보자. 먼저 B집단의 분산이 크기 때문에 B 집단이 분자가 되고, 당연히 A 집단이 분모가 된다. 따라서 $n_1-1=6$이고, $n_2-2=9$가 된다. 그리고 확률(α)이 0.1에 해당하는 F값은 F분포표에서 세로축의 9와 가로축의 6이 교차하는 2.55가 된다.

그림 1-5 F분포

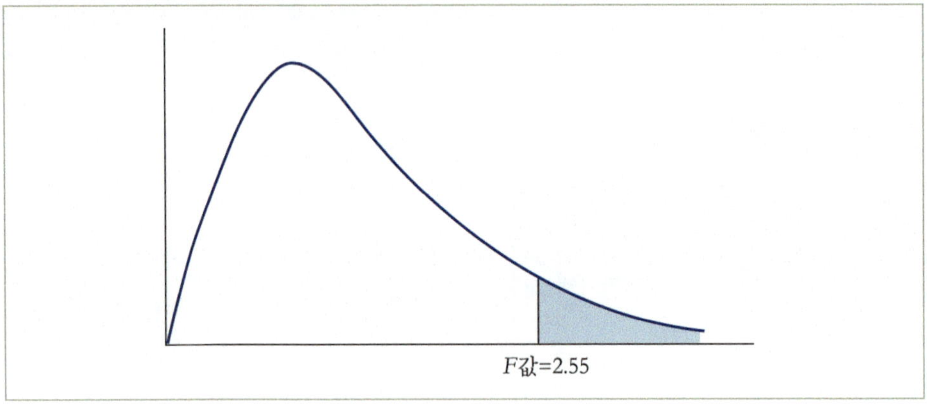

참고문헌

강금식(2023), 「4차 산업혁명 시대의 Excel 활용 통계학(제6판)」, 박영사.

강금식 · 박정민(2016), 「EXCEL 활용 통계학」, 박영사.

강현철 외 8인(2024), 「구강보건전문가를 위한 통계자료분석」, 한나래플러스.

김묘경 외 3인(2020), 「SPSS를 이용한 간호 · 보건 통계분석」, 계측문화사.

김원표(2023), 「기본통계분석」, 공동체.

노경섭(2024), 「제대로 알고 쓰는 논문 통계분석」, 한빛아카데미.

노형진(2016), 「SPSS를 활용한 조사방법 및 통계분석」, 학현사.

류근관(2015), 「통계학」, 법문사.

박미라 · 이재원 · 조숙정(2022), 「SPSS를 이용한 의학데이터의 통계분석」, 자유아카데미.

송성주 · 전명식(2022), 「기초통계학」, 자유아카데미.

신건권(2023), 「SPSS 29 논문통계분석」, 청람.

신태곤 · 최성철(2017), 「통계학」, 법문사.

우수명(2023), 「마우스로 잡는 26.0 SPSS」, 양서원.

장택원(2012), 「세상에서 가장 쉬운 사회조사방법론」, 커뮤니케이션북스.

한상숙 · 이상철(2020), 「SPSS/Amos를 활용한 간호 · 보건통계분석」, 한나래출판사.

Agresti, A., & Finlay, B.(1997), *Statistical methods for the social science* (3rd ed.). Upper Saddle River, NJ: Prentice Hall.

Bickel, Peter J. and Kjell A. Doksum, *Mathematical Statistics: Basic Ideas and Selected Topics*, Volume 1, 2015.

James, Gareth, Daniela Witten, Trevor Hastie, and Robert Tibshirani, *An Introduction to Statistical Learning*, Springer, 2013.

Wackertly, Dennis, William Mendenhall, and Richard L. Scheaffer, *Mathematical Statistics with Applications*, Cengage Learning, 2014.

https://blog.naver.com

https://blog.naver.com/homework109

https://cafe.naver.com/michiexam

https://kosis.kr/index/index.do

https://ko.wikipedia.org/wiki

https://namu.wiki

찾아보기

저자 약력

최은주
전주대학교 의과학대학 간호학과 조교수

주요 논문 및 편수

- (SCI) Choi, E., Yoo, L., Shin, S., & Jung, D. Mealtime Support by Direct Care Workers in Long-Term Care Facilities: Secondary Behavioural Analysis of Videos. Journal of Advanced Nursing, 1-13.
- (SCI) Choi, E., & Jung, D. Factors influencing oral health-related quality of life in older adults in rural areas: oral dryness and oral health knowledge and behavior. International journal of environmental research and public health, 18(8), 4295. 외 SCI, SSCI, SCOPUS 등 13편

SPSS를 활용한 간호·보건통계분석

2025년 8월 10일 초판 인쇄
2025년 8월 15일 초판 1쇄 발행

저 자 최 은 주
발행인 배 효 선

발행처 도서출판 法 文 社

주 소 10881 경기도 파주시 회동길 37-29
등 록 1957년 12월 12일/제2-76호(윤)
전 화 (031)955-6500~6 FAX (031)955-6525
E-mail (영업) bms@bobmunsa.co.kr
(편집) edit66@bobmunsa.co.kr
홈페이지 http://www.bobmunsa.co.kr
조 판 법 문 사 전 산 실

정가 30,000원 ISBN 978-89-18-91615-6